Rina Nissim

Naturheilkunde in der Gynäkologie

Rina Nissim

Naturheilkunde in der Gynäkologie

Handbuch für Frauen

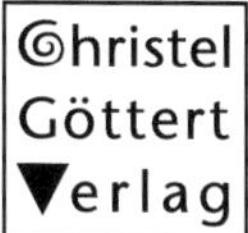

Originaltitel: Mamamélis
Dispensaire des femmes, Genf (Schweiz)
Deutsche Ausgabe bis 2008 Orlanda Frauenverlag GmbH, Berlin
Aus dem Französischen von Beate Thill

Die Herausgabe der neuen Ausgabe wurde unterstützt
von der Unna-Stiftung, Göttingen

1. Ausgabe 2021,
überarbeitet und erweitert
Bearbeitung: Heike Brunner, Berlin
Coverbild: Sigrid Roes, Rüsselsheim
Coverfoto: Isabella Groth, Rüsselsheim
Gestaltung und Satz: Kerstin Weber, Nauheim
Druck: Sowa, Warschau

www.christel-goettert-verlag.de
ISBN 978-3-939623-78-6

Inhalt

Vorwort

Dieses Handbuch, »Naturheilkunde in der Gynäkologie«, gehört zu den Klassikern der traditionellen naturheilkundlichen Medizin für Frauen. Erstmals erschien es 1984 in Genf unter dem französischen Originaltitel: »Mamamélis«. Seitdem wurde es immer wieder überarbeitet und auf den aktuellsten Stand gebracht. Es wurde in sieben Sprachen übersetzt: ins Deutsche, Italienische, Spanische, Englische, Niederländische, Serbo-Kroatische und Portugiesische. Vielen Frauen auf der ganzen Welt hat es als praktische Ratgeberin geholfen und die Nachfrage blieb konstant bestehen.

»Mamamélis«, war zunächst die Bezeichnung der Frauengesundheitssprechstunde auf der ganzen Welt verteilt.

Aus dem Buch Mamamélis entwickelte sich der gleichnamige Verlag. Dort wurden weitere Bücher zu Frauengesundheitsthemen veröffentlicht: »La Menopause«/ »Wechseljahre – Wechselzeit«, mit Überlegungen und Informationen zur Hormonersatztherapie oder zur Sexualität der Frau. Als weitere Autorinnen sind Susun Weed mit »Le trèfle de vie« / »Naturheilkunde für schwangere Frauen und Säuglinge«, über die Verwendung einfacher naturheilkundlicher Mittel während der Schwangerschaft oder Adelheid Ohlig mit »Luna Yoga« zu nennen. Frauengesundheitsbücher für Jung und Alt war der Verlagsschwerpunkt.

Der große Erfolg, dieses Frauen stärkenden Frauengesundheitsbuchs ermöglichte es, weitere feministische Autorinnen zu publizieren. Autorinnen, die zu dieser Zeit sonst keine (französischen) Verlage fanden.

Darunter Audre Lorde, eine der bekanntesten PoC (People of Colour) Autorinnen der USA. Als Dichterin und Autorin hat sie sich für die Rechte der Frauen, der Schwarzen und der PoC-Bewegung eingesetzt. Mamamélis veröffentlichte drei ihrer Bücher – ihre Autobiographie »Zami«, ihr Tagebuch: »Cancer Diaries« vom Kampf gegen ihren Brustkrebs und den Folgetitel »A Breath of Life«. Sowie ihren Essayband: »Sister Outsider«, zum Thema Poesie, Erotik, Rassismus und Sexismus.

Unter dem Titel »Neue Feministische Fragen (NQF)« veröffentlichte Mamamélis zudem Adrienne Rich, eine preisgekrönte amerikanische Dichterin. Rich, deren Wirken sich über 50 Jahre erstreckt und die, wie

Audre Lorde viele Frauen in den USA und auf der ganzen Welt inspirierte, ist mit einer Auswahl von Aufsätzen (z. B. »Der Zwang zur Heterosexualität«) vertreten und gibt uns eine raffinierte, humorvolle und radikale Analyse der heutigen Welt.

Abschließend sei noch die Erzählung von Neda Boznovic über die Geschichte der »Women in Black«, die Ende des zwanzigsten Jahrhunderts Widerstand gegen den Balkan-Krieg leisteten, zu nennen.

Das Abenteuer der Verlagshistorie Mamamélis ist mit dem Erscheinen des Werkes »Eine zeitgemäße Hexe«, über die Selbsthilfebewegung und deren Ansatz, als vollständig zu bezeichnen. Erstmals auf Deutsch kam es, aus dem Französischen von Alice Holzer übersetzt und durch den Beitrag über die Situation in Deutschland von Dagmar Schultz ergänzt, 2019 im Christel Göttert Verlag heraus.

Es ist erfreulich, dass nun auch dieses wichtige Handbuch für Frauen »Naturheilkunde in der Gynäkologie« neu überarbeitet, aktualisiert und ergänzt in den Verlag aufgenommen wurde.

Rina Nissim, Dezember 2021

Einleitung

Die Selbsthilfebewegung

Seit ihren Anfängen vor mehr als fünfzig Jahren hat sich die Selbsthilfebewegung enorm weiterentwickelt. Heute ist sie ein internationales Phänomen[1]. Dies zeugt nicht nur von der Rolle der Frauen als Pflegende/Behandelnde, sondern auch von der Kraft, die aus der Kenntnis des eigenen Körpers und der Übernahme der Verantwortung für ihn erwächst.
Die Selbsthilfebewegung entstand aus der Erkenntnis über die gezielte Enteignung der Frauen um ihr Wissen und ihre Macht als Pflegerin/Heilerin zugunsten der männlich dominierten medizinischen Kaste.
Als Hexen diffamierte Frauen wurden bis ins neunzehnte Jahrhundert verbrannt da sie zu viel wussten. Seit jener Zeit hat die Medizin den Frauen untergeordnete Rollen zugewiesen: als Krankenschwestern, Krankengymnastinnen, Apothekenhelferinnen. Frauen mussten die Zulassung an Universitäten im zwanzigsten Jahrhundert hart erkämpfen und auch heute noch kämpfen Hebammen mit Überreglementierung, die sie zur Berufsaufgabe zwingen.
In der Geburtshilfe und Frauenheilkunde kommt diese Enteignung einer Farce gleich. So sind die Gebärstühle mit Rückenlage im Kreißsaal komfortabel für die (männlichen) Geburtshelfer, aber nicht für die Gebärende. Praktisch die gesamte Frauenheilkunde lag zu Beginn der Selbsthilfebewegung in den Händen von Männern. Bekanntlich haben diese weder eine Gebärmutter noch eine Vagina und doch galten sie als die Experten des weiblichen Genitalbereichs. Eine Mauer von Ignoranz war das Ergebnis: Behandlungsmethoden, die die Symptome unterdrücken, ohne die Ursachen zu behandeln; breitflächige und sorglose Anwendung künstlicher Hormone für so unterschiedliche Beschwerden wie schmerzhafte Menstruation, Akne, Klimakterium. Dabei können diese Mittel bei Herz-Kreislaufkrankheiten, bei Krebs und Tumorbildung ernste Folgen haben, ganz abgesehen von der Wirkung auf das empfindliche Hormon-

1 Siehe dazu die Berichte der internationalen Frauengesundheits-Konferenzen, die früher alle drei Jahre stattfanden (die letzte war 2015 in Santioago Domingo), von Espace Femmes International in Genf oder dem WGNRR in Amsterdam (Adressen siehe Anhang 6).

system. Doch Technik und Pharmazie entwickelten sich prächtig, und die Frauen sind und waren brave Konsumentinnen *(nebenbei einen Gruß an Hoffmann-La Roche, Novartis … unsere blühenden Schweizer Multis)*. Für manche kann die Gynäkologie ein wahrlich lukratives Fachgebiet sein, denn an Frauen lässt sich leicht verdienen. In Genf wie anderswo wurden Vermögen auf dem »Rücken« der Frauen angehäuft. Frauen, die oft gar nicht krank waren, sondern einfach Hilfe benötigten, z. B. bei einer Abtreibung oder wenn sie keine Kinder bekommen konnten.
Die Situation hat sich ein wenig geändert. Mehr Frauen arbeiten inzwischen als Gynäkologinnen. Zudem stärkten die Frauen sich durch die entstandenen Frauengesundheitszentren. So in der Schweiz, Deutschland und anderen Ländern. Die Frauen erlernen dort die Methode der Selbstuntersuchung, um ihren Körper besser kennen- und verstehenzulernen. Sie werden dort informiert, um eigenmächtig Entscheidungen treffen zu können, und außerdem auch ärztlich versorgt. Ziel ist, dass sie ihre Gesundheit in die eigene Hand nehmen können, selber herausfinden, was sie krank macht, und ihre Geschlechtsorgane und deren Funktionsweise genauer beobachten können; Sie bekommen dort unbürokratisch Hilfe und Unterstützung mit vielen Angeboten, um, kurz gesagt, in mehr Freude und Harmonie mit dem eigenen Körper leben zu können.

Dennoch, es gibt weiterhin viel Unsicherheit bei der Medikamentierung und Behandlung. Dies insbesondere im Bereich Brustkrebs, wo viele Frauen stark verunsichert sind und um Gehör kämpfen müssen. Ein weiterer Bereich ist Schwangerschaft und die Empfängnis, die immer wieder Fragen offen lassen.

Zur Benutzung dieses Handbuches

Dieses Handbuch, das aus der Selbsthilfebewegung heraus entstanden ist, gibt genaue Anleitungen zur Anwendung von Heilpflanzen und Spurenelementen sowie Ernährungstipps. Diese zum einen zur Gesunderhaltung (Prävention) des Körpers und zum anderen zur Anwendung bei akuten gynäkologischen Beschwerden. Es soll auch ein Arbeitsmittel für alle sein, die im Gesundheitswesen tätig sind und sich traditionell naturheilkundliches Wissen aneignen und ihr konventionelles medizinisches Weltbild erweitern möchten.
Dieses Handbuch ist in drei Teile gegliedert. Im ersten Teil werden die zyklusbedingten Beschwerden, im zweiten die Infektionen und im dritten die Tumorerkrankungen behandelt. Der Ernährung ist am Ende ein eigenes Kapitel gewidmet.

Es kommen Pflanzen zur Sprache, die den Hormonhaushalt regulieren, die also wie Östrogene oder Progesterone wirken (siehe dazu das Kapitel »Menstruation«), und solche, die auf Nebenniere und Hypophyse wirken; Pflanzen, die die Ausscheidung von Erregern fördern, die desinfizieren usw.
Wenn mehrere Pflanzen zu einem Thema genannt sind, bedeutet dies nun freilich nicht, das alle genommen werden müssen. Sicherlich hat fast jede ein paar Kräutertees zu Hause. Sie können schon ein Hinweis auf eine Schwäche oder einen zu unterstützenden Bereich geben. Mit diesen können wir uns im gesunden Zustand stärken, aber in einer akuten Situation benötigen wir Präparate mit einer erhöhten Konzentration an aktiven Wirkstoffen. Diese finden wir in (Ur-) Tinkturen, ätherischen Ölen, Salben, integralen Frischpflanzen-Suspensionen und anderen Heilmitteln. In den folgenden Kapiteln werden jeweils Mischungen mehrerer Pflanzen empfohlen; aber die gründlichste Methode wäre, immer nur eine Pflanze zu nehmen, um die genaue Wirkung auf den eigenen Körper kennenzulernen. Die klassische Homöopathie[2] erlaubt ein solches Vorgehen, da sie jede Pflanze sehr genau beschreibt; mit ihren Prinzipien

2 Siehe Literaturhinweise (Anhang 6).

von Verdünnung und Dynamisierung ist sie jedoch grundverschieden von unserem Vorgehen.

In diesem Buch liegt daher der Schwerpunkt auf der »einfachen« Phytotherapie – Heilkräutertherapie/Pflanzenheilkunde. Insgesamt werden etwa achtzig europäische Heilpflanzen vorgestellt, dazu noch einige weitere Heilmittel auf natürlicher Basis.
Zur Schrittweisen Selbstheilung kann eine Frau gelangen, in dem sie sich selbst beobachtet: Sie lernt die eigenen Schwächen und Stärken und ihre Krankheiten zu erkennen. Durch das Wissen über die verschiedenen Pflanzen, weiß sie mit der Zeit, was gut für sie ist. Dazu kann ein Werk der Pflanzenheilkunde zu Rate gezogen werden, um entsprechende Pflanzen herauszusuchen, die euch persönlich am ehesten »ähnlich sehen«.
Die hier genannten Heilkräuter-Rezepte sind vorwiegend so belassen, wie sie schon in der ersten Ausgabe standen. Die verschiedenen Pflanzen fungieren immer als Beispiele und es macht daher nicht viel aus, wenn ihr die eine oder andere gerade nicht beschaffen könnt.
Wir haben in der Praxis anfänglich mit Kombinationen von vier bis sieben Pflanzen gearbeitet, dann mit drei bis vier, und schließlich nur noch mit einer Heilpflanze aus jeder Kategorie zur gleichen Zeit (entwässernde Mittel, Hormonregulatoren etc.) Diese einfache Form der Pflanzenheilkunde bleibt wesentlich für die Heilung zahlreicher, auch chronischer Beschwerden. Sie bietet des weiteren eine gute Unterstützung in Situationen einer (Heilungs-) »Blockade«, die eine zusätzliche Anwendung von Akupunktur oder Homöopathie erforderlich machen kann. In wieder anderen Situationen, sei es, dass die natürliche (Immun-)Abwehr zu gering ist oder mögliche Folgeschäden einer Krankheit entstehen, bleibt die Allopathie immer das Mittel der Wahl. Hier kann die Phytotherapie unterstützend oder begleitend wirken. Die Selbstmedikation hat also Grenzen. Dieses Handbuch ist jedoch ein Wegweiser für die Möglichkeiten, die uns die umgebende Natur bietet und ist hilfreich solange wir bereit sind, diese zu respektieren.

Dieses Handbuch ist sicherlich nicht perfekt. Für einige wird es zu viele Informationen, für andere zu wenige enthalten. So werden die Möglichkeiten der Akupunktur und Homöopathie als Basis- oder Konstitutionstherapien, die die Neigung zu bestimmten Krankheiten beeinflussen können, nicht ausführlich dargestellt. Dazu möge eine sich einer ausgebildeten TherapeutIn zuwenden. Die Vorgehensweise hier ist symptomorientiert. Auch befasst sie sich weniger mit den sozialen, ökonomischen und psychischen Lebensbedingungen der einzelnen Frauen und deren möglichen Wechselwirkungen – ein Thema für weitere Bücher! Aber, es ist ein Baustein zur Wiederermächtigung einer Medizin von Frauen für Frauen – allen Hindernissen zum Trotz! Hoffen wir, dass ihm viele weitere folgen werden.

Die Selbsthilfebewegung entstand ursprünglich in den reichen Ländern. Angebote, wie Frauengesundheitszentren zu schaffen, waren zunächst nur dort möglich. Es war schier Luxus, sich mit der Behandlung Zeit zu lassen und alle möglichen Mittel ausprobieren zu können. Die Gruppenangebote zur Selbsthilfe und Selbstuntersuchung und insbesondere die anschließenden Diskussionen und Gespräche brachten über die Jahre Frauen mit den verschiedensten Hintergründen und aus den ärmeren Ländern und Regionen zusammen. Die Behandlungsmethoden, für die sich die Selbsthilfebewegung interessiert, sind tatsächlich überall auf der Welt anwendbar. Sie basieren auf dem, was die Erde uns gibt. Wir müssen uns nur die Zeit nehmen, die jeweils einheimischen Pflanzen zu erkunden. Der inzwischen verstorbene Paulo Freire, ist beispielsweise mit seinem Konzept der Alphabetisierung und Bildung der unterdrückten Bauern und Bäuerinnen in Brasilien eingetreten. Er war zu seiner Zeit einer der größten Inspiratoren der Selbsthilfebewegung. Dieser Ansatz ist durchaus weltweit einsetzbar und kann überall aufgegriffen werden.

Danksagung

Dieses Handbuch ist von den folgenden französischen PhytotherapeutInnen inspiriert: M.M.H. Leclerc, J. Valnet, M. Tétau und C. Bergeret, M. Girault. Für die Aromatherapie von P. Collin, zudem von M. de Vantery, einem Schweizer Kräuterkundler, sowie den ÄrztInnen Frau Dr. C. Kousmine, N. Calame und D. Ritzmann (Schweiz) und weiteren AutorInnen aus den USA und China.

Ein besonderer Dank geht an die vielen Nutzerinnen der Frauengesundheitszentren, für deren Offenheit und deren Interesse an den »neuen« Methoden. Ohne sie wäre die Umsetzung der Methoden nicht möglich gewesen. Danke, für ihr Vertrauen und ihre Geduld von den Anfangsjahren an.

I. Menstruation

HORMONE, MENSTRUATIONSZYKLUS UND ANATOMIE

Die schematischen Darstellungen auf den Seiten 14 und 15 zeigen den Tag vor und nach dem LH-Gipfel (Luteinisierendes Hormon). Der Eisprung folgt gleich auf den LH-Gipfel, während die Progesterone erst mit dem Abfallen der Östrogene, FSH und LH ansteigen.

Östrogen, das hauptsächlich von den Eierstöcken (und der Plazenta) ausgeschüttet wird, hat im Verlauf des Zyklus zwei Gipfel: kurz vor dem Eisprung und in der Mitte der zweiten Phase, wenn der Gelbkörper im Eierstock den Gipfel erreicht. Östrogen erhält und entwickelt die weiblichen Geschlechtsorgane und fördert allgemein das Gewebewachstum. Es regt die Zellteilung vor allem in den tiefen Schichten der Schleimhäute von Mund, Haut, Nase, Harnröhre, Vagina und Brustdrüsen an. Auch die Knochen erhalten mehr Kalk. Östrogen verursacht Wasser- und Salzeinlagerung ins Gewebe, was zu einer Gewichtszunahme führt. Es verflüssigt die Sekrete der Talgdrüsen und hemmt damit die Bildung von Akne (im Gegensatz zum Testosteron). Östrogene setzen den Cholesterinspiegel im Blut herab und verhindern so die Entwicklung von Arteriosklerose (Gefäßverkalkung).

Progesterone, früher Luteine (oder Gelbkörperhormon) genannt, werden vom Gelbkörper des Eierstocks ausgeschüttet. Ihre Aufgabe ist es, die Gebärmutterschleimhaut, die sich durch die Östrogene stark aufgebaut hat, optimal auf eine mögliche Befruchtung vorzubereiten. Erst durch das Progesteron kann sich ein befruchtetes Ei einnisten und gut wachsen. Die Progesterone ermöglichen schließlich eine Schwangerschaft, indem sie Kontraktionen und den Tonus[3] des Uterus-(Gebärmutter-)muskels abschwächen. Ein Übermaß an Progesteron erhöht den Appetit, fördert die Gewichtszunahme und bringt Müdigkeit, Depressionen, Verminderung der Libido und Akne mit sich.

3 Tonus: der durch Nerveneinfluss beständig aufrechterhaltene Spannungszustand der Gewebe, vor allem der Muskeln

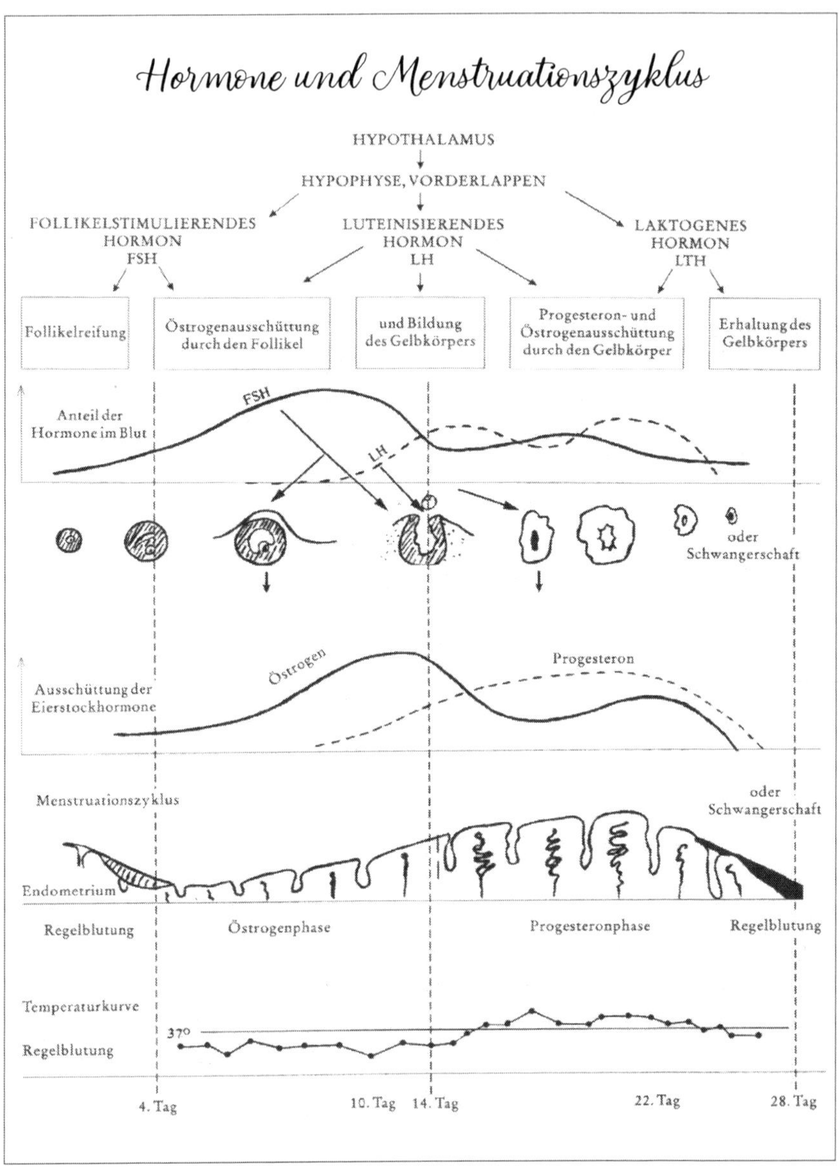
Hormone und Menstruationszyklus
HYPOTHALAMUS
HYPOPHYSE, VORDERLAPPEN
FOLLIKELSTIMULIERENDES HORMON FSH
LUTEINISIERENDES HORMON LH
LAKTOGENES HORMON LTH
Follikelreifung
Östrogenausschüttung durch den Follikel
und Bildung des Gelbkörpers
Progesteron- und Östrogenausschüttung durch den Gelbkörper
Erhaltung des Gelbkörpers
Anteil der Hormone im Blut
FSH
LH
oder Schwangerschaft
Ausschüttung der Eierstockhormone
Östrogen
Progesteron
Menstruationszyklus
oder Schwangerschaft
Endometrium
Regelblutung
Östrogenphase
Progesteronphase
Regelblutung
Temperaturkurve
37°
Regelblutung
4. Tag
10. Tag
14. Tag
22. Tag
28. Tag

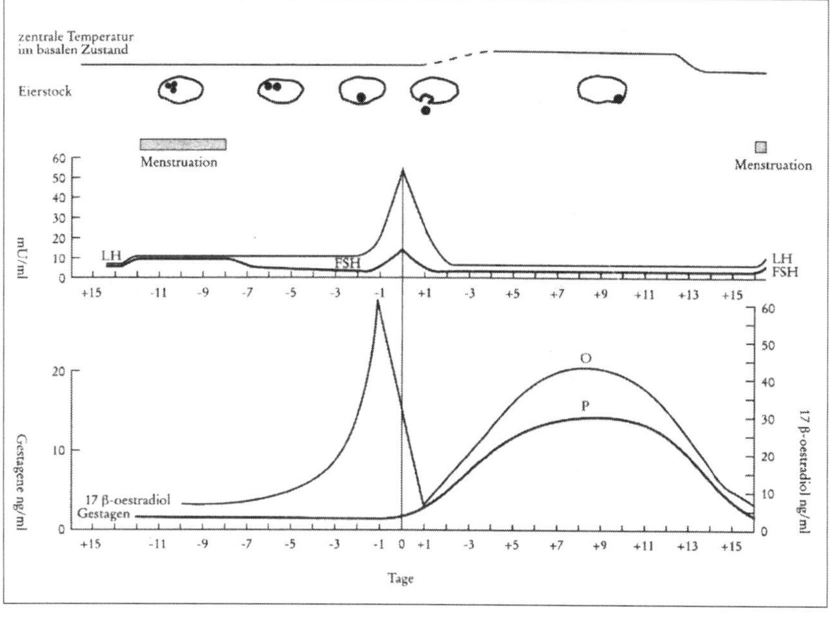

zentrale Temperatur im basalen Zustand
Eierstock
Menstruation
Menstruation
mU/ml
LH
FSH
LH
FSH
Gestagene ng/ml
17 β-oestradiol
Gestagen
O
P
17 β-oestradiol ng/ml
Tage

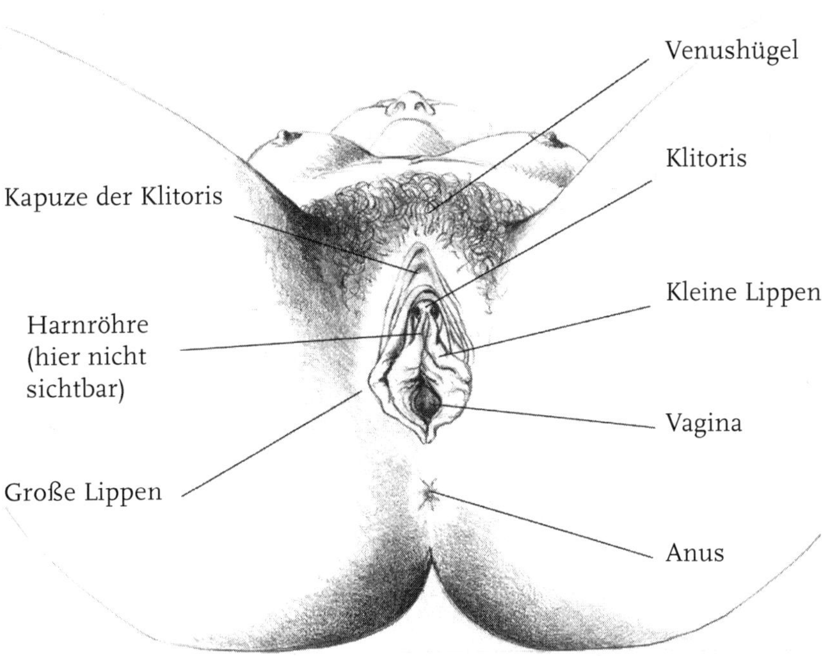
Venushügel
Klitoris
Kapuze der Klitoris
Kleine Lippen
Harnröhre
(hier nicht
sichtbar)
Vagina
Große Lippen
Anus

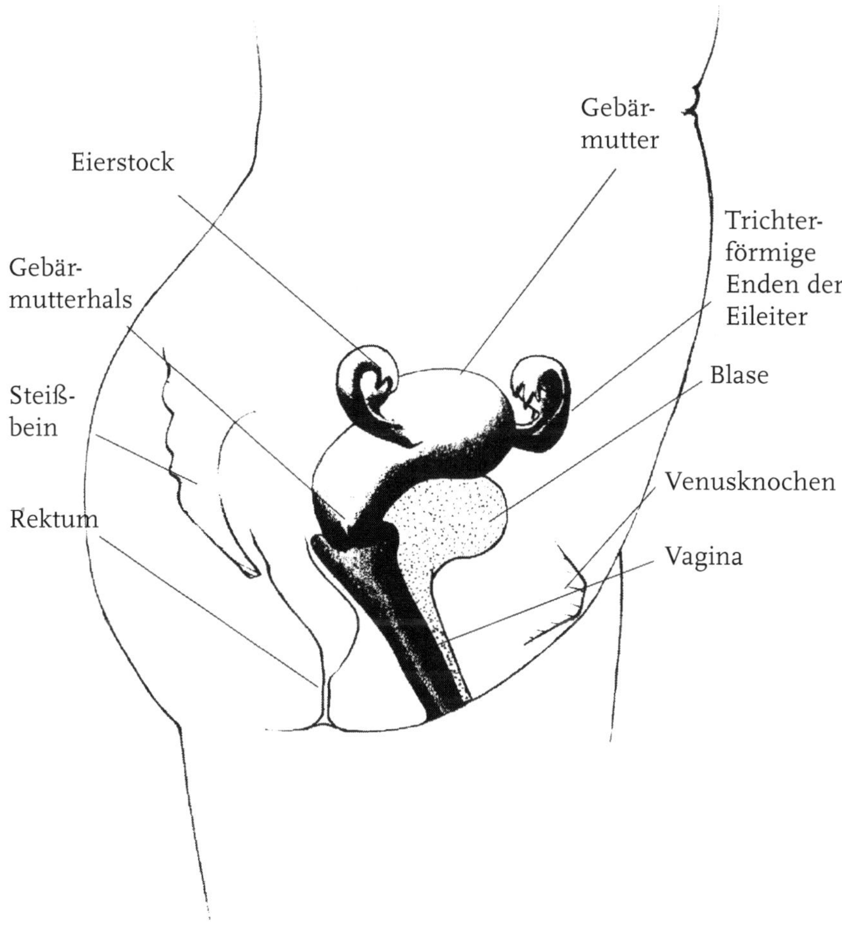
Gebär-
mutter
Eierstock
Trichter-
förmige
Enden der
Eileiter
Gebär-
mutterhals
Blase
Steiß-
bein
Venusknochen
Rektum
Vagina

SYMPTOME VOR MENSTRUATION UND EISPRUNG

Es ist nicht gerade einfach, mit so einem komplexen Kapitel anzufangen. Aber da es der harmloseste Bereich ist, der zugleich am häufigsten Schwierigkeiten macht und von GynäkologInnen, wenn überhaupt beachtet, in der Regel nur mit Hormongaben behandelt wird, starten wir genau hiermit. Die vielfältigen unangenehmen Symptome, mit denen Frauen vor der Menstruation oder zum Eisprung hin zu kämpfen haben, scheinen nichts mit einander zu tun zu haben. Die AmerikanerInnen fassten dies als erste unter dem Namen »Prämenstruelles Syndrom« (PMS) zusammen. Die Symptome können sehr unterschiedlich sein: Gefühlsachterbahn (empfindlicher, streitbarer oder verletzlicher), gesteigerter Appetit (Lust auf Süßes), Schlafstörungen, Stauungssymptome (harte und schmerzempfindliche Brüste), Blähbauch, Darmverstopfung mit Hämorrhoiden, Wassereinlagerung, Gewichtszunahme, eventuell Ödeme, Gallenstau mit Schwierigkeiten bei der Entleerung des Gallensaftes, Kopfschmerzen, Übelkeit, Erbrechen, wiederkehrende Blasenentzündung, vermehrter Ausfluss, asthmatische Beschwerden, Nesselsucht, Herpes, Akne, beginnende Mandelentzündung, Heiserkeit, Kreuzschmerzen, Bänderschwäche, die wiederholte Zerrungen oder Verstauchungen zur Folge hat …

und was noch?
Gemeinsame Grundlage all dieser Zeichen ist eine Hypersensibilität, also einer Überempfindlichkeit auf die körpereigenen Sexualhormone. Die Folge ist eine Art Autointoxication, eine Art Selbstvergiftung des Körpers.
Follikulin, das Östrogen, welches von den Eierstöcken ausgeschüttet wird, ist für den Aufbau der Gebärmutterschleimhaut vor dem Eisprung verantwortlich. Es regt außerdem die Ausbildung der sekundären weiblichen Geschlechtsmerkmale an. Es kann in diesem Zusammenhang zur Überproduktion (Hypersekretion) des Follikelulin – der Hyperfollikulinie – kommen, die unter dem Oberbegriff Hyperöstrogenismus (Östrogen-Überproduktion) fällt.
Dafür kann es zwei Erklärungen geben. Die übermäßige Ausschüttung kann auf einem »Irrtum« des FSH (Follikel-Stimulierendes-Hor-

mon) beruhen, das von der Hypophyse (Hirnanhangdrüse) gebildet wird, oder es kann die Folge eines Progesteronmangels sein. Diese Hypothese findet unter MedizinerInnen immer mehr Beachtung, vor allem in den USA. Dort wurde der Progesteronmangel an weiblichen Gefangenen untersucht, und man geht sogar so weit, aufgrund des prämenstruellen Syndroms mildernde Umstände geltend zu machen.

Als weiterer Faktor für den Hyperöstrogenismus gilt die Funktionstüchtigkeit der Leber. Ihre Aufgabe ist es, diese Hormone abzubauen. Eine geschwächte Leberfunktion lässt nach und baut weniger Hormone und andere Giftstoffe ab. So kann die Frau mit den eigenen Hormonen regelrecht vergiftet werden!

Es ist nicht auszuschließen, dass die unangebrachte Verwendung von Hormonen in der Lebensmittelindustrie, Industrie und Umwelt eine Rolle spielt. Dies würde die Häufigkeit der Hyperfollikulinie, der Überproduktion des Follikelhormons, bei gynäkologischen Erkrankungen erklären (worüber ihr in den folgenden Kapiteln mehr erfahren werdet).

Tatsache ist, dass ein Östrogenüberschuss Magen-Darm-Störungen, Wassereinlagerungen und eine übermäßige Anregung östrogenempfindlicher Gewebe (wie die Schleimhaut des Gebärmutterhalses, der Gebärmutter und der Brüste) bewirkt, wovon zu Beginn des Kapitels die Rede war.

Was bietet uns die konventionelle Medizin?

- Progesteronpräparate, die das Östrogen und somit den Eisprung hemmen, – anovulatorische Zyklen bewirken. Sie werden während des gesamten Zyklus oder vom 15. bis 25. Tag eingenommen;
- Sedativa (Schlaf-) und Beruhigungsmittel;
- Psychotherapie;
- Diuretika, harntreibende Mittel

Traditionelle Naturheilkunde und komplementäre Medizin

A. Ernährungshinweise

Zunächst: weniger Salz (NaCl). Alle Herzkranken und alle Menschen mit Übergewicht kennen diesen Rat. Wichtig ist jedoch, industriell raffiniertes Tafelsalz wegzulassen, weil es fast »rein« und daher einseitig ist; Meersalz ist weniger schädlich, ja, es ist ein lebensnotwendiges Element. Fleisch und Gemüse enthalten Salz. Salz spielt in vielen Vorgängen im Organismus eine Rolle, es sorgt unter anderem für einen gleichmäßigen Wassergehalt im Körper. Obwohl fleischhaltiges und vegetarisches Essen von vornherein Salz enthält, wird bei der Zubereitung und bei Tisch noch mehr Salz zugegeben. Mit ziemlicher Sicherheit benutzen wir alle viel zu viel Salz.

Mehr Kalium (K).

Kalium ist ein Tonikum, besonders für die Muskeln. Es regt die Darmperistaltik an, wirkt regulierend auf die Nebenniere und spielt ebenfalls eine Rolle beim Wasserhaushalt des Körpers. Ist ein Überschuss an Natrium (Na) im Körper, tauscht der Körper es gegen das Kalium (K) aus. Es entsteht also ein Kalium-Verlust, bis -Mangel, durch ein zu viel an Salz. Kalium ist u.a. in Reis, Weizen, Buchweizen, Kartoffeln, Weintrauben, Bananen, Erdnüssen, Birnen, Datteln, Kohl, grünen Bohnen, Avocado, Haselnüssen, Mandeln und in Blütenpollen enthalten.

Mehr Vitamin B6.
Es findet sich in grünem Gemüse, Soja, Kartoffeln, Eigelb, Pollen, Hefe ... Täglich werden 2-4 mg gebraucht.
»Vitaminfans« empfehlen, während des gesamten Zyklus täglich 200 bis 500 mg B6 einzunehmen (auf die »amerikanische Art«). Bei Migräne (gegen Ende des Zyklus) empfiehlt es sich, außerdem medizinische Kohle einzunehmen, um überflüssiges Östrogen aufzusaugen und Blähungen zu mindern.

Magnesium (Mg) und Kalzium (Ca)
im Verhältnis 250 mg Magnesium auf 125 mg Kalzium pro Tag nehmen. (Siehe im Abschnitt »Schmerzhafte Menstruation«, in welchen Lebensmitteln sie enthalten sind.) Im Kampf gegen die Wassereinlagerung sollte auf keinen Fall weniger getrunken werden. Wasser ist ein natürliches harntreibendes Mittel, und die Ausscheidungsorgane arbeiten besser, wenn viel Wasser im Körper zirkuliert.

Mehr Vitamin A:
vor allem bei schmerzenden Brüsten gegen Ende des Zyklus. Vitamin A findet sich in Karotten, Knoblauch, Zwiebeln, Tomaten, Blattspinat, Pfirsich- und Brombeerblättern, Linsen, Runkelrüben, Johannisbeeren, Himbeeren und Brombeeren, Aprikosen, Zitronen, Blättern des Orangenbaumes, Hagebutten, Getreide, Ölfrüchten und Pflanzenölen. Eine giftfreie und vitaminreiche Ernährung beugt Verstopfung vor, belastet die Leber nicht mit Gebratenem, gebackenen Eiern, Schokolade und Alkohol und regt die Gallenblase mit Rettich, Artischocken und Oliven zum Aperitif an. (Kapitel VI ist der Ernährung gewidmet.)

Kräuter und andere natürliche Heilmittel

Hier ein Überblick über die Pflanzen, die in diesen Fällen nützlich sein können:

Um die Östrogenüberproduktion zu bremsen:
Progesteron ähnliche Pflanzen
(sie imitieren die Progesterone): UT (Urtinktur): Mönchspfeffer, Frauenmantel, Stechwinde (Sarsaparilla), Steinsamen (letzterer ist harntreibend, außerdem wirkt er hemmend auf die Hypophyse, weshalb die nordamerikanischen Ureinwohnerinnen ihn auch als Verhütungsmittel benutzen).

Siehe auch Abschnitt »Amenorrhoe«.

Hormon regulierende Pflanzen:
Mazerat oder Urtinktur: Blätter der Himbeere und Schwarzen Johannisbeere, Hagebutte, Birke (hier: Betula pubescens, ausgezeichnet bei Spannen der Brüste. Betula alba wird als Diuretika benutzt), Hopfen (Humulus lupus) und Nachtkerzenöl, das wegen seines reichen Gehalts an mehrfach ungesättigten Fettsäuren auch als Hormonregulator betrachtet werden kann.

Pflanzen mit entschlackender Wirkung und Heilmittel des »Umfelds« mit tiefgreifender Wirkung:

- Magnesium als Spurenelement oder in Form von Dragees;
- zur Entschlackung von Leber und Galle: Urtinktur: Boldo, Kinkéliba, schwarzer Rettich, wilde Lindenrinde (Splintholz), Zypresse, Kümmel, Rosmarin, Thymian, wildes Stiefmütterchen;
- zur Entschlackung der Niere: Lindenrinde, wildes Stiefmütterchen, Heidekraut, Bärentraube, Hauhechel;
- Schachtelhalm (wichtiger Mineralspender, reich an Silizium, Kieselsäure); Pollen und Honig.

Sedativa – Beruhigungs- und Schlafmittel

- Weißdorn, Pfingstrose, gemeiner Hornklee, Mutterkraut, Anemone, Passionsblume, Baldrian, Weide.

Bei Schlafstörungen: Lithium als Spurenelement, Engelwurz, Melisse, Schlüsselblume, Goldlack (Vorsicht! Evtl. als homöopathische Aufbereitung)

Am besten ist es zu Beginn des Zyklus die hormonregulierenden Pflanzen wie Himbeere, Schwarze Johannisbeere und Hagebutte einzunehmen und in der zweiten Phase dann die progesteronähnlichen. Die Entschlackung sollte über den ganzen Zyklus verteilt werden, auf jeden Fall aber in der zweiten Phase erfolgen. Die meisten der genannten Pflanzen kehren in den nächsten Kapiteln wieder. Auf eine wollen wir jetzt gleich näher eingehen:

Hagebutte

FRUCHT DER HECKENROSE
ROSA CANINA

Besonders reich an Vitamin C, B, E, K, PP, A, Tannin, Pektin.

Eigenschaften: adstringierend, blutstillend, harntreibend, blutreinigend, kräftigend, Mittel gegen Blutarmut und Würmer.

Indikationen:
Bei Durchfall, weißem Ausfluss, Blutungen, Nierensteinen, Vitaminmangel, Müdigkeit, als Frühjahrskur, bei Ascaris (Wurmparasiten im Darm).

Anwendung: Aufguss der Früchte, 5-10 Buttenfrüchte pro Tasse, 2 Minuten kochen, dann durch ein Tuch drücken, 3-4 Tassen pro Tag.

Akupressur
(Massage der Akupunkturpunkte)
Ein einfacher Rat: Stimuliere Dickdarm-Punkt 4 und streiche Milz-Pankreas-Punkt 6 aus. Zur Lokalisierung der Punkte s. u. »Unregelmäßige Menstruation« S. 49.

Stimulieren: mit den Fingerspitzen in die Tiefe drücken, dabei die Finger leicht vibrieren lassen, im Uhrzeigersinn.
Ausstreichen: das ganze Umfeld des Punktes weiträumig gegen den Uhrzeigersinn massieren.

SCHMERZHAFTE MENSTRUATION

Warum erleben so viele Frauen die Menstruation als ausgesprochen schmerzhaft? Bei einigen ist die Gebärmutter (zu) stark nach hinten, in Richtung Dickdarm hin geneigt, statt nach vorne zur Blase hin (siehe Zeichnung in Anhang 3). Bei anderen ist die schmerzhafte Menstruation die Folge einer schweren Entzündung im kleinen Becken (Entzündung der Gebärmutter, der Eileiter, des Bauchfells). Einige haben eine Endometriose, eine gynäkologische Krankheit mit unklaren Ursachen. Dabei setzt sich Gewebe, das dem Endometrium[4] ähnlich ist, außerhalb der Gebärmutter an: auf den Eileitern, auf dem Bauchfell etc. Dieses Gewebe ist hormonabhängig und blutet während der Menstruation. Dadurch entstehen starke Schmerzen (siehe Abschnitt »Blasenentzündungen«). Aber dies alles gilt nur für 20% der Frauen, die über Schmerzen bei der Menstruation klagen.

Dennoch haben viele Frauen, deren Gebärmutter nach hinten geneigt ist oder gar entzündet war, bei der Blutung keine besonderen Schmerzen.

Es bleiben die 80% der Frauen, bei denen die Diagnose »funktionelle Dysmenorrhoe« lautet, die angeblich auf »Hysterie«, auf Ablehnung der Weiblichkeit, auf eine »masochistische Veranlagung« oder auf die Somatisierung psychischer Probleme zurückzuführen sei.

(So z.B. Dr. Pasini, Genfer Sexologe, in seinem Kurs für MedizinstudentInnen). Übrigens werden Homosexualität und gewisse »einsame Praktiken« (sic!) u.a. als Ursache für sekundäre Dysmenorrhoe angeführt. Doch überlassen wir die Frauenfeindlichkeit der konventionellen Medizin. In der Frage der Menstruationshygiene widersprechen sich westliche und östliche MedizinerInnen. Amerikanische AutorInnen empfehlen, dass die Frau während der Blutung ihre normale Aktivität beibehält, sie soll sogar Sport treiben.

4 Endometrium ist das Gewebe, das die Wände der Gebärmutter auskleidet

Für die ChinesInnen dagegen ist die monatliche Blutung der Frau eine Periode verminderter Abwehr, sie müssen deshalb von großer Anstrengung verschont werden. Immerhin ist es schon beachtlich, was da vorgeht: Die Sexualhormone verringern sich, die Schleimhaut löst sich; durch Kontraktionen der Gebärmutter wird ihr Hohlraum in wenigen Tagen ganz geleert. Der Schmerz kann von einem Krampf des Gebärmutterhalses herrühren, der einen Stau hervorruft. Dadurch bilden sich Blutklumpen, deren Ausscheidung noch schmerzhafter ist. Auch durch eine Erkrankung im Becken kann eine Kontraktion der Gebärmutter als schmerzhaft empfunden werden, etwa nach einer Entzündung um die Gebärmutter herum, vielleicht mit gleichzeitiger Verstopfung. Es ist außerdem möglich, dass verstärkte Schmerzen im Kreuz von einer nach hinten geneigten Gebärmutter oder einem Rückenleiden (in der Höhe der Lendenwirbelsäule oder des Kreuzbeins) herrühren und durch die Menstruation noch verstärkt werden.

Schmerzen, die durch Krämpfe des Gebärmutterhalses entstehen, müssten nach einer Schwangerschaft und vor allem nach einer vaginalen Entbindung verschwinden. Doch das ist wohl kaum als Therapie anzusehen.[5]

Schmerzen bei der Kontraktion der Gebärmutter sind ein schwieriges Problem, im Hinblick auf die emotionale Dimension. Es hat mit unserer seelischen Verfassung zu tun, insbesondere mit Spannung und Entspannung, und ganz allgemein ist die Einstellung wichtig, die wir zu dem gesamten Bereich haben.

5 Die Betroffene kann auch eine Erweiterung des Gebärmutterhalses unter örtlicher Betäubung oder Vollnarkose vornehmen lassen; die Nerven können ausgeschaltet werden, indem man sie entfernt oder zerstört … Ich erspare euch die Namen dieser Methoden.

Die konventionelle Medizin

- Ovulationshemmung mit der Pille
- krampflösende und schmerzstillende Medikamente (Spasmolytikum, Analgetika)
- Entspannung
- unterstützende Psychotherapie

Schauen wir uns die betreffenden Schmerzmittel (Analgetika) genauer an. Die meisten von ihnen sind nicht-steroidale Antirheumatika (Ibuprofen), Prostaglandinhemmer oder Paracetamol in Kombination mit Koffein (ihr könnt genauso gut Kaffee trinken).
Die Nebenwirkungen auf den Magen sind bedauerlicherweise ähnlich wie bei Acetylsalicylsäure – ASS oder Proxen® einem enzündungshemmenden Anti-Prostaglandin-Medikament, das bei Rheumaschmerzen angewandt wird: Es entsteht Sodbrennen bis hin zu Magengeschwüren.

Naturheilkunde und Komplementäre Möglichkeiten

Ernährung

Die Bedeutung von **Kalzium**: Kalzium ist das wichtigste Element für den Knochenbau und spielt auch bei der Blutgerinnung und im Nervensystem eine Rolle. Dort wirkt es ausgleichend und ist deshalb auch für ein gutes Funktionieren des vegetativen Nervensystems (Sympathikus) notwendig. Es ist gerade dieser Teil des Nervensystems, der bei der schmerzhaften Menstruation »aufheult«. Kalzium ist enthalten in Weizen, Hafer, Walnüssen, Haselnüssen, Mandeln, Karotten, Kraut, Spinat, wildem Kümmel, Kartoffeln, Zwiebeln, Runkelrüben, ebenso in Milchprodukten, Käse und Pollen. Der Tagesbedarf an Kalzium beträgt zwischen 0,5 und 2 g. In 100 g Milch sind 100-120 mg enthalten. Das Problem ist also nicht, Kalzium zu finden, sondern es aufzunehmen. Kalzium kann nur zusammen mit den Vitaminen A, C oder D absorbiert werden und unter Sonneneinstrahlung.

Magnesium ist ein Wachstumsfaktor. Es ist wichtig für die Regeneration der Zellen, sorgt für psychisches Gleichgewicht und für ein gutes Zusammenspiel zwischen Vagus (größter Nerv des Parasympathikus) und Sympathikus. Es entschlackt die Leber und wirkt antiseptisch. Enthalten ist es in Weizen, Hafer, Roggen, Mais, Datteln, Spinat, Kartoffeln, Runkelrüben, Blütenpollen sowie in einigen Obstsorten. Der tägliche Bedarf liegt bei 250 mg.
Ein Magnesium-Mangel kann auch durch industrielle Verarbeitung der Lebensmittel entstehen: zu Weißmehl verarbeitetes Getreide enthält nichts mehr oder Salz, welches zu stark raffiniert wird.

Die **Karotte** ist reich an Vitamin A, B, C sowie an zahlreichen Mineralien: Eisen, Kalzium, Natrium, Kalium, Magnesium ... Die Karotte ist hauptsächlich für ihre regulierende Wirkung auf die Darmtätigkeit bekannt, aber sie hat daneben noch zahlreiche andere Eigenschaften; so macht sie das Blut flüssiger und die Blutung dadurch weniger schmerzhaft. Frau kann z. B. in der Woche vor der Menstruation jeden Morgen ein Glas frisch gepressten Karottensaft trinken.

Bei der Ernährung ist darauf zu achten, in der Woche vor der Menstruation tierisches Eiweiß zu meiden (Eier, Milchprodukte, Fleisch, Fisch), denn es ist schwer verdaulich und hat mehr Giftstoffe als pflanzliches Eiweiß (Hülsenfrüchte, Getreide, Soja, andere Keimlinge, getrocknete Früchte). Ein Fastentag vor oder an dem 1. Tag der Menstruation kann die Entschlackung und Entstauung fördern.

Wärme und Gymnastik

Neben anderen Maßnahmen, die ohne Medikamenteneinnahme auskommen, soll hier die Wärme genannt sein. Tatsächlich bringt eine Wärmflasche auf dem Bauch oder dem Rücken vielen Frauen Erleichterung.

Ein Orgasmus lässt den Schmerz zwar vorübergehend völlig verschwinden, doch kann ihm unglücklicherweise eine weitere schmerzhafte Kontraktion folgen. Hier seien auch **Wickel mit erhitztem Meersalz** erwähnt, die in einem Umschlag aus Mull oder dünnem Tuch aufs Kreuzbein gelegt werden.

Gymnastik: Ich kann nicht umhin, schon in diesem ersten Kapitel eine Methode vorzustellen, die in jedes Kapitel passen würde. Es handelt sich um spezielle Yoga-Übungen für die weiblichen Sexualorgane. Diese von Aviva Steiner (Israel) entwickelte Methode verhilft zu einer Kontrolle der Muskeln in der Region des kleinen Beckens. Frau lernt, sie zu kontrahieren – anzuspannen und wieder zu entspannen. Aviva Steiner, eine Yoga-Lehrerin, ist durch verschiedene Länder gereist und hat Tänze und Übungen gelernt, die schon seit Jahrhunderten von Frauen zur Kontrolle des Monatszyklus angewandt werden. Es handelt sich um eine Art Yoga und gleichzeitig ziemlich anstrengende Gymnastik, die Übung erfordert. Frau beginnt mit Bewegungen, die sie spüren lassen, wo die verschiedenen Muskeln liegen, danach kommen zu einer stimulierenden Musik drei Folgen von Übungen. Das Ganze dauert anderthalb Stunden. Die hauptsächliche Bewegung besteht darin, in einem heftigen Ruck das Becken nach vorne zu werfen und dabei alle entsprechenden Muskeln anzuspannen: Gesäß, Anus, Vagina. Durch sehr schnelle Wiederholung erhöht diese Bewegung die Durchblutung und richtet sich auf die Gebärmutter. Es ist unklar, wie das im Einzelnen funktioniert, aber jene, die diese Muskeln aktiv ansteuern kann und die Übungen vor der Menstruation ausführt, erlebt diese nicht nur schmerzfrei, sondern auch kürzer und weniger stark.

Wir werden in den nächsten Abschnitten auf diese Übungen zurückkommen, denn sie können auch bei unregelmäßigen Zyklen, verspäteter Menstruation usw. helfen. (Siehe auch Luna Yoga unter Ref.)

Pflanzen: Schmerzstillende Heilpflanzen

Schafgarbe

ACHILLEA MILLEFOLIUM

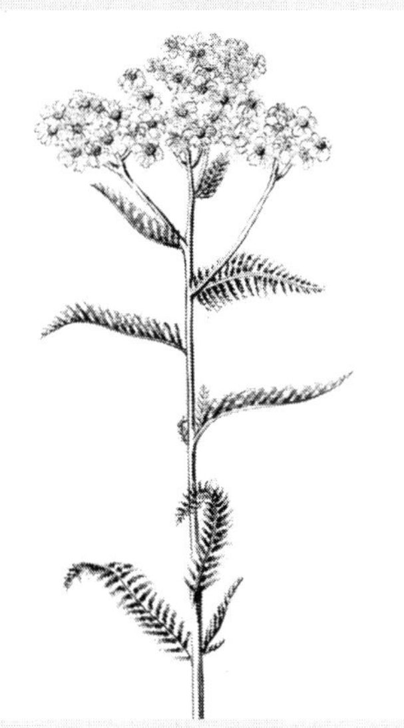

Verwendet werden:
die Blüten

Eigenschaften: kräftigend, tonisierend, krampflösend, beruhigt Gebärmutter und Eierstöcke, fördert die Menstruation, wirkt blutstillend und harntreibend.

Indikationen:
allgemeine Müdigkeit, Krämpfe, schmerzhafte Menstruation, Beschwerden im Klimakterium, Ausbleiben der Menstruation, Durchblutungsstörungen.

Aufguss:
30 g pro Liter, 3 Tassen pro Tag.

Engelwurz

ANGELICA ARCHANGELICA

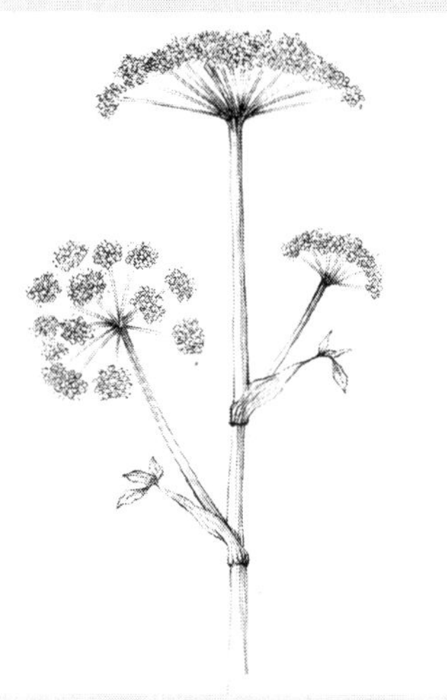

Verwendet werden:
Samen, Wurzeln

Eigenschaften: anregend, verdauungsfördernd, krampflösend, Emmenagogum (ruft Blutung hervor und reguliert sie), »Magenbitter«.

Indikationen:
Müdigkeit, Verdauungsstörungen, Leberunterfunktion, Störung der Menstruation.

Aufguss:
40 g oder eine Handvoll pro Liter, nach jeder Mahlzeit

Tinktur:
20-30 Tropfen vor den Mahlzeiten.

Frauenmantel

ALCHEMILLA VULGARIS

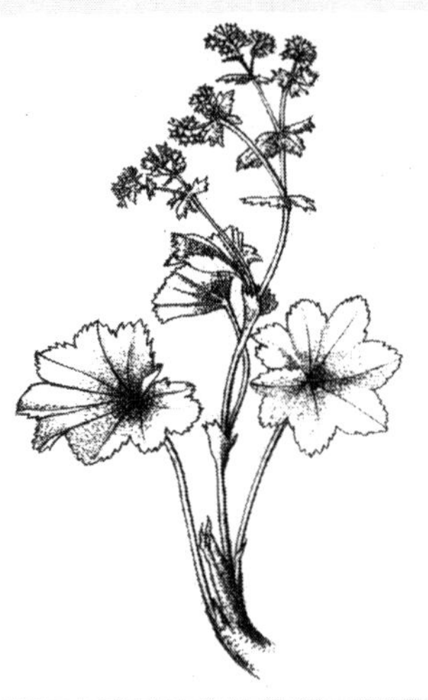

Verwendet wird:
die ganze Pflanze

Eigenschaften: blutstillend, erleichtert die Verdauung, harntreibend, entschlackt die Organe (Leber), mit besonderer Wirkung auf die weiblichen Sexualorgane, Beruhigungsmittel.

Indikationen: schmerzhafte, sehr starke Menstruation, Krämpfe, Überlastung der Leber, Kopfschmerzen.
Absud: 1 Handvoll pro Liter
Tinktur: 3-mal 10 Tropfen pro Tag.

Traubensilberkerze

CIMICIFUGA RACEMOSA

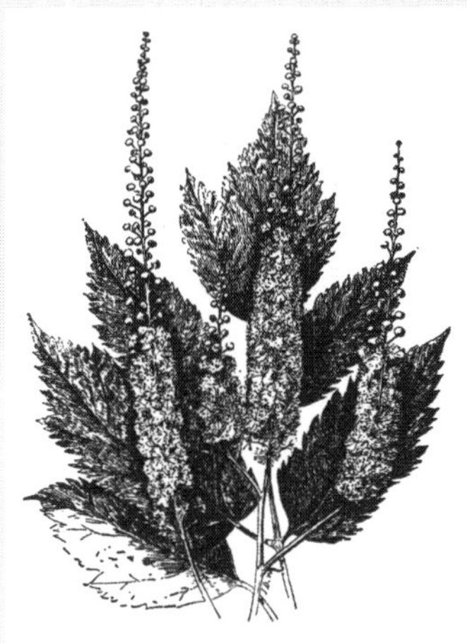

Verwendet werden:
ganze Pflanze, Wurzeln

Eigenschaften: gleicht Reflexe des Nervensystems aus, wirkt vaskulär krampflösend – auf die Gefäße, harntreibend, östrogenartig.

Indikationen: Entbindung, Neuralgie, Bluthochdruck, Krämpfe, Menstruationsschmerzen.

Wurzelabsud: 1 Teelöffel pro Tasse, 3 Tassen pro Tag.
Die Pflanze hat einen ziemlich ekelhaften Geschmack, der die Einnehmende ein wenig »wegtreten« lässt (andere würden sagen, er versetze in einen Schwebezustand), ist aber nicht unangenehm.

Frauenwurzel

BLAUER HAHNENFUSS
CAULOPHYLLUM THALICTROIDES

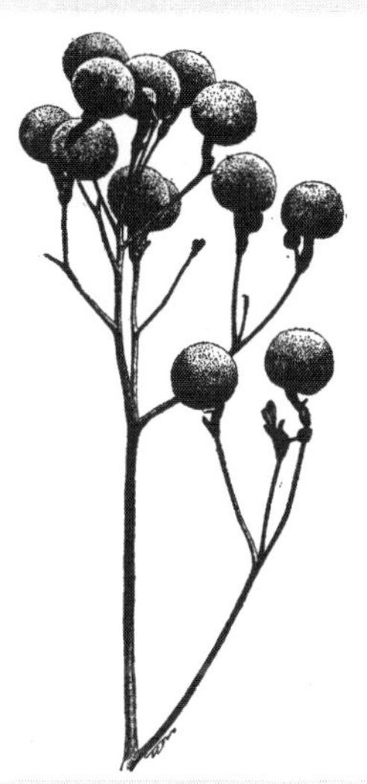

Ein Wurzelabsud ist besonders angezeigt bei Krampfschmerzen des Gebärmutterhalses, die mit der Blutung auftreten können, oder bei verspäteter Menstruation (s.a. S. 38).

Kamille

CHAMOMILLA

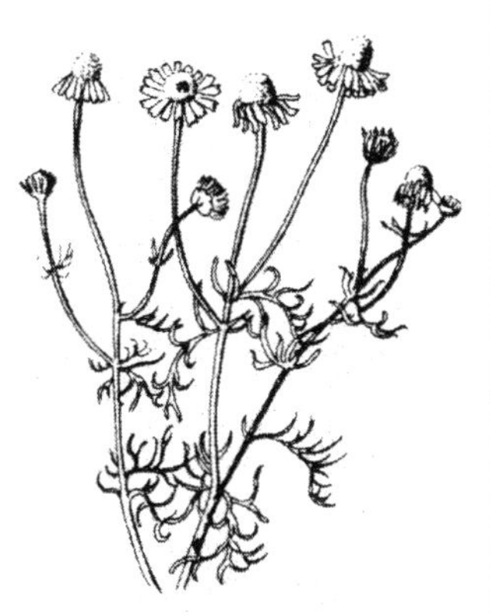

Verwendet werden:
Blüten

Eigenschaften: krampflösend, schmerzstillend, magenanregend, fördert die Bildung von weißen Blutkörperchen, führt Blutung herbei.

Indikationen: Migräne, Verdauungsbeschwerden, schmerzhafte Menstruation.

Äußere Anwendung:
bei Konjunktivitis (Bindehautentzündung) und Vulvitis.

Aufguss: 1 Esslöffel pro Tasse

Urtinktur: 10 Tropfen, 2-mal täglich

Schwarze Johannisbeere

RIBES NIGRUM

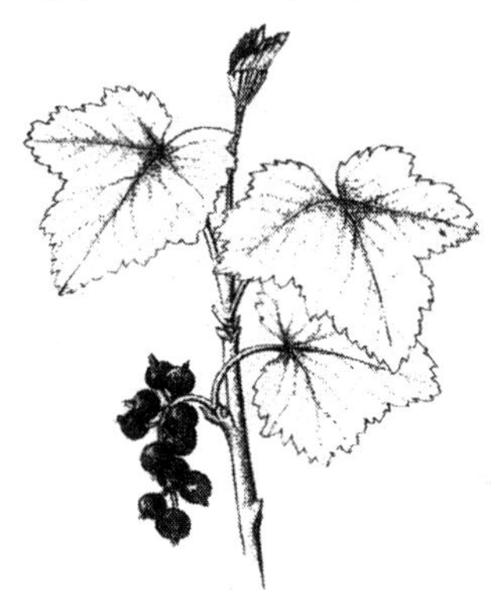

Verwendet werden:
Blätter, Wurzeln

Eigenschaften: harntreibend, bindet Harnstoff und Harnsäure, Rheumamittel, regt Leber, Galle und Nieren an, entzündungshemmend, entschlackend, hormonregulierend (wirkt auf Nebenniere und Eierstöcke).

Indikationen: Rheuma, Arthritis, Migräne, Beschwerden im Klimakterium, Allergien.

Mazerat aus Knospen in 1. Dezimal-Verdünnung: 30-150 Tropfen täglich, in der Woche vor der Menstruation.

Himbeere

RUBUS IDAEUS

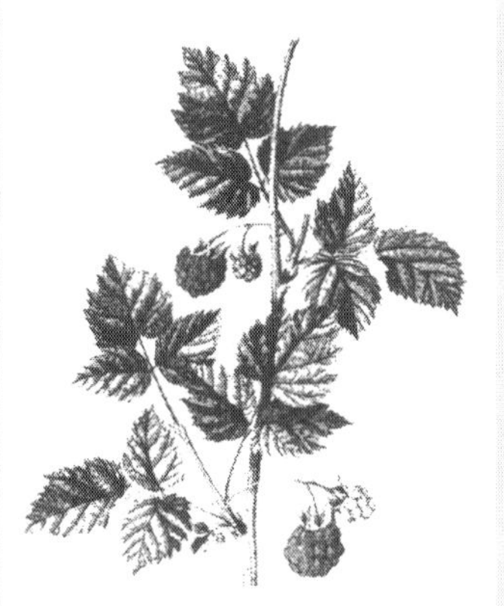

Verwendet werden:
Blätter, Knospen

Eigenschaften: adstringierend, blutstillend, harntreibend, verdauungsfördernd,

Abführmittel, Steroidhormon-ähnlich.

Indikationen: Erkrankungen des Rachens, Bronchitis, Nierenerkrankungen, Verstopfung, schmerzhafte Menstruation.

Mazerat aus den Knospen ID: 30-150 Tropfen täglich, vom 5. Tag des Zyklus bis zur nächsten Menstruation.

Aus der chinesischen Medizin sind zwei Pflanzen hier genannt:

Salbei

SALVIA OFFICINALIS

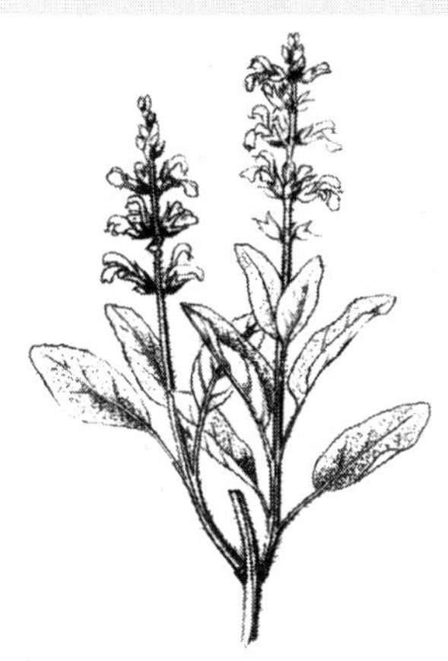

Salbei ist eine Pflanze, die Östrogene imitiert. Sie wird im Abschnitt »Unregelmäßige Menstruation« ausführlich behandelt. Ihre Anwendung ist Frauen anzuraten, die eine sehr starke, hellrote Blutung und dazu Bauchkrämpfe haben, die Kälte mögen und Wärme nicht vertragen; für Frauen mit hochrotem (sanguinischem) Gesicht, die durstig und ausgetrocknet sind, braunen, konzentrierten Urin ausscheiden, Verstopfung und eine gelbe, belegte Zunge haben. Diese Unterscheidungsmerkmale sind »A Barefoot Doctor's Manual« entnommen (s. Anhang 6) und bieten ein gutes Beispiel dafür, wie sich die Wirkung einer Pflanze wiedergeben lässt.

Salvia sclarea (Muskatsalbei) wirkt anscheinend stärker als Salvia officinalis (s. S. 102 Aromatherapie).

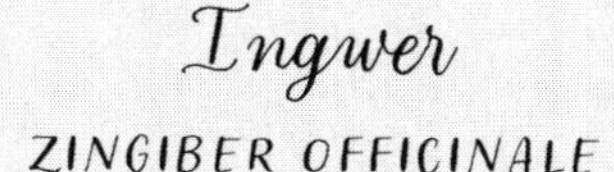

ZINGIBER OFFICINALE

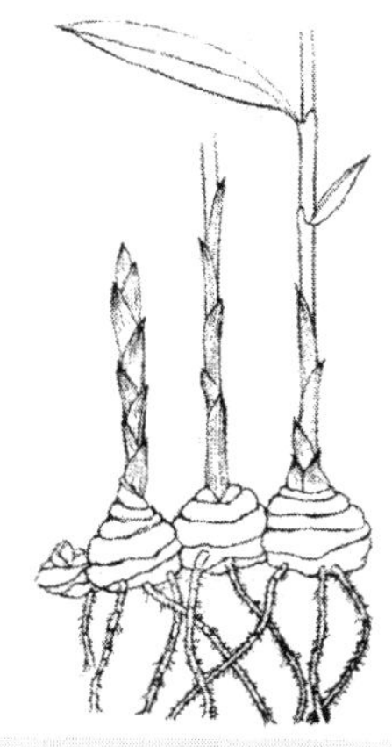

Verwendet wird:
Wurzel

Eigenschaften: Bei uns ist Ingwer als Mittel zur Verdauung, Anregung, Stärkung und Fiebersenkung bekannt. Frisch abgekocht hilft Ingwer Frauen, die unter Krämpfen leiden, die mit Wärme gebessert werden. Sie haben einen weißen Zungenbelag und wenig, dunkles, schwarz-rotes Menstruationsblut.

Verfrühte Menstruation (um 8-9 Tage)

Die konventionelle Medizin

Die konventionelle Medizin kennt drei unterschiedliche Formen der verfrühten Menstruation:

- solche, die auf einen Progesteronmangel zurückzuführen sind. Hierbei ist der Eisprung normal, doch die zweite Phase des Zyklus ist verkürzt, da der Gelbkörper nicht richtig arbeitet. Behandlung: Progesteron während der zweiten Hälfte des Zyklus.
- aufgrund eines verfrühten Eisprungs. Es wird dann Östrogen gegeben, wie die Pille oder Cyclacur®. Dies simmuliert den Zyklus in der Hoffnung, dass er sich nach einigen Zyklen wieder normalisiert.
- als dritte Möglichkeit gilt ein anovulatorischer Zyklus. Diese Ursache ist jedoch sehr viel seltener. Behandlung: Es werden Ovulationsinduktoren verordnet, die den Eisprung hervorrufen und für Drillings-, ja Fünflingsgeburten bekannt sind und Eierstockkrebs begünstigen.[6/7]

Pflanzenheilkunde

In der Kräutermedizin kennen wir folgende östrogenähnlich wirkende Heilpflanzen:

6 Anm. des Verlages: Der anovulatorische Zyklus wird nur mit Dyneric® behandelt, wenn ein ausdrücklicher Kinderwunsch besteht.
7 https://www.arznei-telegramm.de/html/1994_11/9411110_04.html-Aufruf am 5.5.2021

Salbei

SALVIA OFFICINALIS

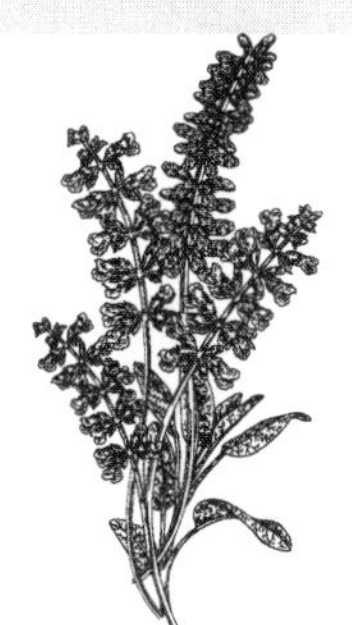

Verwendet werden:
Blätter.

Eigenschaften: allgemeines Tonikum (Stärkungsmittel), stärkt die Nerven und die Nebennierenrinde, harntreibend, Emmenagogika (führt die Blutung herbei), Verdauungsmittel, fördert die Empfängnis und Entbindung, »Milchhemmer« – zum Abstillen, Mittel gegen das Schwitzen – schließt die Poren, senkt den Blutzuckerspiegel.

Indikationen: Rekonvaleszenz (Genesung), Nervenleiden, Asthma, Schweißausbrüche, Adenitis (Lymphdrüsenentzündung), ungenügende oder schmerzhafte Menstruation, Wechseljahresbeschwerden,

Sterilität (Unfruchtbarkeit), Entbindungsvorbereitung.

Aufguss: 20 g oder 2 Esslöffel Blätter pro Liter, 3 Tassen pro Tag.
Tinktur: 30-40 Tropfen, 2-mal täglich.

Achtung! Das ätherische Öl kann schon in kleinen Mengen epileptische Anfälle auslösen. Für den Gebrauch als ätherisches Öl wird deshalb Salvia sclarea (Muskatellersalbei), ohne Keton vorgezogen.

Es gibt noch weitere hormonregulierende Pflanzen wie die Schwarze Johannisbeere, die Himbeere, die Brombeere und die Hundsrose:

Hundsrose

ROSA CANINA

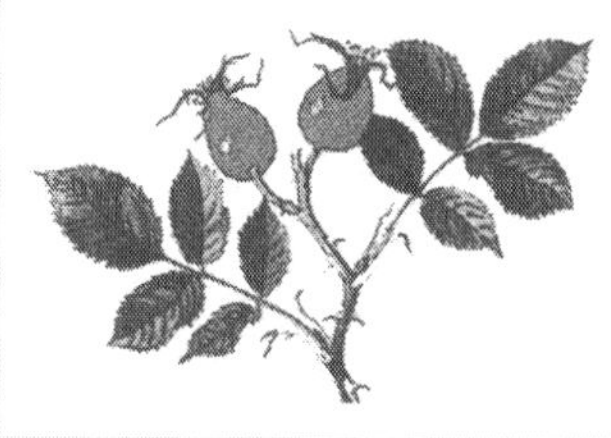

Verwendet werden:
Blüten, Blätter und Früchte (Hagebutten).

Eigenschaften: Mittel zur Stärkung und Wundheilung. Die Früchte haben noch weitere Eigenschaften: blutstillend, harntreiben, blutreinigend und blutbildend.

Aufguss: 2 Esslöffel Blüten und Blätter pro 1 Liter Wasser, 3-4 Tassen täglich.

Hagebuttentee: 5-10 Früchte pro Tasse, 2 Minuten kochen, dann durch ein Tuch drücken, 3-4 Tassen täglich.

Auch die chinesische Medizin kennt die Anwendung von Salbei und Hundsrose bei verfrühter Menstruation.

Verspätete Menstruation (um 8-9 Tage)

Die konventionelle Medizin

Die konventionelle Medizin spricht von Oligomenorrhoe (Zyklen von mehr als 35 Tagen), die sie auf drei mögliche Ursachen zurückführt:

- auf zu viel Gelbkörperhormon, eventuell mit Zystenbildung am Eierstock. Behandlung: Östrogengabe, die die Gelbkörperhormonbildung hemmen soll. Bei einer Zyste werden chirurgische Eingriffe vorgenommen.
- auf eine verspätete Ovulation; Behandlung mit einem Ovulationsinduktor.
- auf einen anovulatorischen Zyklus. Behandlung mit einem Ovulationsinduktor (Mitteln, die den Eisprung auslösen). Eine grundlegende Frage in diesem Kapitel ist, ob Behandlungen mit starken Hormongaben einen Hormonhaushalt, der ohnehin gestört ist, am Ende nur noch mehr aus dem Gleichgewicht bringen. Daher ist es ratsamer bei »leichten« endokrinen Störungen, wie unregelmäßigen Perioden auf ihre Anwendung zu vermeiden und sie nur bei schweren endokrinen Syndromen wie Addisonsche Krankheit und das Cushing-Syndrom einzusetzen.[8]

Möglichkeiten der traditionellen naturheilkundlichen und komplementären Medizin (T&CM)

Pflanzen

In der Pflanzenheilkunde verwenden wir eine der weiter vorne genannten hormonregulierenden Pflanzen und/oder die folgenden:

8 Addisonsche Krankheit: primäres chronisches Versagen der Nebennierenrinde; Cushing-Syndrom: entsteht durch vermehrte Kortisolproduktion oder übermäßige Zufuhr von Cortison.

Himbeere

RUBUS IDEAEUS

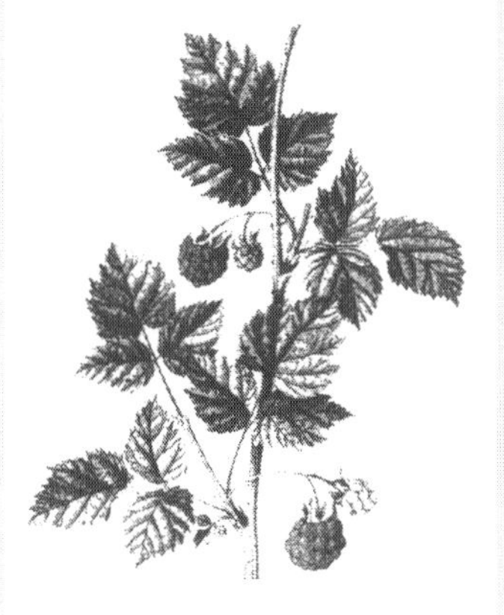

Verwendet werden: Blätter.

Eigenschaften: adstringierend, blutstillend, harntreibend, Abführ- und Verdauungsmittel.

Indikationen: unregelmäßige Zyklen, Erkrankungen des Rachens und der Bronchien, Nierenerkrankungen, Verstopfung, schmerzhafte Menstruation.

Mazerat aus Knospen (1:10): 50 Tropfen morgens, allerdings nicht während der Menstruation.

Jakobskreuzkraut

SENICIO JACOBEA

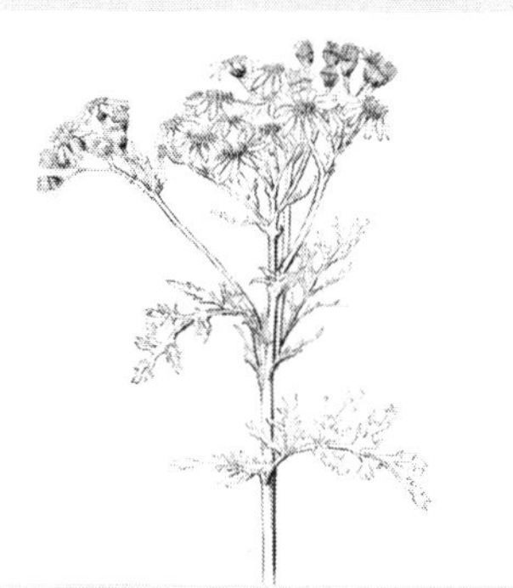

Verwendet wird: die ganze Pflanze.

Eigenschaften: besondere Wirkung auf die weiblichen Sexualorgane, löst Blutung aus, beruhigt schmerzhafte Menstruation, hustenlösend.

Indikationen: Ausbleiben der Menstruation, schmerzhafte Blutung, Blutarmut, manche Arten von weißem Ausfluss, Bronchitis, äußere Anwendung bei Mandelentzündung und anderen Entzündungen, Wespenstich.

Absud: 25 g pro Liter, 2-3 Tassen pro Tag.

Tinktur: 20-100 Tropfen täglich.

Achtung! Leicht giftig. Nur in Fertigpräparaten, homöopathisch oder äußerlich anwenden.

Die chinesische Medizin verwendet Salbei bei verfrühter Menstruation. Außerdem Engelwurz, die wir bei der schmerzhaften Menstruation näher betrachtet haben. Alle Informationen zur chinesischen Medizin sind Hinweise, denn viele ihrer Pflanzen sind in Europa unbekannt. Aus dem großen Gebiet der Akupunktur stellen wir nur die Massage zu einigen Punkten vor.

Verfrühte oder verspätete Menstruationen können manche Frauen vor die Frage stellen, ob sie keine Kinder bekommen können oder ob sie ungewollt schwanger sind. Tatsächlich können unregelmäßige Menstruationen, also anovulatorische Zyklen, in denen kein Eisprung stattfindet, eine Befruchtung erschweren. Hierzu möchten wir die Arbeit von Frau Dr. Kousmine vorstellen. Frau Dr. Kousmine hat in 40 Jahren Forschungsarbeit den Zusammenhang zwischen der Ernährung und degenerativen Krankheiten (chronische, fortschreitende Poly-Arthritis, Multiple Sklerose und Krebs) auf der einen Seite festgestellt und zwischen Dysfunktion des Menstruationszyklus und Schwierigkeiten bei der Befruchtung auf der anderen Seite. Unsere Ernährung ist gleichzeitig zu üppig und zu mangelhaft. Dieses Problem wird sich nicht lösen, solange wir weißes Auszugsmehl verwenden, das seiner Vitamine und Mineralien beraubt ist und damit aller lebenswichtigen Katalysatoren; solange wir raffinierten Zucker essen *(Warum ist wohl in so vielen Ländern Zahnpflege nötig und Diabetes eine echte Gefahr?)*; solange wir unsere Lebensmittel durch Kommerzialisierung und falsche Zubereitung zerstören, werden wir durch »medizinischen« Ersatz wie z. B. Kalzium, Vitamin C, Eisen oder Kleie in konzentrierter Form den Mangel nie ausgleichen können. Die Funktionen der Gebärmutter, der Eierstöcke und der Eileiter werden durch unsere Ernährungsgewohnheiten beeinträchtigt (siehe dazu Frau Dr. Kousmines Buch und die Bedeutung, die sie den Vitaminen E und F zuschreibt; Anhang 6).

Vitamin E

Dieses Vitamin hat eine antioxidative Funktion. Es schützt die mehrfach ungesättigten Fettsäuren (Vitamin F), das Vitamin A und die Hormone von Hypophyse, Nebenniere und Geschlechtsorganen. Ein Mangel an Vitamin E kann einen vorhandenen Vitamin- und Hormonmangel noch verstärken. Tierisches Eiweiß enthält kaum Vitamin E. Es kommt vor in grünem Gemüse, vor allem aber in Nüssen und Getreide, wo es sich in den Keimlingen und der Kleie anreichert. Vitamin E geht beim Mahlen des Getreides, nicht aber beim

Kochen verloren. Weizenkeimöl ist besonders reich an Vitamin E.

Vitamin F

Es umfasst einige mehrfach ungesättigte Fettsäuren, die die Durchlässigkeit der Zellmembranen regulieren und für die Bildung zahlreicher Stoffe, wie etwa der Prostaglandine, verantwortlich sind. Leinsamen, Nachtkerze, Sonnenblumenkerne, Sesam und Färberdistel (Saflor) sind besonders reich an Vitamin F. Dieses kann nur erhalten bleiben, wenn die Öle daraus kaltgepresst werden, jegliches erhitzen zerstört es. Das Cholesterin, ein wertvoller Grundstoff, aus dem der Organismus das Vitamin D sowie die Sexual- und Nebennierenhormone synthetisiert, bildet zusammen mit den mehrfach ungesättigten Fettsäuren leicht lösliche Salze. Fehlen die ungesättigten, so bindet es sich an gesättigte Fettsäuren. Die daraus entstehenden Salze sind schwer löslich und setzen sich ab: als gelbe Depots in der Haut, der Schleimhaut oder den Blutgefäßen (als gelber Ring um die Iris sichtbar) oder auch in Form von Gallensteinen, eine häufige Erscheinung bei all denen, die ein Übermaß an tierischen Fetten und wenig pflanzliche Öle zu sich nehmen. Die Folge sind unter anderem Hormonstörungen.

Yoga und Gymnastik

Wir wollen jetzt auf die Yoga-Übungen und die Gymnastik von Aviva Steiner zurückkommen, die wir schon im Abschnitt »Schmerzhafte Menstruation« dargestellt haben. Es gibt eine spezielle Reihe von Übungen für die Zeit des Eisprungs. Bestimmte Bewegungen und eine bestimmte Abfolge von Übungen regen die Gefäßbildung (Vaskularität) um den Eierstock an. Dieser wird so besser ernährt, und die Eileiter erhalten einen rhythmischen Tonus (Spannungszustand), der die Eizelle dann in gewünschter Weise befördert. Um die Menstruation hervorzurufen, werden ganz ähnliche Übungen vorgeschlagen wie für den Eisprung. (Die Übung »Ovulation« dauert nur 10 Minuten, während die erste Reihe »Menstruation« 25 Minuten dauert und die zweite 45 Minuten). Der Blutdruck wird dadurch so stark erhöht, dass es zu einem Blutandrang und zu Bindegewebsblutungen in der Gebärmutterschleimhaut kommt, die darauf wie auf den Beginn der Menstruation reagiert. Durch diese Bewegungen kann eine Frau tatsächlich die Menstruation hervorrufen, selbst wenn eine Schwangerschaft besteht. Nach Auskunft von Israelinnen ist die Methode bis zu 10 Tage lang nach Ausbleiben der Blutung wirksam.

Im Folgenden betrachten wir die verzögerte Menstruation, die auf einer ungewollten Schwangerschaft beruht.

Ohne Aviva Steiners Methode zu entschuldigen, als akute Maßnahmen ist sie hier keinesfalls geeignet. Sie lässt sich nicht erst dann lernen, wenn die Menstruation schon ausgeblieben ist. Es braucht Monate, um die Bewegungen zu beherrschen, deshalb auch viel Engagement und Durchhaltevermögen. Diese Methode verlangt also mehr Arbeit als alle anderen, die wir kennen, die Schleimuntersuchung eingeschlossen. Die Niederländerinnen schlagen vor, schon am 21. Tag des Zyklus damit zu beginnen, die Menstruation herbeizu»tanzen«, damit genügend Zeit dafür vorhanden ist. Erst wenn eine Frau die Übungen schon mehrere Monate lang beherrscht, kann sie riskieren, nur an dem Tag, an dem die Menstruation erwartet wird, zu »tanzen« oder kurze Zeit später.

Ist das wirklich natürlich? Auf jeden Fall, denn der darauffolgende Zyklus ist normal und hat auch einen Eisprung. Nur wenigen ist klar, wie viele vorzeitige Fehlgeburten es im Leben einer Frau gibt, von denen sie gar nichts merkt (mit oder ohne Spirale).
Da wir leider die Übungen nicht erklären können, ohne sie zu zeigen, haben wir im Anhang die Adressen der Frauengruppen in Europa aufgeführt, die die Übungen ausführen.

Wenden wir uns nun den Pflanzen zu, die eine Menstruation auslösen und regulieren können und als emmenagoge Pflanzen gelten:

Poleiminze

MENTHA PULEGIUM

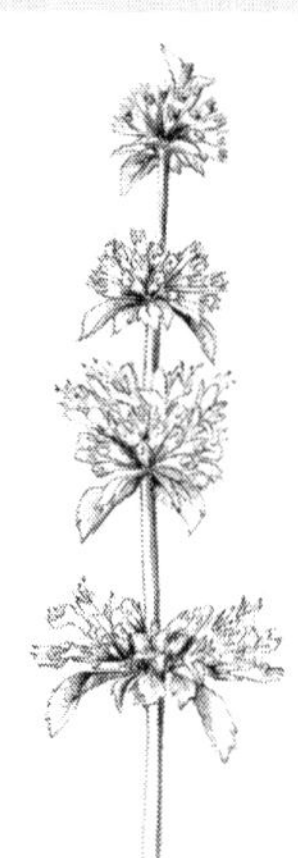

Verwendet wird: die ganze Pflanze.

Eigenschaften: ruft die Menstruation hervor, hustenlösend, erleichtert die Entleerung der Gallenblase (Cholagogum) und die Verdauung.

Indikationen: Bronchitis, Keuchhusten, Unterfunktion der Galle, träge Verdauung (hier wirkt sie wie die Minze).

Aufguss: 1 Teelöffel auf 1 Tasse Wasser, 3 Tassen täglich, maximal 6 Tage lang.

Achtung! Das Öl der Poleiminze ist giftig! Symptome: Übelkeit, Hände und Beine werden gefühllos. In Colorado sind zwei Frauen gestorben, die das Öl der Poleiminze genommen hatten, um abzutreiben, allerdings in sehr hohen Dosen von mindestens einer Unze (28 g).

Achtung! Leicht giftig. Nur in Fertigpräparaten, homöopathisch oder äußerlich anwenden.

Beifuß

ARTEMISIA VULGARIS

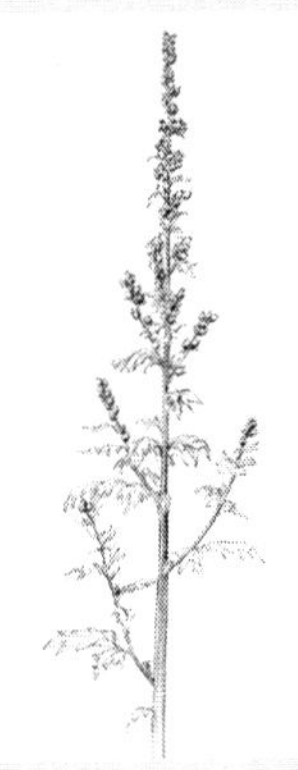

Verwendet wird: die ganze Pflanze.

Eigenschaften: Emmenagogum, krampflösend, Mittel gegen Epilepsie.

Indikationen: Ausbleiben der Menstruation, besonders in Verbindung mit Anämie (Blutarmut) oder Lymphatismus (geschwollene Lymphdrüsen, aufgedunsenes Gesicht, belegte Zunge, Blässe), epileptischer Anfall, nervöse Beschwerden, Krämpfe bei Säuglingen.

Aufguss: 1 Teelöffel Blätter oder Blüten pro Tasse, 3 Tassen pro Tag, maximal 6 Tage lang.

Achtung vor Überdosis! Über 40 g pro Liter rufen Leber-, Nierenbeschwerden und Krämpfe hervor.

Kontraindikationen: Entzündung der Gebärmutter, nach Infektion im kleinen Becken. Kann allergische Reaktionen hervorrufen.

Die Chinesinnen kennen schon seit Jahrhunderten die hervorragende Wirkung des Beifuß als Blutstiller und für die Regulierung des Menstruationszyklus. Vor allem aber verwenden sie ihn zur Moxa-Therapie. Dabei wird entweder ein kleines Häufchen fermentierter Beifußwolle (»Moxawolle«) auf oder mittels einer Moxa-Zigarre über einem Akupunkturpunkt abgebrannt. Die Wärme vertreibt Kälte und Feuchtigkeit. Vorsicht, bei Hitzezeichen darf Moxa nicht angewandt werden. Die Moxazigarren gibt es auch als raucharm (»smokeless«) zu kaufen.

Traubensilberkerze

CIMICIFUGA RACEMOSA

Verwendet werden: Wurzel, ganze Pflanze.

Eigenschaften: gleicht Reflexe des Nervensystems aus, wirkt krampflösend auf die Blutgefäße (vaskuläres Spasmolytikum), Mittel gegen Asthma, harntreibend (Diuretikum), Östrogen ähnlich, Emmenagogum.

Indikationen: Entbindung, Neuralgie (Nervenschmerzen), Kopfschmerzen, schmerzhafte Krämpfe während der Menstruation, Muskelkrämpfe, die durch die Menstruation noch verstärkt werden.

Wurzelabkochung: 1 Teelöffel pro Tasse, 10 Minuten bei geschlossenem Deckel kochen lassen, 3 Tassen pro Tag, max. 6 Tage lang.

Frauenwurzel

BLAUER HAHNENFUSS
CAULOPHYLLUM THALICTROIDES

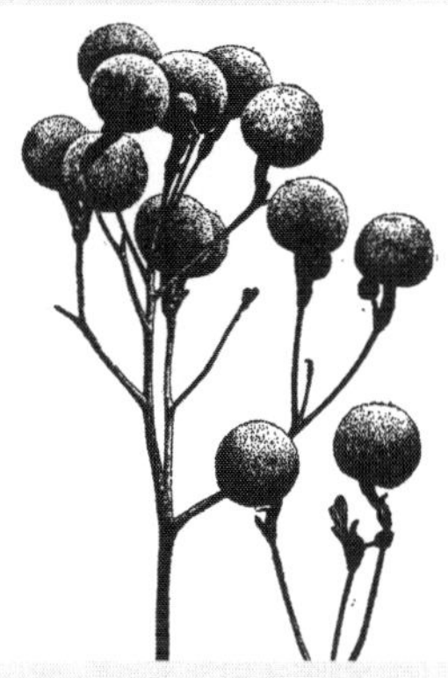

Verwendet wird: Wurzel.

Eigenschaften: imitiert das Oxytocin (wehenauslösendes Hormon), krampflösend, harntreibend, Emmenagogum, Beruhigungsmittel.

Indikationen: fördert die Geburt, die Ausstoßung der Nachgeburt, Schmerzen während der Menstruation, zur Vorbereitung auf die Entbindung, Koliken, Krämpfe, Rheuma, wirkt sowohl gegen Krämpfe der Gebärmutter als auch bei einem zu geringen Tonus der Gebärmutter.

Abkochung: 3 Teelöffel pro Tasse, 3 Tassen pro Tag.

In der Homöopathie wird Caulophyllum gegen krampfartige Schmerzen am Gebärmutterhals gegeben, wenn sie gewöhnlich geringe Blutungen haben und vor allem am ersten Tag der Menstruation leiden etc.; als Globuli (homöopathisches Mittel in Form von Kügelchen) Potenz: D12; fünf Kügelchen alle Viertelstunde, wenn Besserung eintritt, in größeren Abständen.

Petersilie

PETROSELIUM SATIVUM

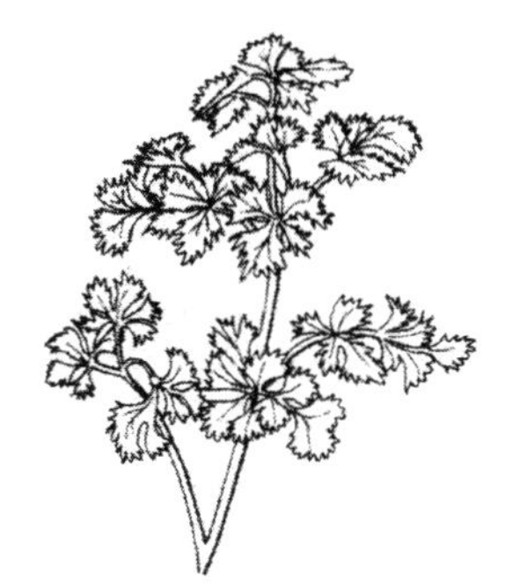

Verwendet wird: die ganze Pflanze.

Eigenschaften: Stimmulans, anregend, Mittel gegen Blutarmut – anti anämisch, entschlackend, harntreibend, reguliert die Menstruation, regt die glatte Muskulatur an (Darm, Harnwege, Gallengänge, Gebärmutter).

Indikationen: Anämie, Müdigkeit, Rheuma, Gicht, schmerzhafte Menstruation, übermäßige Milchproduktion während der Stillzeit.

Äußerliche Anwendung: bei Milchstauung.

Abkochung: 1 Teelöffel pro Tasse, ganze Pflanze 10 Minuten kochen, 3 Tassen täglich, oder 50 g pro Liter, 2-3 Tassen täglich.

Achtung: Petersilie ist giftig, nicht überdosieren. Die Samen wirken noch stärker als die Pflanze, ihre Anwendung ist gefährlich, besonders für die Nieren.

Pflanzen – die die Menstruation hervorrufen

Unsere Erfahrungen damals im Frauengesundheitszentrum:
Die Erfolgsquote lag bei 60-80%, je nach Gruppe der Frauen, die eine ungewollte Schwangerschaft befürchteten. Diese Zahl sagt allerdings nicht viel aus, denn wir wissen nicht, wie viele von ihnen wirklich schwanger waren. Die Frauen haben immer zweierlei Pflanzen gleichzeitig genommen (außer der Kombination Beifuß-Poleiminze; zumeist wurde jedoch eine von beiden angewendet). Als beste Kombination stellte sich heraus: Poleiminze-Frauenwurzel. Bei einer kurzen Verzögerung der Blutung scheinen diese Pflanzen sehr wirksam zu sein. Ihre Wirksamkeit lässt allerdings 6 Tage nach dem Ausbleiben der Menstruation merklich nach, dennoch ist die Methode auch danach noch interessant, solange ein Schwangerschaftsurintest noch nicht möglich ist (bis vor kurzer Zeit war ein verlässlicher Test erst nach 12 Tagen möglich; jetzt gibt es aber einen Urintest, der schon ab dem 3. Tag nach Ausbleiben der Menstruation positiv wird). Wenn die Pflanzen wirksam sind, bleiben keine Rückstände in der Gebärmutter zurück. Die Pflanzen scheinen dann nicht zu wirken, wenn die Menstruation nach Pilleneinnahme ausbleibt, und sie scheinen eine geringere Wirkung zu haben, wenn sich die Menstruation bei einem unregelmäßigen Zyklus verzögert.

Ein Frauenkollektiv in Santa Fé hat diese Pflanzen untersucht. Sie haben mit der Baumwollpflanze noch bessere Ergebnisse erzielen können als mit Poleiminze. Deshalb haben wir auch diese sechste Pflanze in unsere Praxis einbezogen.

Ganz wichtig ist: Je früher die Pflanzen genommen werden, desto wirksamer sind sie. Die einzige Voraussetzung ist, dass der Zyklus zu Ende geht. Ganz kurz nach der Ovulation lässt sich keine Blutung einleiten, denn die Gebärmutterschleimhaut löst sich nicht ab, bevor sie nicht »reif« ist. Es ist also sinnvoll, die Tees vom Vortag der erwarteten Menstruation an einzunehmen, oder am Tag selbst oder bis zu zehn Tage danach. In den ersten 6 Tagen ist die Erfolgsquote sehr hoch (60-80%). Wenn erst 6 Tage nachdem die Menstruation ausgeblieben ist mit den Tees begonnen wird, fällt die Erfolgsquote auf 20% ab.

Welche Nebenwirkungen können auftreten? Vor allem Kontraktionen der Gebärmutter, die um so stärker sind, je länger die Verzögerung ist. Manchmal auch Übelkeit oder ein leichtes Schwindelgefühl. Während dieser Tage sollte nur leichte Kost verspeist werden.

Baumwolle

GOSSYPIUM HERBACEUM

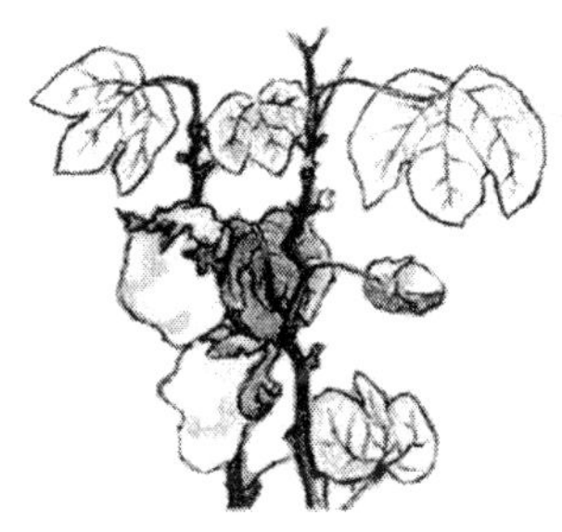

Verwendet wird: Wurzelrinde.

Eigenschaften: Emmenagogum, imitiert Oxytocin

Indikationen: Vorbereitung zur Entbindung, verspätete Menstruation, schmerzhafte Menstruation.

Abkochung: 1 Teelöffel pro Tasse, 10 Minuten, 3 Tassen pro Tag, maximal 6 Tage lang.

Wir kombinieren immer zwei Pflanzen:

Baumwolle		*Petersilie*
Poleiminze	*mit*	*Frauenwurzel*
Beifuß		*Traubensilberkerze*

Dreimal täglich 1 Teelöffel, die Blätter als Aufguss (Beifuß und Poleiminze), die Wurzeln als Abkochung. Es sind also jeden Tag 6 Tassen zu trinken, maximal 6 Tage lang.

Achtung vor Überdosis! Die 6 Einnahmetage nicht überschreiten, 6 Tage nach Ausbleiben der Menstruation nicht mehr mit den Tees beginnen. Desto besser Frauen ihren Zyklus kennen, desto eher können sie mit der Einnahme an zum frühestmöglichen Zeitpunkt starten. Es ist nicht notwendig, die Pflanzen weiter zu nehmen, wenn die Menstruation eingetreten ist.
Alle diese Pflanzen sind bei uns heimisch, außer Frauenwurzel (Caulophyllum), die ursprünglich aus den USA stammt.
Weitere Pflanzen, die die Menstruation einleiten: Pulsatilla (Kuhschelle), Schafgarbe, Stinkstrauch, Ananas, Maishaar, Kreuzkraut, Ringelblume, Ziest, Ehrenpreis, Eberraute, Baldrian, Weinraute, Aloe, Bärlapp, Sadebaum, Vogelmiere, Safran, Mutterkorn und Ysop.

Die neuen Urintests zur Früherkennung einer Schwangerschaft haben unsere Vorgehensweise vollkommen verändert. Es war uns möglich, eine genaue Studie durchzuführen, an der etwa hundert Frauen teilnahmen, die aufgrund einer leicht verspäteten Menstruation Tees einnahmen, nachdem wir eine Blutprobe genommen hatten. Die Tests wurden erst später als Gruppentest analysiert, um weder unsere eigene Haltung noch die der Frauen zu beeinflussen. Mithilfe dieser Studie konnten wir nachweisen, dass die meisten Frauen, bei denen die Menstruation bei dieser nicht toxischen, sondern als reines Emmenagogum wirkenden Dosis einsetzte, nicht schwanger waren.

Wir haben auf die Verwendung dieser Pflanzen verzichtet, weil es sehr schwierig war, eine abtreibend wirkende Dosis zu finden, die sich bei der jeweiligen Frau nicht toxisch auswirkt. Außerdem lässt sich durch die neuen Tests eine Schwangerschaft bereits vor einer verspäteten Menstruation erkennen, wodurch sich natürlich die ganze Einstellung ändert.

Die Frauengesundheitszentren sind inzwischen mehr darum bemüht, im Notfall die »Pille danach« vorzuschlagen, wobei sichere Verhütungsmethoden natürlich immer zu bevorzugen sind.

Massage

Die Selbstmassage bleibt eine Methode, die jede Frau selbst vornehmen kann.

Massage der Fuß-Innenknöchel, ausgehend von den Reflexzonen der Gebärmutter entlang der Meridiane Milz-Pankreas und Leber (s. a. Abb. S. 240). Es wird ein L im Halbkreis um den Innenknöchel beschrieben. Mit dem Daumen drückt man ziemlich fest in die Tiefe, auf jeder Seite 5 Minuten lang, mehrmals am Tag, als »würde man einem Flussbett folgen«.

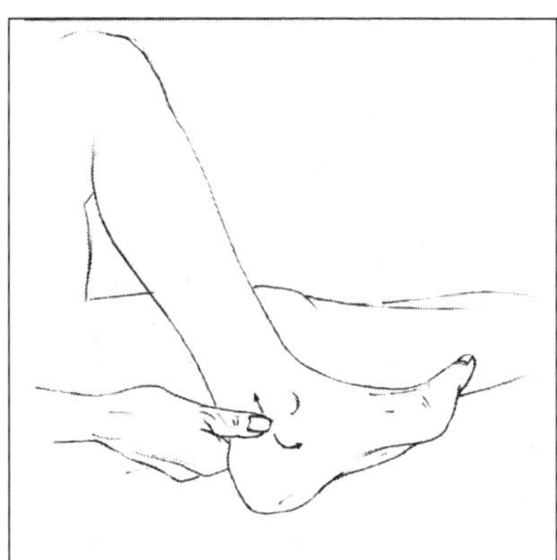

Es gibt eine weitere Massage, die allerdings nicht selbst vorgenommen werden kann, sondern nur durch eine professionelle Massagetherapeutin oder jemand mit Massageausbildung und praktischer Erfahrung. Unsere Erläuterungen sind bestimmt nicht ausreichend. Die Massage besteht in ziemlich tiefgehenden Griffen, die das Bindegewebe »reißen«, und zwar an den Stellen, wo die Reflexzonen der Gebärmutter stimuliert werden können, d.h. im Kreuz, dem Gesäß und am Ansatz der Oberschenkel. Das Bindegewebe ist dann erreicht, wenn die Massage schmerzhaft ist. Diese Massage nennt sich BGM Massage nach Elisabeth Dicke.[9]

9 Siehe auch Artikel der Zeitschrift LACHESIS: https://lachesis.de/images/zeitschrift/artikel/BGM-Kinderwunsch.pdf

Akupunktur

Folgende Erläuterungen können für Frauen nützlich sein, die die Akupunktur schon kennen. Es kommt darauf an, den Milz-Pankreas Punkt 6 (MP6) zu stimulieren. Er liegt auf einer vertikalen Achse, die 4 fingerbreit (der behandelten Frau) über dem Innenknöchel beider Beine verläuft. Ein weiterer Punkt ist der Punkt Dickdarm 4 (Di4) auf den beiden Händen: Wenn Daumen und Zeigefinger eng zusammengelegt werden, befindet sich der Punkt 4 auf dem höchsten Punkt der Erhebung, die von den Weichteilen gebildet wird. Die Nadeln bleiben 30 Minuten in der Haut. Währenddessen wird die Stelle stimuliert, indem man die Nadeln alle 2 Minuten im Uhrzeigersinn dreht, bis sie wieder festsitzen (dies kann einen kleinen örtlichen Krampf auslösen). Wenn sich die Frau während der Sitzung auf ihren Unterleib konzentriert, kann sie die Stimulation unterstützen. Sie spürt dann eine Wärmeentwicklung im Unterbauch. Die Kontraktionen können schon in der nachfolgenden Stunde oder in der Nacht anfangen.

Wie für die Pflanzen gilt auch für die Massagen und die Akupunktur, dass sie nicht wirken, wenn die Verzögerung der Menstruation auf eine Zyklusstörung (z. B. durch die Pille) oder Amenorrhoe zurückzuführen ist, es sei denn, es geht um die Behandlung chronischer Beschwerden.

Die beiden letztgenannten Methoden, Bindegewebsmassage und Akupunktur, sind schwierig und verlangen sowohl von der ausführenden Person als auch von der behandelten Frau große Aufmerksamkeit. Nach Ansicht mancher Therapeutinnen können sie eine ausgleichende Nachbehandlung erforderlich machen, das gilt besonders für die Akupunktur.

Blutungen

Zwischenblutungen und zu starke Menstruation

Es gibt viele Ursachen für Blutungen. Wir werden hier mehrere behandeln und die Mechanismen vorstellen um sie verständlicher zu machen. Folgende Fragen sollten geklärt sein:

Ist es möglich, dass eine Schwangerschaft besteht? Es gibt Schwangerschaftsurintest, diese sind schon 3 Tage nach Ausbleiben der Blutung wirksam, die Bluttests sind aber genauer.

- Wir zählen vom ersten Tag der letzten Menstruation an die Tage und Wochen. Im Moment der Einnistung der Eizelle in die Gebärmutterschleimhaut kann eine kurze Blutung auftreten. Zu dem Zeitpunkt, an dem die Menstruation erwartet wird, kann es eine sogenannte »falsche Menstruation« geben, ohne dass die Schwangerschaft beeinträchtigt wird.
- Zwischen der 6. und 10. Woche können Blutungen auftreten, falls die Plazenta nicht genügend Hormone absondert (die Plazenta übernimmt während der Schwangerschaft die Hormonproduktion der Eierstöcke).
- Die Frucht kann auch spontan abgehen, falls Fehlbildungen vorliegen.
- Zu diesem Zeitpunkt wissen aber die meisten Frauen, dass sie schwanger sind. Wir wollen hier Blutungen, die nach dem ersten Drittel der Schwangerschaft auftreten, nicht berücksichtigen. Bei den Blutungen in den ersten drei Monaten der Schwangerschaft empfehlen nur wenige TherapeutInnen eine »konservative Behandlung«, weil ohnehin nur ein kleiner Teil solcher Schwangerschaften ohne Schaden ausgetragen werden kann. Dies gilt allerdings nicht für Frauen, die schon mehrere Fehlgeburten hatten und ein Kind wollen.

Wenn es sich nur um einige Blutstropfen oder um »falsche Blutungen« handelt, können sie von alleine aufhören. Aber für den Fall, dass die Blutung fortdauert, ist es wichtig zu wissen: Je länger die Frau wartet, desto größer ist das Risiko, dass die Gebärmutter sich nicht von allein vollständig entleeren kann.

Die GynäkologInnen schlagen im Allgemeinen eine Ausschabung vor, um die Blutung zu beenden und das Material untersuchen zu können. Aber wenn die Blutungen nicht zu stark sind, kann die Frau genauso gut selbst versuchen, mit Hilfe eines Mittels, das Gebärmutterkontraktionen auslöst, alles auszuscheiden; z. B. mit Methergin (Mutterkorn von Roggen, siehe Diskussion am Ende des Kapitels), Caulophyllum (Frauenwurzel) oder Zitronenessenz. Auch wenn die SpezialistInnen an dieser Stelle aufschreien werden: Ich behaupte, dass eine Frau, die ihren Körper gut kennt, selbst einschätzen kann, ob ihre Blutungen normal nachlassen und ob sie erhöhte Temperatur hat. Wenn nämlich in der Gebärmutter Rückstände bleiben, besteht das Risiko einer Infektion.

Auch wenn keine Schwangerschaft besteht, gibt es noch viele Gründe für Blutungen. Zunächst die harmlosesten:

- Die Blutung beim Eisprung kann physiologische Gründe haben und dauert dann nicht länger als 2-3 Tage (meistens 1-2 Tage).
- Die Blutung kann von der Blase kommen. Im Zweifel kann eine Urinprobe gemacht werden. Auch Hämorrhoiden als Ursache von Blutungen sollten ausgeschlossen werden.
- Mit Hilfe eines Spekulums kann die Frau untersuchen, ob es sich um eine Verletzung des Gebärmutterhalses oder um eine Entzündung handelt (siehe Abschnitt »Zervizitis und Ektopie«).

Weitere mögliche Ursachen:

- Eine Endometriose der Zervix (siehe Abschnitt »Endometriose«): Die blauen Flecken sieht man am Ende des Zyklus besser.
- Eine Verletzung durch einen Fremdkörper (vergessenes Diaphragma, Pessar etc.).

Wenn all dies nicht zutrifft und es sich auch nicht um eine schwere Vaginalentzündung handelt (siehe die beiden Abschnitte zu »Vaginalentzündungen«), dann kommt die Blutung aus der Gebärmutter.

- Frauen mit einer Spirale, die sie nicht vertragen, können Zwischenblutungen haben.

- Frauen, die die Pille nehmen, können eine Blutung haben, wenn die Hormone die Gebärmutterschleimhaut nicht richtig festigen.

Wenn auch das auszuschließen ist, kann es sich um Folgendes handeln:

Polypen. Das sind Wucherungen der Schleimhaut der Zervix oder der Gebärmutter, die wie eine kleine Zunge aus dem Muttermund herausragen können.

Die Polyposis uteri – (Polypen in der Gebärmutter) ist eine mögliche Folge der Hyperfollikulinie.
Im Fall der Polypen wie im Fall einer Verletzung am Gebärmutterhals können die Blutungen nach einem Geschlechtsverkehr mit Penetration auftreten (siehe Kapitel III, »Gutartige Tumore«). Es kann sich um ein **Myom** handeln, die Gebärmutter ist vergrößert, und ihr verhärtetes Muskelgewebe hat nicht mehr genügend Elastizität, um sich richtig zusammenzuziehen. Es kann aber auch eine Infektion der Gebärmutter sein, der Eierstöcke oder der Eileiter aufgrund einer Tuberkulose oder anderer Erreger (siehe Abschnitt »Entzündungen der Gebärmutterschleimhaut und der Eierstöcke«).

Oder es kann **Krebs** am Gebärmutterhals, am Zervikalkanal, an der Gebärmutter selbst, seltener am Eileiter oder an den Eierstöcken sein. In diesem Fall sind die Blutungen ziemlich schwach, werden durch Kontakt ausgelöst (Geschlechtsverkehr, Berührung) und können Blutarmut hervorrufen (siehe Kapitel IV, »Krebs«).
Besondere Vorsicht ist bei Blutungen nach der Menopause geboten. Wann war die letzte Krebsvorsorgeuntersuchung, Pap-Wert, CIN (zervikale intraepitheliale Neoplasie)?

Es bleiben die allgemeinen Ursachen wie mangelhafte Ernährung, die sowohl Amenorrhoe (das Ausbleiben der Menstruation) zur Folge haben kann, als auch Blutungen. Das geschieht häufiger als vermutet; darüber hinaus kann eine Endokrinestörung (Schilddrüse o. a.), eine Krankheit des Blutes mit Gerinnungsstörungen oder eine schwere Stoffwechselstörung wie Diabetes, eine Suchtkrankheit oder eine Dekompensation des Herzens vorliegen. Möglich sind auch iatrogene Ursachen, d. h. solche, die von der Medizin und ihren

Behandlungsmethoden hervorgerufen werden. Als Erstes ist hier die übermäßige Anwendung von Hormonen zu nennen. Zum Beispiel die Dreimonatsspritze, (Depo-provera®) ein Verhütungsmittel, das nach 3 Monaten erneuert werden muss, oder 3-4 Jahre verhütende Hormonimplantate, die jedoch von unregelmäßigen und heftigen Blutungen begleitet werden oder diese nach sich ziehen. Zu nennen sind auch einige Psychopharmaka wie Sulpirid (Dogmatil®) sowie Appetitzügler.

Es ist klar, dass die Einzelne alle diese Fragen wahrscheinlich nicht ohne fremde Hilfe beantworten kann. Überdies kann die Blutung natürlich auch ein Anzeichen für etwas ernsthaft Akutes wie z. B. eine Bauchhöhlenschwangerschaft sein. In einem solchen Fall ist es ratsam, sich untersuchen zu lassen. Bei unregelmäßigen Blutungen sollte eine Frau auf jeden Fall einen Pap-Abstrich machen lassen (eine histologische Untersuchung der Gebärmutterhalszellen). Auch eine Ausschabung oder ein chirurgischer Eingriff können notwendig sein. Wenn sie allerdings Naturheilmittel anwenden will, sollte sie darauf achten, dass starke Blutungen nicht über wenige Tage hinausgehen und sollte genau beobachten, ob die Blutungen zunehmen.

Die konventionelle Medizin

Was schlägt die konventionelle Medizin vor?

In aller Kürze, denn es gibt genug Bücher darüber.

Zunächst werden die Ursachen der Blutung geklärt, danach empfiehlt die Medizin Arzneimittel oder andere Maßnahmen wie:

- den Blutverlust auszugleichen,
- eine Ausschabung mit therapeutischer oder diagnostischer Zielsetzung,
- Östrogengabe,
- Progesterongabe,
- Androgene (männliche Hormone) wie Testosteron bei Frauen über 45 Jahren.

Längerfristige Maßnahmen:

- Ovulationsinduktoren wie Chlomifen, um einen Eisprung auszulösen (Dyneric®),
- Hormone der Schilddrüse, falls zu wenige vorhanden sind,
- Choriongonadotropin (HCG), wenn die zweite Phase vor der Blutung verkürzt ist,

- Prednison in gewissen Fällen bei zu geringen Blutungen (Stein-Leventhal-Syndrom),
- eine Operation (Hysterektomie: Entfernung der Gebärmutter), wenn man nicht mehr weiter weiß.

Das alles klingt nicht sehr überzeugend, deshalb kommen wir zu den Naturheilmitteln zurück, zunächst zu denen, die bei zu starker Blutung angezeigt sind: Da die Menstruation eigentlich eine Gelegenheit für den Organismus ist, sich zu entschlacken, können wir mit der Frage beginnen: Was haben wir während des Zyklus vor der Menstruation gegessen? War die Ernährung sehr fleischreich? Gab es große Schlemmereien? Gerade nach Festtagen suchen Frauen mit Beschwerden wie Bauchschmerzen, schmerzhafter Menstruation oder starken Blutungen Hilfe bei ihren ÄrztInnen.

Möglichkeiten der traditionellen naturheilkundlichen und komplementären Medizin (T&CM)

Wir empfehlen folgende Pflanzen und ätherische Öle:

Zistrose

CISTUS LADANIFERUS

Verwendet werden:
Zweige.

Eigenschaften: blutstillend, Mittel zur Wundheilung (Adstringens), wirkt stärkend auf das vegetative Nervensystem.

Indikationen: Gebärmutterblutungen, Wunden, Schnitte, rissige Haut. Mit dem ätherischen Öl der Zitrone, zu 10 % verdünnt, 5-10 Tropfen nach jeder Mahlzeit.

Zitrone

CITRUS LIMON

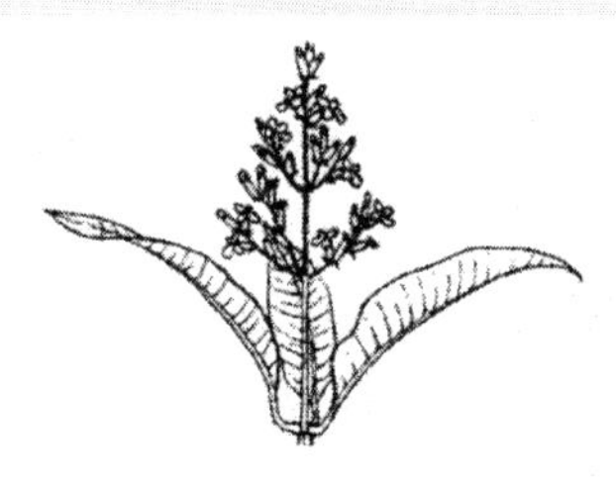

Verwendet werden:
Früchte, ätherisches Öl.

Eigenschaften: tötet Bakterien ab und wirkt antiseptisch, hat eine alkalische, säurehemmende Wirkung auf den Magen, Mittel gegen Arthritis, verringert die Bluteindickung, wirkt entschlackend, fördert die Sekretion in Magen, Leber und Bauchspeicheldrüse, blutstillend u.v.m.

Indikationen: Entzündungen, Übersäuerung des Magens, Verdauungsstörungen, Unterfunktion und Reizung der Leber, Blutungen.

Anwendung im Fall von Blutungen: ätherisches Öl 3-mal 10-15 Tropfen täglich, nach den Mahlzeiten in einem Alkohol-Glyzerin-Gemisch oder in einem Sojahydrolysat (Mischungsverhältnisse siehe Anhang 4).

Bei anderen Indikationen: Kur mit Zitronensaft von einer halben bis 10 Zitronen am Tag, die Menge wird allmählich gesteigert und dann wieder verringert.

Schachtelhalm

EQUISETUM ARVENSE

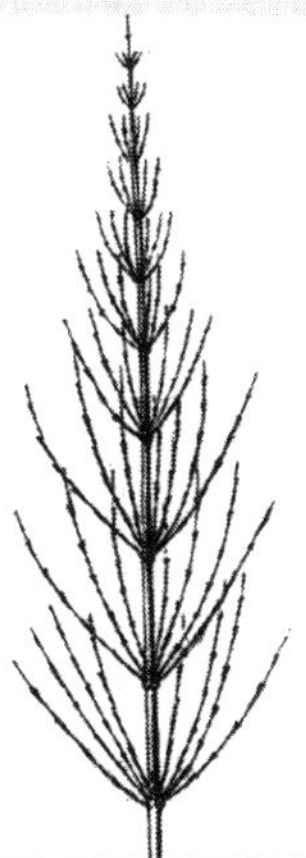

Verwendet werden:
Stängel oder ganze Pflanze.

Der Schachtelhalm wird wegen seiner mineralspendenden Eigenschaften sehr geschätzt, er wirkt ebenfalls harntreibend, blutstillend und fördert die Wundheilung.

Indikationen: Blasenentzündung, Albuminurie (Eiweiß im Urin), Blutungen, vor allem Zwischenblutungen, Mineralmangel (Tuberkulose, Rachitis, Knochenbrüche).

Pulver: 1 Teelöffel in etwas Wasser auflösen, vor oder nach den zwei Hauptmahlzeiten einnehmen (eventuell auch in Form von Globuli oder Tabletten).

Urtinktur: 20-50 Tropfen, 2-mal pro Tag.

Zimt

CINNAMONUM ZEYLANICUM

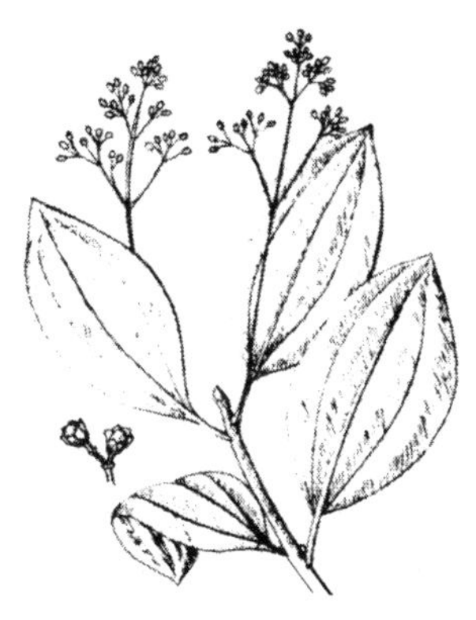

Verwendet werden:
Rinde, ätherisches Öl von Rinde und Blättern.

Eigenschaften: anregend, antiseptisch, krampflösend, blutstillend, (Aphrodisiakum), Emmenagogum.

Indikationen: Schwächezustand, Gliederschmerzen aufgrund von Fieber, Abgeschlagenheit nach einer Grippe, Magen- und Darmkrämpfe, Zwischenblutungen, schwache Blutung.

Aufguss aus der Rinde: 8-15 g pro Liter, bei Grippe empfehlen wir Glühwein mit Zimt oder einem Sud aus Zimt, Nelke, Zitrone und Honig.

Ätherisches Öl: 2-3 Tropfen, 2-mal täglich in einer Mischung aus Alkohol und Glyzerin (siehe Anhang 4).

Zypresse

CUPRESSUS SEMPERVIRENS

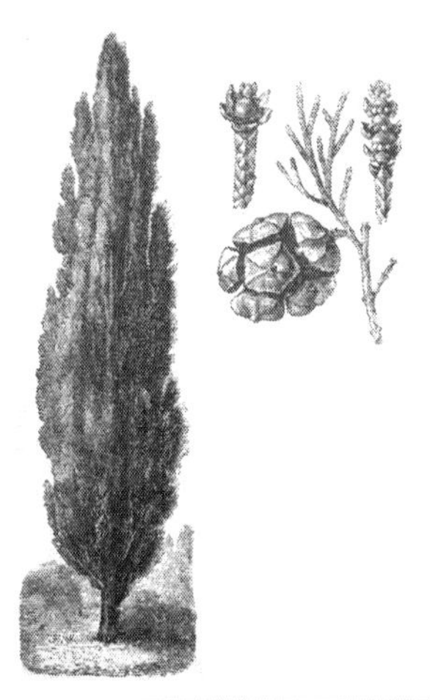

Verwendet wird:
die ganze Pflanze.

Eigenschaften: Adstringens, zieht Blutgefäße zusammen, krampflösend, Mittel gegen Schweißausbrüche, gegen Rheuma, harntreibend.

Indikationen: Hämorrhoiden, Krampfadern, schmerzhafte Menstruation, Blutungen, Menopause.

Tinktur: 30-60 Tropfen vor den beiden Hauptmahlzeiten.

Ätherisches Öl: 2-4 Tropfen, 2-3-mal pro Tag in Alkohol und Glyzerin.

Geranie

PELARGONIUM ODORATISSIMUM

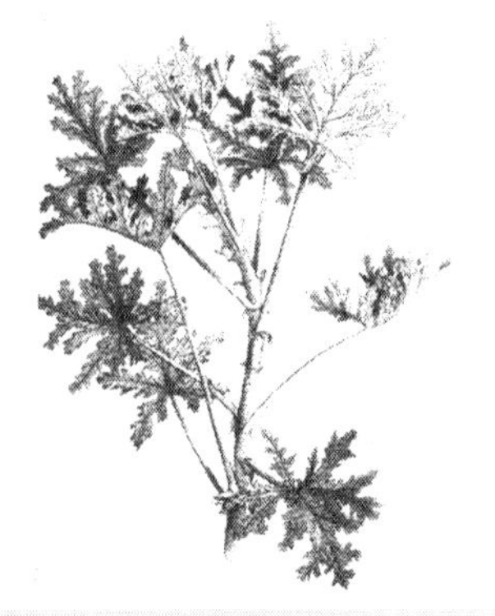

Verwendet wird:
die ganze Pflanze

Eigenschaften: Stärkungsmittel, blutstillend, antiseptisch.

Bei äußerlicher Anwendung: fördert die Wundheilung, schmerzstillend, hält Mücken fern.

Indikationen: Ermattung, Magen-Darm-Entzündung, Blutungen der Gebärmutter, Sterilität, Nierensteine, Magengeschwür.

Aufguss: 1 Teelöffel pro Tasse, 3 Tassen pro Tag.

Ätherisches Öl: 2-4 Tropfen, 2-3-mal pro Tag.

Wir beschließen den Abschnitt über Pflanzen, die bei Blutungen wirken, mit der Geschichte des Mutterkorns (von Roggen).
Das Mutterkorn (Secale) wird schon seit Jahrhunderten bei allen Blutungen als das Mittel geschätzt und angewendet, das die Gebärmutter zusammenzieht. Schließlich wurde es so viel benutzt, dass es zu Unfällen kam: Risse der Gebärmutter bei der Entbindung, wenn der Umfang des kindlichen Kopfes und der Durchmesser des Beckens einander nicht entsprachen, und auch Vergiftungen traten auf. Etwa seit 1900 rät die Medizin ab, Mutterkorn bei Entbindungen, zum Ausstoßen der Nachgeburt oder bei Abtreibung anzuwenden. Mutterkorn hat nachweislich eine Wirkung auf die glatte Muskulatur der Gebärmutter, auf Arterien, Gallenblase, Bronchien und Magen. Aber bei Überdosierung oder falscher Anwendung zieht sich die Gebärmutter so stark zusammen, dass der Gebärmutterhals sich schließt und ein Stau entsteht. Das Mutterkorn ist in einem allopathischen Arzneimittel, dem Methergin®, enthalten, das nur auf Rezept erhältlich ist. Eine Zeitlang wurde es sehr häufig bei Abtreibungen und Entbindungen angewendet, während man ihm heute kritisch gegenübersteht.

Die chinesische Medizin verwendet wiederum folgende Pflanzen:

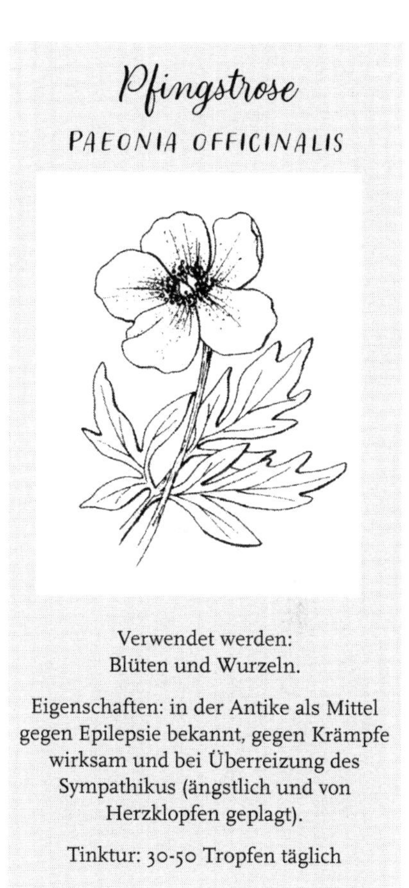

Pfingstrose

PAEONIA OFFICINALIS

Verwendet werden:
Blüten und Wurzeln.

Eigenschaften: in der Antike als Mittel gegen Epilepsie bekannt, gegen Krämpfe wirksam und bei Überreizung des Sympathikus (ängstlich und von Herzklopfen geplagt).

Tinktur: 30-50 Tropfen täglich

Kleine Bibernelle

POTERIUM SANGUISORBA

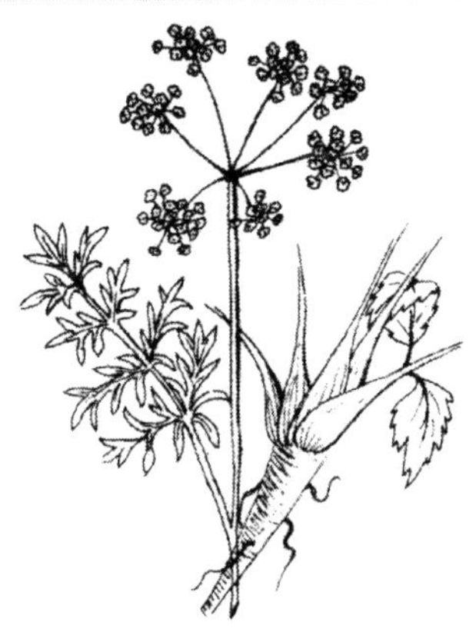

Verwendet wird:
die ganze Pflanze.

Eigenschaften: seit der Antike bekannt als blutstillend bei Blut im Harn, bei Blutspucken, Zwischenblutungen, Hämorrhoiden und starkem Durchfall. Bei zeitgenössischen PflanzenkundlerInnen ist sie kaum bekannt, nur z. B. von Leclerc (siehe Anhang 6) zur Linderung von starkem Durchfall erwähnt.

Thuja

LEBENSBAUM
THUJA OCCIDENTALIS

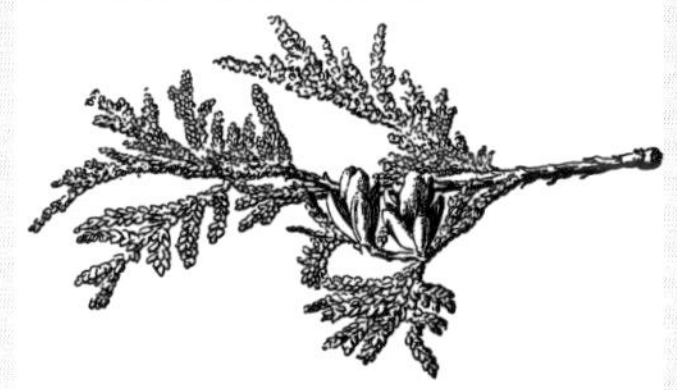

Verwendet werden:
Blätter, Rinde.

Eigenschaften: mildes Mittel zum Harntreiben und zur Beruhigung der Harnwege, hustenlösend, schweißtreibend, Mittel gegen Rheuma, krebshemmend.

Indikationen: Blasenentzündung, drohende Entzündung im Becken, Rheuma, vermutlich bei Krebserkrankung.

Bei äußerlicher Anwendung:
Warzen und Feigwarzen, Polypen

Innerliche Anwendung:
Tinktur (zu 1/5): 20-40 Tropfen pro Tag

Äußerliche Anwendung:
ätherisches Öl oder Urtinktur, 2-mal am Tag auftragen.

Achtung! Giftig.
Nur in Fertigpräparaten, homöopathisch oder äußerlich anwenden.

In der Homöopathie ist Thuja das bevorzugte Mittel gegen Zyklose (Schädigung des Ziliarkörpers im Auge, eine Folge der Gonorrhoe). Das Mittel hat Tiefenwirkung. Im Genitalbereich hilft es bei Entzündungen, Warzen, Feigwarzen, Polypen, bei weißlichem und grünlichem übelriechendem Ausfluss mit Juckreiz, Entzündungen der Gebärmutter und der Eierstöcke (vor allem links), Schmerzen bei Penetration und Menstruation. Thuja ist ebenfalls ein Mittel gegen Fibrome, Zysten und wird bei Krebs eingesetzt.

Bei lokaler Anwendung: Globuli D 12 Potenzen; eine Dosis 3-mal pro Woche. Am häufigsten wird Thuja aber als Mittel des Umfeldes angesehen und deshalb in höherer Verdünnung angewendet (siehe homöopathische Literatur, Anhang 6).

Die Chinesinnen wenden hier auch Cimicifuga an, das wir bei der schmerzhaften Menstruation erwähnt haben, und den Beifuß, den wir als Emmenagogum kennen. Zusätzlich benutzen sie auch andere Pflanzen bei Blutungen aufgrund von Myomen (siehe Abschnitt »Gebärmuttermyome«).

(Gewürz-)Nelke

EUGENIA CARYOPHYLLATA

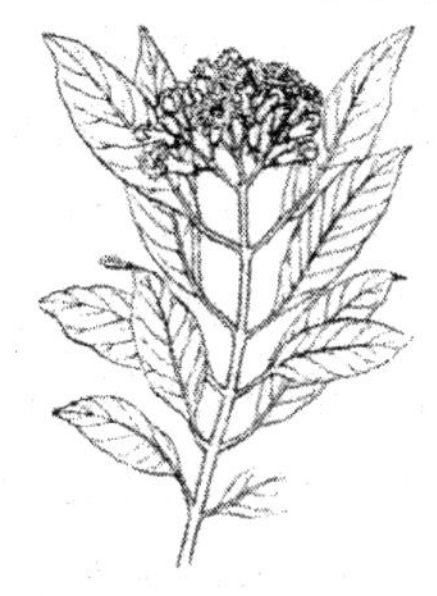

Verwendet werden:
Blütenknospen oder ätherisches Öl der Knospen.

Eigenschaften: Anregungsmittel, stärkt die Gebärmutter, wirkt antiseptisch, erleichtert die Verdauung, Mittel gegen Neuralgie, krampflösend, vermutlich auch ein Mittel gegen Krebs.

Indikation: Nelken werden bei uns nicht bei Blutungen der Gebärmutter angewandt, dafür aber bei der Vorbereitung auf die Entbindung, vorbeugend bei Entzündungen, bei Verdauungsstörungen und bei Zahnentzündungen (durch Lutschen einer Nelkenknospe).

Ätherisches Öl: 2-4 Tropfen, 3-mal pro Tag.

Zur Vorbereitung auf die Entbindung: Während der letzten Monate der Schwangerschaft wird das Essen mit Nelken gewürzt.

Kurz vor der Entbindung: Aufguss aus Nelken, dem jeden Tag eine Nelke mehr zugefügt wird.

Zunächst einmal: Die Menopause ist ein Lebensabschnitt und keine Krankheit. Wenn wir die Veränderungen, die diese Phase mit sich bringt verstehen, können wir uns von der Angst davor verabschieden. Dies ist das Hauptanliegen dieses Kapitels, denn das Klimakterium ist noch immer stark tabuisiert und schambesetzt. Der kulturelle und moralische Kontext, in dem die Frau lebt, ist von großer Bedeutung, wie sie die Menopause durchläuft.

In westlichen Ländern werden Jugend und Mutterschaft gegenüber den beruflichen und kreativen Fähigkeiten von Frauen in der Regel überbewertet. Frauen werden vor allem als Sexualobjekt angesehen und erleben deshalb sehr oft die Wechseljahre als ein Versagen, als das Ende ihres Lebens. In diesen Lebensabschnitt fallen häufig noch andere Ereignisse: Eltern oder PartnerIn sterben oder trennen sich, die Kinder gehen aus dem Haus. Es wird schwieriger, eine gute Arbeit zu finden, oder es droht gar die Entlassung.

Dabei stellt das Klimakterium nur das Ende der fruchtbaren Zeit dar, es ist nicht etwa das Ende des Lebens oder jeder Produktivität, genauso wenig wie es das Ende der Sexualität ist. (Den Frauen wird übrigens geraten, die Verhütung bis mindestens ein Jahr nach der letzten Menstruation weiterzuführen.) Wenn eine Frau ihr Klimakterium emotional isoliert durchlebt, wird sie leicht auftretende Schwierigkeiten auf sich selbst zurückführen, nebst Schuld- und Schamgefühlen. Die Wechseljahre gehören, neben der Sexualität und der ökonomischen Situation, zu den wichtigen Fragen, über die Frauen sich untereinander austauschen sollten und worin sie sich gegenseitig unterstützen können (Selbsthilfegruppen oder Gesprächskreise).

Wenn es um die klimakterischen Beschwerden geht, kommen NaturheilkundlerInnen und die konventionelle Medizin zu komplett entgegengesetzten Statistiken. Bei HeilpraktikerInnen haben 75 % der Patientinnen kaum Beschwerden und benötigen selten ärztliche Behandlungen. ÄrztInnen hingegen verzeichnen bis zu 75 % behandlungsbedürftige Beschwerden bei den Patientinnen.

Begleiterscheinungen

Bis zur Menopause, also dem endgültigen Ausbleiben der Menstruation, findet über mehrere Jahre eine große hormonelle Veränderung im Körper statt. Die Eierstöcke geben immer weniger Östrogen und Progesteron ab. Die Abnahme erfolgt stufenweise und führt bisweilen zu einem Ungleichgewicht zwischen den beiden Hormonen. Die Östrogenproduktion hört nicht vollständig auf. Es werden kleine Mengen teils bis zum 70. Lebensjahr von den Nebennieren ausgeschüttet. All diese Veränderungen müssen ausgeglichen werden, manchmal geschieht dies auf chaotische Weise. Manche dieser unangenehmen Anzeichen – die sehr verschieden sind – werden durch das plötzliche Ungleichgewicht der Hormone verursacht, andere stehen im Zusammenhang mit dem allgemeinen Befinden der Frau (Schwäche, wenig Kraftreserven, körperliche Abnutzungs- und Alterserscheinungen) sowie mit ihrer sozialen Situation, ihrem Selbstbild und ihren persönlichen Erwartungen.

Übrigens: Es ist ratsam, erst nachdem die Menstruation zwei Jahre komplett ausgeblieben ist nicht mehr zu verhüten!

Wir wollen die möglichen Folgen der hormonellen Veränderung näher betrachten:

- Unregelmäßige Menstruation: der Zyklus ist verkürzt, die Blutung verringert oder aber der Zyklus ist verlängert, und die Blutungen sind stärker.
- Hitzewallungen, zunächst nachts, von der Wärme des Bettes hervorgerufen und manchmal von Krämpfen in den Beinen begleitet. Die Hitzewallungen treten auch im Verlauf des Tages auf, nach dem Essen, nach einer Anstrengung. Sie sind vor der Menstruation häufiger und um so stärker, je später die Menstruation ist.
- Blutandrang im Unterbauch; Blähbauch, Verdauungsstörungen, Migräne, Verstopfung, Infektion der Harnwege, vermehrter vaginaler Ausfluss, Hämorrhoiden.
- plötzliche Stimmungsschwankungen: Aggressivität, emotionale Empfindlichkeit, Schlaflosigkeit oder Angstzustände, Depressionen, Heißhunger bis hin zu Bulimie.
- Durchblutungs- und Herzkreislaufstörungen: Am häufigsten sind Probleme mit den Venen, schwere Beine, Krämpfe in den

Beinen, Krampfadern, Herzflattern. Seltener: arterieller Bluthochdruck (Hypertonie), Angina pectoris.

- Probleme mit dem Skelettsystem, je nach Zustand der Knochen und Knorpel, je nach der Fähigkeit, Kalzium zu binden: Abbau und Versteifung der Bandscheiben, die Gelenke werden weniger beweglich, der Fußrist verliert an Spannung.
- Spannungsgefühl in den Brüsten, mit druckempfindlichen Stellen.
- Brüchige Nägel, trockene Haut, Anfälligkeit der Schleimhäute (z. B. von Vagina und Vulva).

Zur Beruhigung, in der Regel treten nie alle Beschwerden auf einmal auf!

Die konventionelle Medizin

Was bietet die konventionelle Medizin an?

- Information.
- Neurovegetative Beruhigungsmittel (z. B. Phenobarbital, Barbitursäurepräparate), Beruhigungs- und Schlafmittel.

Zur Behandlung spezieller Beschwerden:

- Östrogenersatz auf synthetischer oder »natürlicher« Basis in Form von Tabletten, Gel oder Pflaster (auf die Haut geklebt), kombiniert mit Progesteronen, Androgenen oder anderen hormonellen Derivaten.

Vorsicht: In diesem Fall ist die Untersuchung der Brüste und des Unterleibs auf eine mögliche Tumorbildung unerlässlich!
Lokale Behandlung (vulvär oder vaginal): *Estradiol* oder *Progesteron* zum Einführen, z. B. als Zäpfchen, Creme, Spray oder Ring. Einige davon werden resorbiert und gelangen dann natürlich auch in den gesamten Kreislauf.

Behandlung der Osteoporose (s. S. 67):

- Hormontherapie;
- spezifischere Medikamente: Biphosphonate, Raloxifen, Stromtiumranelat
- Schmerztabletten, Codein, Aspirin,
- Ernährung: Kalzium, Eiweiß und Vitamin D erhöhen.

Die Kontroverse über die Hormonsubstitution

Da die Werbeabteilungen der multinationalen Pharmakonzerne mit Erfolg die Ansicht verbreitet haben, Hormone müssten in der Menopause ersetzt werden, ist es wichtig, sich etwas länger mit deren Vor- und Nachteilen zu beschäftigen. Indem sie die Anzeichen der Menopause als »Symptome« bzw. als »Syndrom« darstellen, wird der Anschein erweckt, die Menopause sei eine Krankheit. Dann müssen sie nur noch die Frauen davon überzeugen, dass die Ersatz-Östrogentherapie der Osteoporose und den Herz-Kreislauf-Erkrankungen vorbeugen und ihnen gleichzeitig »ewige Jugend« garantieren. Aber Hormone haben mögliche Nebenwirkungen: Übelkeit, Spannungsgefühl in den Brüsten, Gewichtszunahme, Wassereinlagerungen, Blutungen, Thrombose, Venenentzündungen, Überlastung der Leber und des Stoffwechsels, Gallenblasenerkrankungen, Kopfschmerzen, bis hin zur Depression. Das Risiko an Endometriumkrebs (das Schleimhautgewebe, welches die Gebärmutter auskleidet) ist 5 bis 14 Mal höher.

Aus diesem Grunde werden heute Östrogene normalerweise nicht mehr ohne Progesterone gegeben. Ist die Gebärmutter schon entfernt, verzichten jedoch die ÄrztInnen schnell auf die zusätzliche Gabe.

Außerdem wissen wir heute, dass bei Frauen, die über längere Zeit Hormone einnehmen (mehr als 5 Jahre lang, und noch deutlicher bei einer Einnahme über mehr als 10 Jahre), das Risiko einer Brustkrebserkrankung zunimmt (Lancet, Oktober 1997, JAMA Januar 2000 und Juli 2002). Die zusätzliche Einnahme von Progesteron verstärkt dieses Risiko noch, anstatt es zu mindern.

Man wollte uns weismachen, die Hormonersatztherapie würde uns vor Herz-Kreislauf-Erkrankungen schützen. Schöne – aber vorschnelle Versprechungen. Die ersten Studien waren widersprüchlich.

Zunächst hieß es, dass die Einnahme von Progesteron Herz-Kreislauf-Erkrankungen im Gegenteil sogar verschlimmert, aber trotzdem unbedingt fortgesetzt werden müsse, um Gebärmutterschleimhautkrebs vorzubeugen. Der Keulenschlag kam dann mit der Studie der Women's Health Initiative (WHI – JAMA, Juli 2002). Die Studie ergab, dass die Hormonersatztherapie das Risiko von Venenthrombosen und Lungenembolien deutlich vergrößert. Die Studie wurde schließlich aufgrund der hohen Anzahl der Todesfälle in Verbindung mit Brustkrebs- und Herz-Kreislauf-Erkrankungen abgebrochen.

In den neunziger Jahren wurden massenweise Hormonersatzpräparate verschrieben – wenn auch in neuer Verpackung (in Form von Hormonpflastern oder Hormoncremes). Diese Welle endete Anfang der 2000er Jahre. Leider lesen nur 10% der Schweizer Ärzte und Ärztinnen die unabhängige medizinische Presse, während 90% von ihnen nur das Werbematerial lesen, das ihnen die Pharmakonzerne zusenden. Glücklicherweise jedoch hat die Studie der WHI die breite Öffentlichkeit erreicht und es haben sich ernsthafte Zweifel an der »Verjüngungspille« breit gemacht. Die Kontroverse aber geht weiter, die Konzerne und ihre Verteilnetze, bewerben ihre Produkte weiterhin damit, dass die Hormonbehandlungen mehr Vorteile als Risiken bieten würden. Daher muss eine jede für sich selbst entscheiden und in Anbetracht ihrer persönlichen Gefährdung ihre eigenen Schlussfolgerungen ziehen. Die WHO und das Centre International de Recherche sur le cancer (Internationales Krebsforschungszentrum CIRC – IARC) in Lyon jedenfalls haben in ihrer letzten Monographie sowohl die oralen Verhütungsmittel als auch die Hormonersatzpräparate als krebserregend eingestuft. Zwischen 2005 und 2007 hat der Rückgang des Hormonkonsums der betroffenen Altersgruppe direkt zu einem Rückgang der Brustkrebsinzidenz geführt.

Ein weiterer genereller Nachteil der Hormonsubstitution: Das Absetzen ruft erneut wieder die unangenehmen Anzeichen hervor, es sei denn, die Frau nimmt die Hormone bis zum Ende ihrer Tage. Inzwischen ist aber bekannt, dass nach 5 Jahren Einnahme die Risiken einer Krebserkrankung deutlich ansteigen.

Wenn eine Frau sich dazu entschließt, Östrogene dennoch einzunehmen, sollte sie sie in der zweiten Phase des (simulierten) Zyklus mit einem Progesteron ergänzen, das vermindert das Risiko. Durch die Kombination mit Progesteron verlängert sich der Zyklus jedoch um einige Jahre und die Nebenwirkungen, vor allem auf Verdauung und Blutkreislauf, nehmen zu.

Abschließend sei noch an die Kontraindikationen der Hormonsubstitution erinnert: Krebs und gutartige Tumore wie Myome und Brustzysten, Blutgerinnsel bis hin zur Thrombose, Bluthochdruck, Herz-, Leber-, Schilddrüsen- und Nierenerkrankungen, erhöhter Cholesterinspiegel, Diabetes, Tuberkulose, Anämie. (Weitere Informationen dazu finden sich in meinem Buch Wechseljahre – Wechselzeit, siehe Anhang 6).

Östrogene und Osteoporose

Während der ersten Monate der Behandlung mit Östrogenen findet sich bei einer Frau in der Menopause, die Osteoporose hat, weniger Kalzium im Urin. Die Östrogene bewirken einen verringerten Abbau des Knochengewebes, die Erneuerung dieses Gewebes nimmt jedoch nicht zu (nimmt möglicherweise sogar ab). Die Östrogene führen lediglich dazu, dass Kalzium gespeichert wird, und halten damit das Fortschreiten der Osteoporose nur ein wenig auf, aber sie können die geschädigten Knochen nicht wieder aufbauen. Außerdem lässt die Wirkung der Behandlung nach einiger Zeit nach. Ganz allgemein hängt ein guter Knochenaufbau von folgenden Faktoren ab:

- vom ausreichenden Vorhandensein von Mineralien (Kalzium, Phosphor);
- vom Vitamin D (also von seiner Aufnahme durch den Verdauungstrakt, von seiner Aktivierung durch die Nieren und durch die Sonne auf der Haut);
- vom Gleichgewicht im Auf- und Abbau des Knochengewebes, das durch die Hormone der Nebenschilddrüse und das Kalzitonin geregelt wird

- von den anderen Hormonen, die die Knochen aufbauen: Östrogene, männliche Hormone und Hormone der Schilddrüse. Die Hormone der Nebennierenrinde (Kortikoide) dagegen bauen die Knochen ab und verhindern ihr Wachstum;
- von einer guten Durchblutung, die auch von der Beweglichkeit der Muskeln und von körperlicher Betätigung abhängt.
- von einem guten Selbstwertgefühl; die Knochen sind unsere innere Dichte, unsere Säule, wenn wir nicht daran glauben, verlieren wir auch Mineralien.

Mithilfe der Knochen- bzw. Mineralstoffmessung ist es heute möglich, die Knochendichte des Oberschenkelhalses, der unteren Wirbelsäule oder der Mittelhandknochen festzustellen. Die Knochendichte wird prozentual zur Altersgruppe gemessen. Durch unsere Tätigkeit konnten wir beweisen, dass es möglich ist, den Mineralstoffhaushalt der Frau selbst nach der Menopause ohne Ersatzhormone, sondern mit Nahrungsumstellung, Mineralstofflieferanten und mehr Bewegung zu stabilisieren.

Möglichkeiten der traditionellen naturheilkundlichen und komplementären Medizin (T&CM)

Für viele Frauen ist beispielsweise die beste Therapie bei Beschwerden in den Wechseljahren, aktiv zu bleiben, das Gefühl zu haben, zu etwas nutze zu sein, zu lieben und geliebt zu werden. Hierin liegt das ganze Problem des »Wohlbefindens«. Weiterhin Sport zu treiben und sexuell aktiv zu sein, spielt dabei sicher eine große Rolle. Was die ÄrztInnen den Frauen selten sagen, ist z. B., dass die beste Methode, die Verengung und Austrocknung der Vagina zu verhindern, die ist, weiterhin Orgasmen zu haben, allerdings nicht unbedingt durch Penetration.
Auch die Ernährung spielt eine große Rolle. Frau sollte darauf achten, eiweißreiche Kost zu sich zu nehmen, mit vielen Mineralien und Vitaminen, vor allem Vitamin D. (Dabei ist zu beachten, dass die pflanzlichen Eiweiße leichter verdaulich sind als die tierischen.) All das findet sich in Vollkorngetreide, Gemüse und frischem Obst sowie in kaltgepresstem Öl, das ungekocht verwendet wird (Sonnenblumen-, Weizenkeimöl, Fäberdistel-

öl, mit anderem Öl verschnittenes Leinöl). In Kapitel VI kommen wir auf die Ernährung und auf die schonendste Zubereitung zurück. Obwohl dies langatmig erscheinen mag, gehen wir der Frage nach:

Woran soll die Nahrung reich sein?

- Vitamin E: Es wird angenommen, dass Vitamin E die Entwicklung der Geschlechtsorgane unterstützt, gleichzeitig ist es wichtig für Herz und Kreislauf. Vitamin E ist vor allem angezeigt bei Vulvitis (Entzündungen der Vulva), Juckreiz und bei Beschwerden an den Geschlechtsorganen im Klimakterium. Es findet sich in Getreide, vor allem in Keimlingen, in kaltgepressten pflanzlichen Ölen, dem grünen Teil von Gemüse, in Blütenpollen und Erdnüssen.
- Vitamin F: Es ist wenig bekannt und dennoch von sehr großer Bedeutung. Unter diesem Namen werden drei ungesättigte Fettsäuren zusammengefasst, die in allen Zellen anzutreffen sind und beim Aufbau der Fette eine Rolle spielen. Vitamin F ist sehr wichtig für den Zellstoffwechsel, sodass es als das antitoxische Vitamin schlechthin angesehen werden kann. Mangel an Vitamin F führt zu Hauterkrankungen, Problemen mit dem Kreislauf, der Leber und den Nerven, und es wird angenommen, dass er Krebserkrankungen begünstigt. Vitamin F ist in unbehandelten, kaltgepressten Ölen aus Sonnenblumen, Walnüssen, Haselnüssen, Sesam, Färberdistel und Leinöl (bis 71 %). Leinöl muss immer mit etwas emulgiert werden, d. h. in einer fetthaltigen Substanz gemischt aufgenommen werden, wie Jogurt oder ein anderes Öl und es hat den stärksten Geschmack. Es kann auch als Nahrungsergänzungmittel in Kapseln genommen werden: Weizenkeim-, Nachtkerzen- oder Borretschsamenöl – 2 Kapseln 2-3 mal tgl.
- Vitamin A: Ein Wachstumsvitamin für Haut und Schleimhaut und für die Wundheilung (enthalten in Fisch, Milchprodukten, Kopfsalat, Spinat, Karotten, Aprikosen).

- Vitamin B: Ist ein Komplex von etwa 20 essentiellen Vitaminen, der für das Wachstum, die Nerven, die Augen, die Haut, die Schleimhäute wichtig ist. Vitamin B1 und B3 wirken gegen Kopfschmerzen, B2 bei vaginalem Juckreiz, B6 bei Krämpfen in den Beinen und Vitamin B9, oder Folsäure, beim Aufbau von Östrogenen. Die B-Vitamine finden sich in Bierhefe, Weizenkeimen und ganz allgemein in Vollkornprodukten, Mandeln, Fisch, Lachs, Fleisch und Leber.

Daneben sollte die Nahrung reich an Mineralien sein:

- Kalzium (Ca) wirkt gegen Osteoporose und wie das Vitamin C gegen Hitzewallungen. Kalzium findet sich in Milchprodukten, Senf, Löwenzahn, Kresse, Mandeln, Sesam).
- Eisen (Fe) ist ein wesentlicher Bestandteil des Hämoglobins im Blut, das für die Versorgung der Gewebe mit Sauerstoff verantwortlich ist, und wirkt gegen Blutarmut (in Melassesirup, Petersilie, Spinat, Eiern, Aprikosen, Rote Beten und Körnern). Eisen kann nur aufgenommen werden, wenn gleichzeitig Kupfer vorhanden ist; dieses findet sich in frischem Obst und grünem Gemüse. Als Spurenelemente in der Kombination Mn-Cu-Co (Mangan-Kupfer-Kobalt). Eine der einfachsten Methoden, um den Eisengehalt schnell zu erhöhen, ist, jeden Morgen einen Apfel zu essen, in den am Vorabend ein paar Nägel aus rostendem Eisen gesteckt wurden (dieses Rezept hat sich vor allem bei Schwangeren bewährt). Vor dem Hineinbeißen die Nägel entfernen!

Achtung: *Reine Eisennägel sind nur noch in Holzfachhandlungen erhältlich, andere Nägel sind meist giftig gegen Rost beschichtet oder aus ungesunden Legierungen hergestellt!*
Daher: Weleda hat eine Rezeptur hergestellt, um die schädlichen Schwermetalle aus den Nägeln zu vermeiden: Ferrum pomatum D1.

- Magnesium (Mg): wirkt als Enzym, das notwendig ist für die Aufnahme von Kalzium, ebenso für die Zellerneuerung. Es wirkt ausgleichend auf die Psyche und das Nervensystem von Vagus und Sympathikus (auf das die Hitzewallungen zurückzuführen sind), entschlackt die Leber und bekämpft Alterserscheinungen. Enthalten in Soja, Nüssen, Vollkorn, Meersalz, Milch, Eiern und Zitronen.

- Phosphor (P): hilft u. a. beim Aufbau des Gewebes und der Knochen, bei der Produktion von Hormonen, der Aufnahme von Kalzium. Es ist ein wesentliches Energieelement für Nerven, Intellekt und Sexualität. Enthalten in: Getreidecerealien, Weizenkeimen, Knoblauch, Sellerie, Karotten, Sesam, Mandeln, Nüssen, Weintrauben und Fisch.

Kräuter und andere natürliche Heilmittel

Möglichkeiten, die Heilpflanzen bieten:

- *bei Hitzewallungen:*

Glyzerinmazerat (Salbenkonzentrat) der Knospen in erster Dezimalverdünnung: von Mistel, Schwarzer Johannisbeere
Urtinktur: Salbei, Schwarze Johannisbeere, Hagebutte, Wasserlilie, Efeu, Melisse, Hamamelis, Cimicifuga und in ätherischem Öl: Basilikum, Thymian, Hopfen

- *bei Völlegefühl und Stauung im Unterbauch:*

harntreibende und verdauungsregulierende Mittel
Urtinktur: Artischocke, Boldo, Kinkéliba, Rosmarin, Kondurango, Kurkuma, Löwenzahn, Schachtelhalm

- *gegen Druchblutungs- und Kreislaufstörungen:*

Urtinktur: Haselnuss, Rotes Weinlaub, Echtes Mädesüß, Steinklee, Heidelbeere, Schwarze Johannisbeere, Hamamelis

◆ *gegen Nervosität und Schlafstörungen:*
Als Aufguss oder Urtinktur: Steinklee, Hornklee, Passionsblume, Linde, Weide, Pfingstrose, Melisse, Weißdorn, Hopfen

◆ *um die Vagina geschmeidig zu halten:*
in lokaler Anwendung Vitamin E, ätherisches Öl von Muskatellersalbei und Zypresse, Magnesiumlaktat, beispielsweise für ein Vaginalzäpfchen, so auch Algen, Heilerde und Kleie oder Salben (s. a. S. 147).

Was ist nun mit all dem anzufangen? Einige Naturheilkundige empfehlen eine Mixtur aus 15 Pflanzen, die fast alle eben genannten enthält. Andere sind der Meinung, selbst wenn die Wirkung der Pflanzen sich ergänzt und bereichert, sei es besser, nicht mehr als vier oder fünf Pflanzen zu verwenden. Um die genaue Wirkung einer Pflanze zu kennen, ist es am besten, je eine Pflanze zu verwenden. Wie sind sie auszuwählen? Am besten, indem ihr in einem Buch über Pflanzenheilkunde das Kapitel über jede Pflanze lest und dann überlegt, welche euch in ihren weiteren Eigenschaften und Indikationen am meisten »ähnelt«. (Siehe auch Wechseljahre – Wechselzeit, Anhang 6).

Urtinktur
Salbe *aa qsp 100 m*
Urtinktur
Zypresse *aa qsp 100 ml*
Urtinktur
Steinklee *aa qsp 100 ml*
(aa = zu gleichen Teilen;
siehe auch Anhang 3)
2-3-mal 50 Tropfen pro Tag

Einige Pflanzen wollen wir näher betrachten:

Salbei

SALVIA OFFICINALIS

Siehe Abschnitt »Schmerzhafte Menstruation« (s. S. 35).

Steinklee

MELILOTUS OFFICINALIS

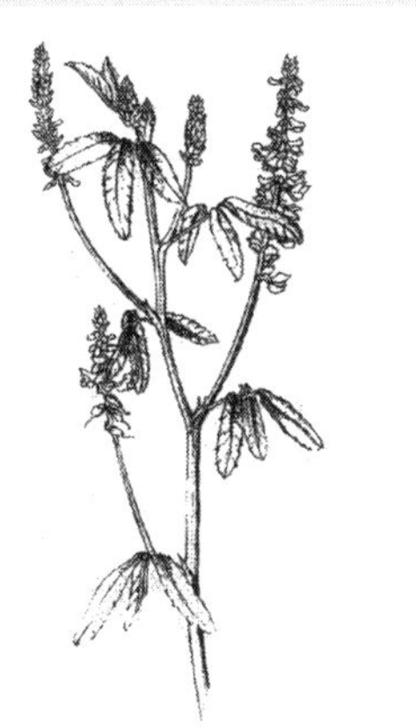

Verwendet werden: obere Blüten und Blätter.

Eigenschaften: krampflösend, beruhigt den Sympathikus, Beruhigungsmittel, wirkt harntreibend und antiseptisch auf die Harnwege, Mittel gegen Blutgerinnung.

Indikationen: Schlafstörungen, Nervosität, Melancholie, krampfartiger Husten, Erkrankungen der Harnwege, Beschwerden des Klimakteriums, Blutandrang, Venenentzündung.

In äußerlicher Anwendung: bei Augenbeschwerden.

Aufguss: ein Teelöffel pro Tasse, 2-3 Tassen pro Tag.

Tinktur: 45-90 Tropfen pro Tag.

In der Homöopathie ist der Steinklee bei schwerem örtlichen Blutandrang angezeigt, vor allem im Kopf, verbunden mit hochrotem Gesicht und klopfenden Schmerzen.

Zaubernuss

HAMAMELIS VIRGINIANA

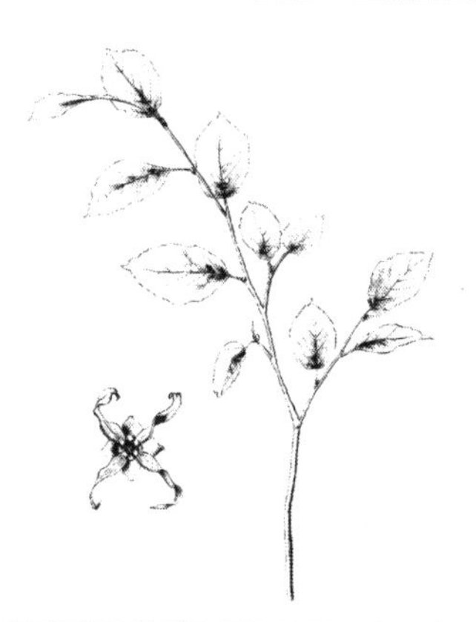

Verwendet werden: Blätter, Rinde der jungen Triebe.

Eigenschaften: wirkt gefäßverengend auf die Venen, bessert deren Elastizität, reguliert den Kreislauf, wirkt schmerzstillend, blutstillend, adstringierend.

Indikationen: Venenleiden (Krampfadern, Hämorrhoiden, Venenentzündungen, Geschwüre an den Beinen), Entzündung der Gebärmutter, der Eierstöcke oder des Beckens, Blutungen, Wechseljahre, Juckreiz.

Absud: 10 Minuten lang kochen, 1 Teelöffel pro Tasse, 2 Tassen pro Tag.

Tinktur zu 1/5: 3-mal 20 Tropfen pro Tag.

In der Homöopathie ist Hamamelis für seine Wirkung auf das venöse System bekannt und wird bei Krampfadern, Hämorrhoiden und Blutungen (mit schwarzem Blut), vor allem nach Unfällen, angewendet.

Zypresse

CUPRESSUS

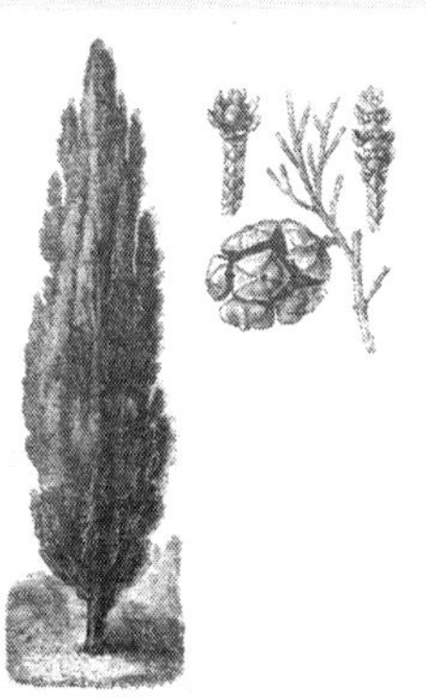

Verwendet werden: Zapfen, Blätter, Früchte.

Eigenschaften: wirkt vasokonstriktorisch (gefäßverengend) und stärkend auf die Venen, krampflösend, schweißhemmend, wirkt ausgleichend auf das Nervensystem.

Indikationen: Hämorrhoiden, Krampfadern, Erkrankung der Eierstöcke, Wechseljahre, Rheuma und viele andere.

Urtinktur: 30-60 Tropfen, 2-mal pro Tag.

Ätherisches Öl: 2-4 Tropfen, 2-3-mal pro Tag (in Sojahydrolysat, siehe Anhang 4).

Hopfen

HUMULUS LUPULUS

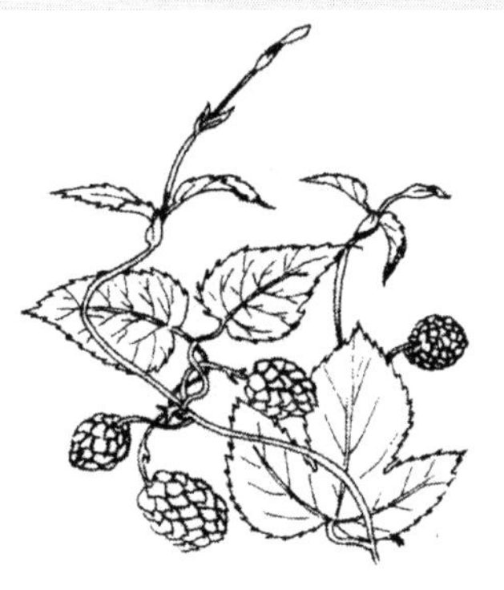

Verwendet werden: weibliche Blüten, Früchte, Zapfen.

Eigenschaften: östrogenartig, appetitanregend, verdauungsfördernd, beruhigend und schlaffördernd, Stärkungsmittel, Anaphrodisiakum, entwässernd und blutreinigend.

Indikationen: Rekonvaleszenz, Blutarmut, Magenbeschwerden, Weißfluss, Gebärmutterhalsentzündungen, Dermatosen und Schlaflosigkeit.

Aufguss: 30 g Zapfen auf 1 Liter, 3 Tassen pro Tag.

Tinktur: 20 bis 80 Tropfen pro Tag.

Ginseng

PANAX GINSENG

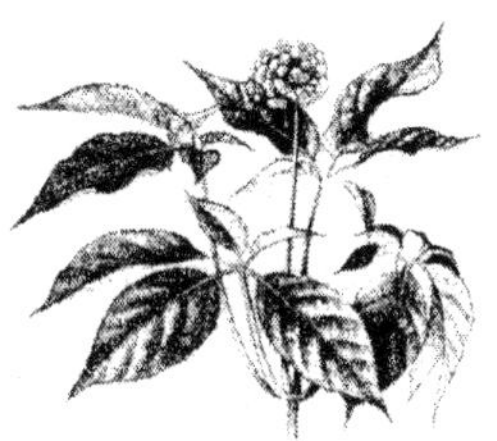

chinesisches Allheilmittel seit Jahrtausenden

Verwendet werden: Wurzeln.

Eigenschaften: stimulierend, wirkt anregend, belebend, aktiviert die Gefäße (vasomotorisch), verdauungsfördernd, gegen Rheumaschmerzen.

Indikationen: körperliche und geistige Ermüdung, Rekonvaleszenz, Appetitlosigkeit, Alterserscheinungen, Gefäßleiden, psychosomatische Beschwerden.

Absud aus den Wurzeln: 0,5 g pro Dosis

Urtinktur: 20 Tropfen, 3-mal pro Tag, während 4-6 Wochen.

Ginseng ist im Augenblick zwar sehr in Mode, leider wird jedoch die Wirksamkeit der bei uns käuflichen Präparate zu wenig kontrolliert.

KräuterheilkundlerInnen meinen, dass einheimische Pflanzen, wie etwa Rosmarin, genauso wirkungsvoll sind, und ziehen einheimische Pflanzen vor.

Melisse

MELISSA OFFICINALIS

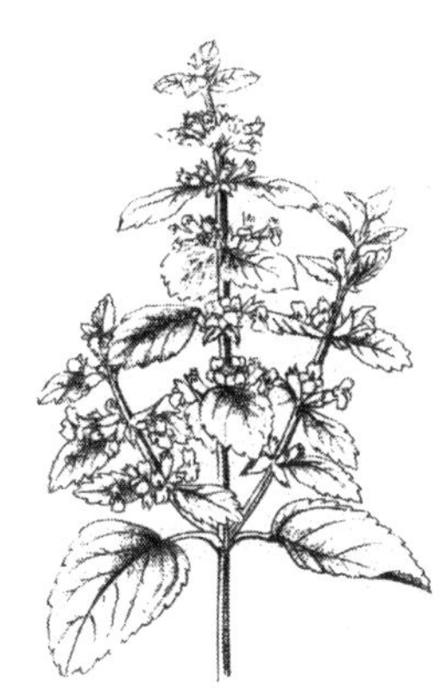

Verwendet werden: Blüten und Blätter.

Eigenschaften: wirkt stärkend auf das Gehirn, Herz, die Gebärmutter und die Verdauungsorgane; krampflösend, Anregungsmittel für Körper und Geist, fördert die Menstruation.

Indikationen: Migräne, Neuralgie, Nervenkrise, Spasmen (Krämpfe, z. B. bei Asthma), Gedächtnisschwund, Melancholie, Verdauungsstörungen, schmerzhafte Menstruation.

Aufguss: 1 Teelöffel pro Tasse, 3 Tassen pro Tag.

Urtinktur: 40 Tropfen nach den Mahlzeiten.

Weißdorn

CRATAEGUS OXYCANTHA

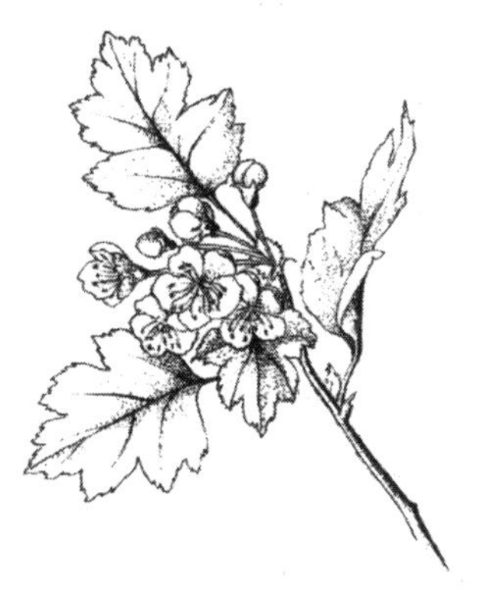

Verwendet werden:
Blüten und Früchte.

Eigenschaften: tonisierend, herzstärkend, blutdrucksenkend durch Erweiterung der Blutgefäße, krampflösend, blutstillend.

Indikationen: Herzklopfen, Schmerzen am Herzen, Angina pectoris, Gefäßkrämpfe, Blutwallungen, Schlafstörungen im Klimakterium, neurovegetative Dystonie (Angstzustände, Schwindel, Ohrensausen).

Aufguss: 1 Teelöffel pro Tasse, 2-3 Tassen pro Tag.

Urtinktur: 20-60 Tropfen pro Tag.

An dieser Stelle möchten wir noch eine Anmerkung zu dem Vorschlag von Dr. Lee (Natürliches Progesteron. Ein bemerkenswertes Hormon. Aske Verlag 1997) und seinen französischen Kollegen machen, die massiv für eine Creme und andere Präparate aus sogenannten »natürlichen pflanzlichen Stoffen« werben, die helfen sollen, die Wechseljahresbeschwerden zu lindern. Wenn ich auch deren Kritik an der Östrogentherapie grundsätzlich teile, bezweifle ich dennoch, dass Progesteron nun wiederum das Wunderhormon ist, als das sie es anpreisen. Zuallererst: Es handelt sich hier eigentlich um keine neue Entdeckung, da bereits seit Anfang des vorigen Jahrhunderts allgemein anerkannt ist, dass Progesteron und Östrogene auch in Pflanzen vorkommen. Doktor Lee und Co. tun nichts anderes, als einer bestimmten Pflanze, der Yams-Pflanze (Discorea vilosa) einen progesteronhaltigen Inhaltsstoff zu entziehen. Und genau hier liegt der Unterschied zu unserer Herangehensweise: in der Dosierung und in der Art der Zubereitung. Bei gleichen Voraussetzungen sind Yams und Mönchspfeffer als Heilmittel im Grunde gleichwertig. Meine Herangehensweise jedoch, wie die aller PhytotherapeutInnen, die vor mir kamen, besteht darin, Urtinkturen, Kapseln oder andere Mittel aus der ganzen Pflanze, beziehungsweise aus einem Teil der ganzen Pflanze (Blätter, Wurzeln), herzustellen. Der Ansatz des Dr. Lee hingegen ist im Prinzip allopathisch. Seine Methode besteht darin, einen Auszug aus der Pflanze, in diesem Falle Yams (2 Prozent des Wirkstoffs Diosgenin) zu verwenden, um eine Creme herzustellen. Diese enthält eine Konzentration des Wirkstoffs, die einer Substitution der natürlichen Hormondosis einer Frau im Alter von 30 bis 35 Jahren entspricht. Zwar bleibt bei der Anwendung als Creme die genaue Dosierung zwangsläufig recht ungenau, in jedem Fall aber ist dieses Mittel nur bedingt als ein »pflanzliches« und schon gar nicht als »natürlich« einzustufen. Die Art der Zubereitung wird im Übrigen auch als »Semi-Synthese« bezeichnet – ein künstlich hergestellter Wirkstoff würde diesem der Pflanze entzogenen Wirkstoff gleichen wie ein Ei dem anderen. Zwar mischt Dr. Lee seinem Präparat nun außer diesem Wirkstoff noch andere Pflanzen sowie Vitamin E bei, um ihm den Anschein eines natürlichen Heilmittels zu verleihen – das ändert jedoch nichts an dem Grundprinzip. Insofern haben wir es hier mit unlauterer Werbung zu tun. Allem Anschein nach versucht Dr. Lee hier, sowohl die AllopathInnen als auch die NaturheilkundlerInnen zu blenden – und dies mit rein kommerziellen Absichten. Zu bedenken ist ferner, dass dieses Präparat in Form von Cremes oder Tabletten zum einen relativ teuer ist, vor allen Dingen aber in der Drogerie als »Nahrungsergänzungsmittel« verkauft wird (das heißt ohne Verordnung und ohne medizinische Betreuung). Konkret jedoch entspricht dieses Präparat in der Wirkungsweise dem Beginn einer Hormonersatztherapie: Es zögert die Menopause künstlich hinaus, und wenn sich in der Folge dann die Trockenheit der Vagina einstellt, brauchen wir dieses Mittel nur noch durch vaginale Östrogencremes zu ergänzen und schon haben wir eine komplette Hormonsubstitution.

Inzwischen wurde ein weiterer Behandlungsbegriff eingeführt, um dem schlechten Ruf der Hormonsubstitution entgegenzuwirken: bio-identische Hormone. Sogenannte bio-identische Hormone sind in Wirklichkeit halb-synthetische Hormone, die aus Pflanzen extrahiert und dann chemisch verändert werden. Trotz des Begriffs, der letztlich ein kommerzieller Köder ist, gibt es nichts Natürliches an ihnen und ihrer Dosierung. Schlimmer noch, wie es der Zufall will, verwenden Frauen seit 2004 immer mehr bio-identische Östrogen-Cremes und die Inzidenz von Endometriumkarzinomen ist wieder im Steigen begriffen. Nach der Menopause sollten Frauen einfach nicht in Sexualhormonen oder deren Vorstufen (DHEA) baden, wegen der Gefahr der hormonabhängigen Gewebeveränderung.

Spurenelemente

Bei dieser Gelegenheit wollen wir eine Heilmethode einführen, die bisher noch nicht erwähnt wurde. Spurenelemente sind Metalle, die in einer Flüssigkeit gebunden sind. Sie sind im Organismus in Spuren vorhanden und begünstigen bestimmte Enzymreaktionen. Untersuchungen haben Zusammenhänge zwischen Spurenelementen und bestimmten Stoffwechselproblemen aufgezeigt (siehe Bezug in Anhang 5: Anwendungsbestimmungen bei der Verwendung von Spurenelementen). Spurenelemente, die hier in Frage kommen, sind:

- Kupfer-Gold-Silber (Cu-Au-Ag), eine Verbindung von Spurenelementen gegen Entzündungserscheinungen, lethargische Mattigkeit und für Rekonvaleszenz;
- Zink-Kupfer (Zn-Cu) oder Zink-Nickel-Kobalt (Zn-Ni-Co) sind die Kombinationen gegen funktionelle endokrine Störungen (Hormonstörungen);
- und Magnesium (Mg), das wir bei der Ernährung behandelt haben.

Die Spurenelemente werden morgens auf nüchternen Magen genommen, 2-3-mal pro Woche. Sie werden unter die Zunge gelegt, dort zergehen sie 2 Minuten und werden dann erst geschluckt. Es gibt die Spurenelemente auch in Tablettenform, wobei 3 Tabletten einer Dosis entsprechen. Nach einigen Wochen erschöpft sich ihre Wirkung. Die Dosen werden verringert, schließlich ganz abgesetzt. Es sieht dann ganz so aus, als werde gerade dieses Spurenelement nicht mehr gebraucht. Deshalb muss es abgesetzt werden, um später erneut von seiner Wirkung profitieren zu können.

AMENORRHOE (AUSBLEIBENDE MENSTRUATION)

Die Ursachen für eine Amenorrhoe zu finden ist nicht leicht, denn viele verschiedene Faktoren und Mechanismen spielen bei der Menstruation zusammen. Der Hypothalamus (Teil des Zwischenhirns) beeinflusst die Hypophyse, eine Hormondrüse. Die Hypophyse, die in der Mitte des Gehirns unter dem Hypothalamus liegt, wirkt mit ihren Hormonen, FSH (follikelstimmulierendes H.) und LH (luteinisierendes H.) auf die Eierstöcke. Die Eierstöcke ihrerseits beeinflussen mit der Ausschüttung von Östrogenen und Progesteron die Gebärmutter und die Brustdrüsen. Steigen diese im Blutspiegel, wirkt dies wiederum auf Hypothalamus und die Hypophyse (siehe Abb. S. 16). Gleichzeitig beeinflussen die Hormone der Nebennieren, der Schilddrüse und des Pankreas (Bauchspeicheldrüse) die Hypophyse. Die Hypophyse wiederum wirkt auch rückkoppelnd auf die Nebennieren.

Im hormonellen Zusammenspiel gibt es also immer Feedback-Mechanismen, die den Kreis schließen damit alles rund läuft. Die zurückfließenden Informationen drosseln wiederum die Ausschüttung von Hormonen. So entsteht ein kontrolliertes Zusammenspiel, wie ein gut funktionierendes Uhrwerk. Das dadurch geschaffene Gleichgewicht hängt daher von jedem einzelnen kleinen Rädchen im »Hormon-Uhrwerk« ab.

Die MedizinerInnen unterscheiden:

Die primäre Amenorrhoe, keine Blutung bis zum 16. Lebensjahr:
Die Blutung ist überhaupt noch nie eingetreten; dies ist zwar selten, kann aber bei Chromosomendefekten, gewissen Missbildungen der Nebennieren oder der Anatomie der Vagina auftreten: Verschluss oder Verengung des Gebärmutterhalses, Vernarbung als Folge einer Tuberkulose oder eines Unfalls; oder schließlich durch eine Verzögerung in der Entwicklung durch die Hypophyse oder die Eierstöcke.

Die sekundäre Amenorrhoe, Frauen die schon menstruiert haben und die Blutung länger als drei Monate ausbleibt:
Das Verschwinden der Menstruation aus verschiedenen Gründen:

- Allgemeinursache: Tuberkulose, Leberzirrhose, Unterfunktion der Schilddrüse, Erkrankung der Nebennieren, Mangelernährung.
- Missbildungen der Gebärmutter: wie bei der primären Amenorrhoe, aufgrund eines Unfalls oder aufgrund von postinfektiösen Verwachsungen.
- An den Eierstöcken: Tumor oder Zyste der Ovarien (Eierstöcke), Stein-Leventhal-Syndrom, verfrühte Menopause.
- Die häufigsten Ursachen sind hypophysärer Art, d. h. Aufgrund einer Hypohysenfehlfunktion. Diese reagiert auf psychische Belastung wie: Veränderung der Lebensumstände, Reisen, emotionaler Schock, eine starke Zu- oder Abnahme des Körpergewichts (Anorexia nervosa)
- Schließlich iatrogene Ursachen (durch Medikamente), besonders nach Einnahme der Pille.

Die konventionelle Medizin

Es gibt einen diagnostischen Test, um eine »wirkliche« sekundäre Amenorrhoe festzustellen: Eine hohe Dosis Progesteron wird intramuskulär einmal oder an mehreren aufeinanderfolgenden Tagen gespritzt (max. 5 Tg.). Bis Anfang der 80er Jahre wurde in Europa auch Duogynon® verschrieben (eine Kombination von Östrogenen und Progesteron: Ethinylestradiol/ Norethisteron); Duogynon® kann Missbildungen verursachen, wenn es während der Frühschwangerschaft genommen wird. Es wurde nach einer jahrelangen Kontroverse schließlich aus dem Verkehr gezogen. Danach wird die Pille oder Cyclacur® gegeben, um einen künstlichen Zyklus zu schaffen.

Als Alternative bleibt die Auslösung des Eisprungs. Das bekannteste Medikament für diesen Zweck ist Clomifen (Dyneric®), 50 mg pro Tag, 5 Tage lang. Es gibt auch das Pergonal® (FSH, LH), das 6-12 Tage lang intramuskulär gespritzt wird, danach wird auf dieselbe Weise bis zum Eisprung HCG (Schwangerschaftshormon) gegeben. Abgesehen natürlich von den seltenen Fällen, bei denen eine

Operation nötig ist oder die Beseitigung der Allgemeinursache (s. o.).

Möglichkeiten der traditionellen naturheilkundlichen und komplementären Medizin (T&CM)

Was empfiehlt die T&CM? Wir können nicht oft genug auf die Bedeutung der Ernährung hinweisen. Selbst bei Frauen, die sich über vorübergehende Amenorrhoe beklagen und glauben, dass sie sich »normal« ernähren, finden sich durchaus Mängel in der Ernährung (siehe dazu Abschnitt »Unregelmäßige Menstruation« sowie Kapitel VI, »Ernährung«). Nach der Erfahrung von Frau Dr. Kousmine, die eine große Anzahl von Frauen behandelt hat, dauert es zwei Jahre, um mit Hilfe der Ernährung einen Zyklus wieder so weit aufzubauen, dass beispielsweise eine Befruchtung möglich ist. Sie hat bei diesen Frauen auch sehr häufig einen Eisenmangel festgestellt (s. S. 70).

Folgende Heilpflanzen, regulieren die Hypophysentätigkeit:

- Pflanzen, die auf das Östrogen wirken und die Nebennierenrinde stimulieren:
  Ätherisches Öl: Bohnenkraut, Petersilie, Thymian, Borneol, Geranie, Hopfen, Muskat, Basilikum, Oregano, Zypresse, Kamille, Minze, Lavendel, Artemisia arborescens (Beifußart).
  Urtinktur: Ringelblume, Muskatellersalbei, Kreuzkraut, Schwarze Johannisbeere, Süßholz, Hopfenzapfen, Efeu, Himbeere, Brombeere, Beifuß, Arnika.

- progesteronähnliche Pflanzen: Frauenmantel, Lithospermum ruderale, Steinsamen, Mädesüß, Rainfarn, Mönchspfeffer, Schafgarbe, Sarsaparilla.

Beispiel für eine Einreibung mit ätherischen Ölen

Ätherische Öle von:

Muskatsalbei (Salvia sclarea):	*3 g*
Salbei (Salvia officinalis):	*2 g*
Zypresse:	*8 g*
Artemisia arborescens:	*2 g*
Lavendel:	*8 g*

eventuell versetzt mit Mandel- oder Haselnussöl. Im Bereich der Eierstöcke einmassieren, bis es eingezogen ist.

Zur Wiederherstellung des Gesamtgleichgewichts und zur Entschlackung der Ausscheidungsorgane (Niere, Darm, Leber, Lunge, Haut) dienen die »Ausscheidungsmittel« der traditionellen Medizin: Schachtelhalm, Hagebutte, Zitrone, Rosmarin, Artischocke, Boldo, Erdrauch, Kondurango (Geierpflanze); Honig und Pollen. Spurenelemente: Kobalt, Kupfer, Zink, Mangan, Lithium, Magnesium.

Zur Förderung der lokalen und allgemeinen Durchblutung:
Hamamelis, Hydrastis, Haselnuss, Rotes Weinlaub, Stechender Mäusedorn, Immergrün, Eberesche, Steinklee, Rosskastanie.

Zur Beruhigung des zentralen Nervensystems und des neurovegetativen Systems:
ätherisches Öl aus Neroli, Angelika, Estragon, Lavendel. Tinktur: Hornklee, Weide, Andorn, Weißdorn, Anemone, Passionsblume, Baldrian, Pfingstrose, Gelsemium, Melisse.

Schon wieder eine lange Liste von Pflanzen, was fangen wir damit an? Zum Beispiel können wir zunächst einmal Urtinktur von Salbei nehmen, 2-mal 50 Tropfen pro Tag, und sobald eine Blutung einsetzt, 30 Tropfen Urtinktur Salbei morgens und abends 50 Tropfen Mazerat von Himbeerknospen (in 1. Dezimalverdünnung, D 1) zur Normalisierung des Zyklus und gegen eventuelle Schmerzen bei der Menstruation. Noch anspruchsvoller wäre es, »den Zyklus aufzubauen«, indem während der ersten Phase Pflanzen mit östrogenähnlicher Wirkung genommen werden, zusammen mit einem Entschlackungsmittel oder anderen Pflanzen, die auf das Umfeld wirken; und in der zweiten Phase progesteronähnliche zusammen mit Pflanzen, die die Durchblutung fördern und beruhigend wirken.
Salbei und Schachtelhalm haben wir schon behandelt (siehe Abschnitt »Unregelmäßige Menstruation«). Nun zu einer Reihe neuer Pflanzen:

Ringelblume

CALENDULA OFFICINALIS

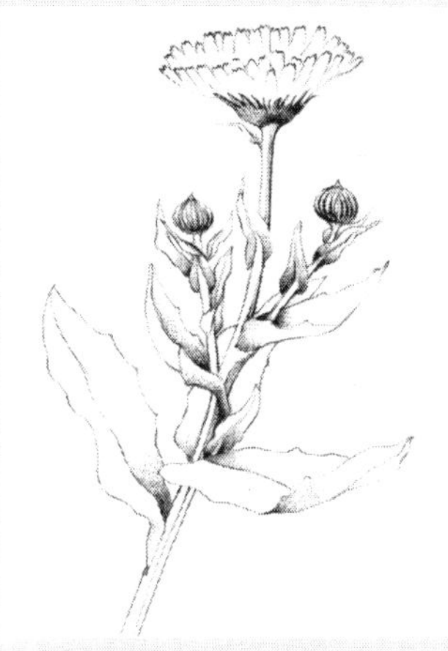

Verwendet werden: Blüten.

Eigenschaften: wirkt regulierend und schmerzlindernd auf die Menstruation, entschlackend, harntreibend, senkt den Blutdruck, regt Abwehr und Wundheilung an (das Heilmittel gegen Wunden schlechthin).

Indikationen: ungenügende und schmerzhafte Menstruation, Stauung der Leber, Magen- und Darmgeschwüre, vermutlich bei Krebs (Gebärmutter, Magen).

Bei äußerlicher Anwendung: Wunden, Geschwüre, Abszesse

Urtinktur:

60-120 Tropfen pro Tag

Äußerliche Anwendung: Absud oder verdünnte Urtinktur, 1 Teelöffel auf eine große Tasse Wasser.

Rainfarn/ Wurmkraut

TANACETUM VULGARE

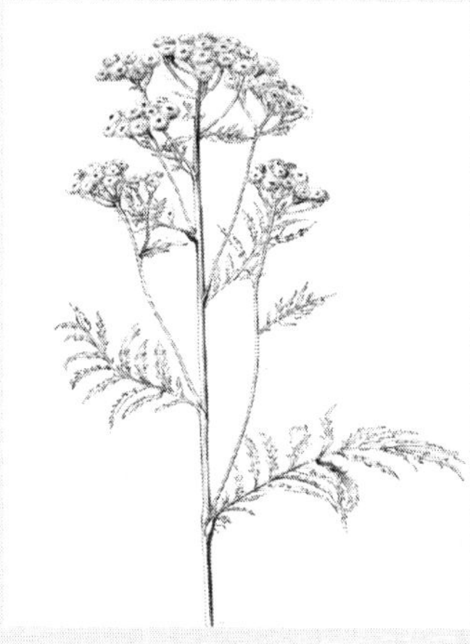

Verwendet werden: die ganze Pflanze, Blüten.

Eigenschaften: Wurmmittel, krampflösend, fördert die Blutung, Stärkungsmittel, fiebersenkend, antiseptisch, progesteronähnlich.

Indikationen: Madenwurm, Ascaris (Wurmparasiten), Darmentzündung mit Krämpfen, schwache Blutung, Mattigkeit, Fieber.

Aufguss von Samen und Blüten:

1 Teelöffel pro Tasse, 3 Tassen pro Tag. Flüssiger Auszug: 0,2-0,6 g pro Tag, nur in der 2. Phase des Zyklus.

Achtung! Leicht giftig. Nur in Fertigpräparaten, homöopathisch oder äußerlich anwenden.

Lithospermum

LITHOSPERMUM RUDERALE

Bei uns ist nur das Lithospermum officinale oder der Steinsamen bekannt: als harntreibendes Mittel und zur Auflösung von Gallensteinen.

Verwendet wird: die ganze Pflanze.

Aufguss: 2 Esslöffel pro Tasse, 3 Tassen pro Tag.

Nordamerikanische Ureinwohnerinnen verwenden Lithospermum ruderale allerdings seit langer Zeit als Verhütungsmittel.
Das Wurzelkonzentrat scheint, wenn es über lange Zeit eingenommen wird, hemmend auf die Hypophyse zu wirken und damit wie ein Progesteron.

Für unser Anliegen: als Urtinktur (in 10%iger Verdünnung oder anteilig 10% von der Gesamtmenge) eher in der 2. Phase des Zyklus.

Lavendel

LAVANDULA OFFICINALIS

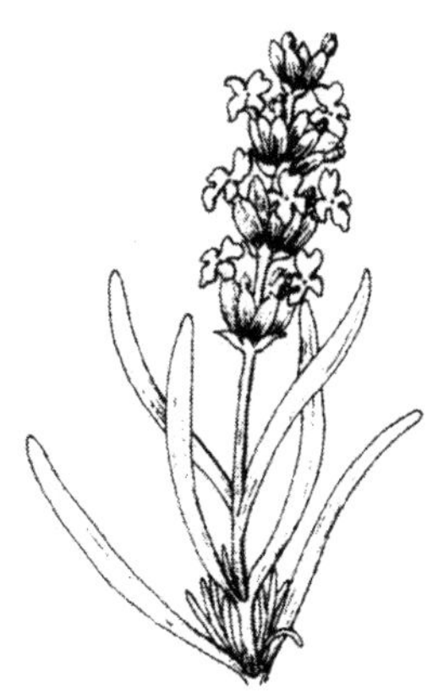

Verwendet werden: Blüten.

Eigenschaften: krampflösend, schmerzstillend, antiseptisch und bakterizid, begünstigt die Sekretion der Gallenblase, harntreibend, Stärkungsmittel, blutungsauslösend.

Indikationen: Infektionskrankheiten, besonders der Atemwege, Reizbarkeit, Melancholie, Migräne, Blasenentzündung, schwache Blutung.

In äußerlicher Anwendung: Vaginalausfluss, Mykosen, Wunden, Verbrennungen, Insektenstiche.

Aufguss: 1 Teelöffel pro Tasse, 3 Tassen pro Tag.

Ätherisches Öl: 2-4 Tropfen, 3-mal pro Tag in einer Alkohol/Glyzerin-Lösung oder einem Sojahydrolysat (siehe Anhang 4).

Rosmarin

ROSMARINUS OFFICINALIS

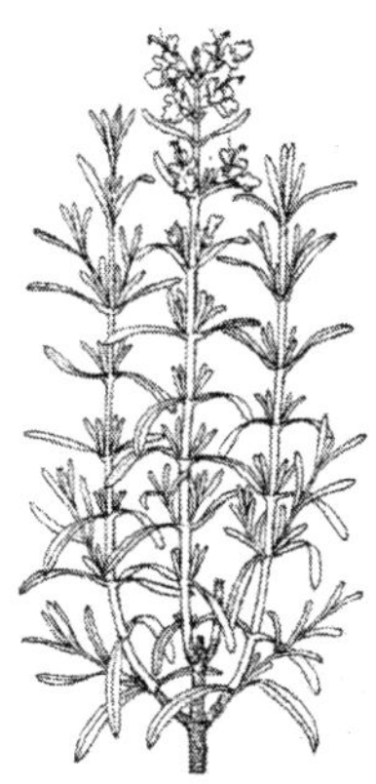

Verwendet werden: Blätter und Blüten.

Eigenschaften: allgemeines Anregungsmittel (Herz- und Nebennierenrinde stärkend), blutdrucksenkend, wirkt antiseptisch auf die Lunge, begünstigt die Sekretion der Gallenblase, blutungsauslösend.

Indikationen: Müdigkeit, Asthma, Hepatitis, Migräne, Verdauungsbeschwerden, schmerzhafte Menstruation und Vaginalausfluss.

Aufguss: wie üblich Urtinktur: 30-120 Tropfen pro Tag Ätherisches Öl: 3-4 Tropfen, 2-3-mal pro Tag in einer alkoholischen Lösung oder mit Honig nach den Mahlzeiten einnehmen.

Vorsicht, das ätherische Öl hat in hohen Dosen schlimme Nebenwirkungen: Es kann Epilepsie auslösen, ebenso Blutungen, eine Albuminurie (Eiweiß im Urin) und eine Leber- und Nierenverfettung!

In der chinesischen Medizin finden wir bei uns bekannte Pflanzen wieder: Thuja, die wir auf S. 51ff. im Abschnitt »Blutungen« behandelt haben, so auch Zeder, sowie die Moosfarne, von denen in Europa 600 verschiedene Arten bekannt sind, eine davon auch in den Schweizer Alpen. Die Schulmedizin kennt dennoch ihre medizinische Wirkung nicht; Rhabarber, der bei uns für die gynäkologische Indikation nicht bekannt ist. Er wird bei Blutarmut, allgemeiner Schwäche und bei Verdauungsstörungen angewendet. Rhabarber ist kontraindiziert bei Hämorrhoiden, Gicht und Nierenerkrankungen (Oxalatsteine).

Echtes Herzgespann Löwenschwanz

LEONORUS CARDIACA

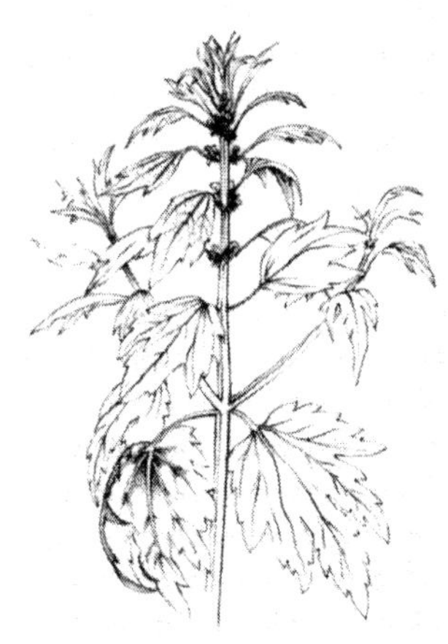

Diese Pflanze geriet in Europa in Vergessenheit, obwohl sie hier heimisch ist.

Verwendet werden: obere Blüten und Blätter.

Eigenschaften: krampflösend, blutungsauslösend, beruhigt die Nerven, Abführmittel.

Indikationen: Herzklopfen, Angina pectoris, Amenorrhoe, Krämpfe der Harnwege, Albuminurie (Eiweiß im Urin), Reizungen, schmerzhafte Blutung, Blutarmut.

Abkochung: 3 Tassen pro Tag.

Wenn diese Vorschläge aus der Pflanzenheilkunde nicht ausreichen, sollte die betroffene Frau eine Grundbehandlung mit energetischer Akupunktur (s. Literaturhinweis in Anhang 6) oder Homöopathie in Betracht ziehen. Eine homöopathische Behandlung ist vor allem dann angezeigt, wenn die Regel nach einem einschneidenden emotionalen Erlebnis (z. B. Fehlgeburt, Schwangerschaftsabbruch, Trauer etc.) ausblieb. Wenn es sich um ein Ausbleiben nach Absetzen der Pille handelt (mehr als sechs Monate), kann auch hier Homöopathie in Betracht gezogen werden, um sie wieder in Fluss zu bringen.

II. Störungen, Entzündungen, Infektionen

ENTZÜNDUNGEN DER VULVA UND DER VAGINA

Normalerweise leben in der gesunden Vagina viele verschiedene Bakterienpopulationen. Die wichtigsten unter ihnen sind die Milchsäurebakterien, die für ein saures Milieu sorgen. Dieser Säuregehalt schützt die Vagina vor allen möglichen krankheitserregenden Keimen. Wenn aus irgendeinem Grund das ökologische Gleichgewicht der Vagina gestört ist, können sich Pilze, einzellige Lebewesen und Bakterien vermehren und Ausfluss von unterschiedlicher Farbe, Konsistenz und Geruch hervorrufen, sowie sehr schmerzhaftes Brennen und Jucken.

Was kann das ökologische Gleichgewicht der Vagina verändern?
Unsere Vagina ist nicht das isolierte Organ, das von GynäkologInnen untersucht wird, sondern sie ist Teil unseres Körpers, und alles, was mit uns geschieht (körperlich und seelisch), kann einen Einfluss auf unsere Gesundheit haben. Wir sind anfälliger für eine Infektion, wenn unsere Abwehrkräfte geschwächt sind durch:

- eine andere Erkrankung
- eine unausgewogene Ernährung
- Schlafmangel
- Anämie
- Einnahme von Medikamenten (z. B. Antibiotika)
- Einnahme bestimmter Hormone wie Kortison oder die Pille
- gesundheitsschädliche »Hygienepraktiken«, wie z. B. die Verwendung von Vaginalsprays oder zu häufige Schaumbäder *(Seifenlaugen reizen und ändern das Milieu!)*
- Stress

Die Liste ist selbstverständlich nicht vollständig, und ihr habt vielleicht aus eigener Erfahrung andere Ursachen festgestellt, die Infektionen der Vagina auslösen. Es ist zu fragen, ob ein auslösender Faktor vielleicht auch psychosomatischer Natur ist. So konnten die Frauen vor der Ära der Verhütung dies als einen Vorwand nutzen, wenn sie keinen Sex haben wollten. Mit der Pille, der Spirale, der Sterilisation ist die Situation schwieriger geworden für Frauen, die sich aus verschiedenen Gründen nicht trauen zu sagen, dass sie keine Lust auf penetrativen Sexualverkehr haben. Mit einer Vaginalinfektion ist das anders ...

Vorbeugung gegen Infektionen

- Die Vulva sollte lieber mit der Hand als mit einem Waschlappen gewaschen werden, der ein idealer Nährboden für Keime ist;
- keine zu häufigen Vaginalspülungen, damit die Bakterien erhalten bleiben, die den Säuregehalt der Vagina produzieren;
- sich von vorne nach hinten abwischen und nicht umgekehrt, damit die Bakterien des Darmes nicht auf die Vagina übertragen werden;
- keine alkalische Seife verwenden (die meisten im Handel erhältlichen Seifen sind alkalisch), denn diese vermindert den Säuregehalt der Vagina, besser eine saure Seife (sie ist in Drogerien und Apotheken erhältlich);
- die Intim-Sprays aufgeben, die die Vaginalflora zerstören. Das hat einen doppelt positiven Effekt: Ihr beugt einer Infektion vor und weigert euch, der Werbung zu gehorchen, die von der vorherrschenden männlichen Ideologie getragen ist, die behauptet, dass wir schlecht riechen. Habt ihr jemals gehört, dass ein Penis schlecht riecht?
- Strumpfhosen und Unterwäsche aus synthetischen Fasern vermeiden, denn sie schließen luftdicht ab und schaffen ein Treibhausklima, das allen Keimen sehr gut bekommt, die die Vagina befallen können;
- Baumwollschlüpfer tragen, die man kochen oder mit einem sehr heißen Eisen bügeln kann;
- keine zu engen Hosen tragen. Das Reiben begünstigt die Entzündung der Schleimhaut und dadurch die Infektion;
- den Badeanzug nicht am Körper trocknen lassen, denn er kann Sporen enthalten (ruhende Keime, die auf einen günstigen Moment warten, um sich zu entwickeln). Nach dem Baden den Badeanzug gut auswaschen und gut trocknen lassen. Das gilt vor allem nach dem Bad in Schwimmbädern. Am besten ist es sowieso, nackt zu baden, leider ist das nicht oft möglich.

Das sind Vorkehrungen, die jede selbst treffen kann; bestimmte Infektionen werden aber vom Partner während der Penetration übertragen. Es ist also notwendig, dass auch der Partner sich sauber hält. Der Mann sollte sich jeden Tag den Penis waschen und zusätzlich vor der Penetration, denn unter der Haut vermehren sich Keime, die laut einigen Forschern Gebärmutterhalskrebs hervorrufen können. Untersuchungen in den USA haben ergeben, dass Frauen, die mit beschnittenen Männern Verkehr haben, seltener an Gebärmutterhalskrebs erkranken. Für lesbische Frauen ist das Risiko einer Ansteckung durch Übertragung des Vaginalsekretes, z. B. mit Händen, Fingern, Sextoy oder bei Oralverkehr, von der einen auf die andere, natürlich auch gegeben. Zur guten Hygiene gehören also auch die Pflege der Fingernägel, die kurz sein sollten, und das Händewaschen (Zähneputzen ebenfalls).

Frühzeitiges Erkennen der Infektionen
Ein Großteil der Infektionen kann entdeckt werden, bevor Symptome wie Ausfluss oder Juckreiz auftreten. Die Untersuchung der Vagina mit Hilfe eines Spekulums lässt erste Anzeichen erkennen; ihr müsst allerdings das Aussehen eurer Vagina im Normalzustand gut kennen. Beispielsweise können Teile der Vagina oder die Öffnung des Gebärmutterhalses röter sein als normal, oder es sind kleine rote Flecken auf dem Hals der Gebärmutter zu sehen.
Die Farbe, die Konsistenz und der Geruch des Sekrets verändern sich. Die Farbe lässt sich besser sehen, wenn ihr ein wenig Ausfluss mit einem sauberen Finger von der Wand der Vagina abnehmt und ihn auf einem Stück Glas verteilt. Wir wollen hier die häufigsten Erreger von Brennen in der Vagina oder Vulva näher untersuchen:

- Candida
- Trichomonaden
- unspezifische Bakterien
- Herpes
- Feigwarzen (Kondylom) und Papillomavirus
- Chlamydien
- Ureaplasmen und Mykoplasmen
- Gardnerella
- Hämolytische Streptokokken der Gruppe B
- Gonokokken
- Trypanosomen der Syphilis

Zum Schluss werden wir die chronischen Vaginalentzündungen (Vaginitis) behandeln. Siehe auch Kapitel V zu AIDS.

CANDIDA (Candida albicans oder Monilia)

Candida ist ein Pilz, dessen Sporen praktisch überall sind: auf der Wäsche, im Schwimmbad, in den Betten. Er kann sich auch in der Vagina ständig aufhalten, ohne Beschwerden hervorzurufen. Aber wenn das ökologische Gleichgewicht der Vagina gestört ist, wächst er und vermehrt sich, vor allem in den tiefer gelegenen Teilen der Vagina und um den Gebärmutterhals herum.

Die Symptome

- Reizung (Irritation), Brennen und Juckreiz der Vulva und des äußeren Vaginaleinganges. Manchmal sind die Vagina und die äußeren Teile stark gerötet, ein Anzeichen für eine Entzündung;
- weißer Ausfluss, der nach Hefe riecht und dessen Konsistenz an »Hüttenkäse« erinnert;
- du musst häufiger Wasser lassen, und manchmal spürst du dabei ein Brennen.

Wird die Vagina mit Hilfe eines Spekulums untersucht, zeigen sich weiße Spuren. Darunter ist die Vaginalwand rot, rau und gereizt.

Die Untersuchung

Um ganz sicher zu gehen, dass es sich um Candida handelt, wird ein wenig von dem Ausfluss auf einem Glasplättchen verteilt (Abstrich). Es ist möglich, den Pilz zu sehen, ohne ihn anzufärben, aber um ihn im Milieu der Epithelzellen besser zu sehen, kann man anstelle von physiologischer Kochsalzlösung auch Kaliumhydroxid (KOH)

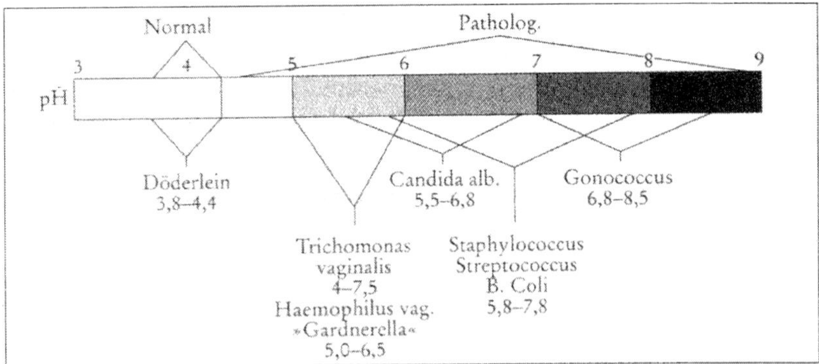

verwenden. Das Kaliumhydroxid lässt diese Zellen aufplatzen, die dann wie ein heller Teppich erscheinen, von dem sich Netze des Pilzes dunkler abzeichnen.

Die konventionelle Medizin

Was schlägt die konventionelle Medizin vor? Pilztötende Cremes oder Zäpfchen, Nystatin als Basis (Moronal®, Mykostatin®) zur lokalen Anwendung. Die Kur dauert 10-15 Tage, sie muss bis zum Ende durchgeführt werden, selbst wenn die Anzeichen verschwunden sind. Heute gibt es Behandlungen, die schneller sind und nur drei Tage dauern. Diese Präparate können auch eingenommen werden, was vor allem dann anzuraten ist, wenn der Verdauungstrakt ebenfalls befallen ist (begleitet von Blähungen, Müdigkeit und manchmal mit Durchfall). Dies lässt sich nachweisen, indem aus dem Darm gewonnenes Sekret untersucht wird. In diesem Fall werden Nizoral®, Diflucan® verwendet, aber Vorsicht, sie sind sehr lebertoxisch, oftmals wird ein Bluttest vorangestellt. Es gibt auch andere Präparate mit »Breitbandspektrum« Wirkung, die sich gegen verschiedene Typen von Vaginalentzündungen gleichzeitig richten. Ein Nachteil dieser Methoden ist, dass die Pilze immer weniger empfindlich werden gegen Medikamente, die zu häufig angewendet werden (die Infektionen können dann chronisch werden).

Möglichkeiten der traditionellen naturheilkundlichen und komplementären Medizin (T&CM)

Wenn die Infektion sehr früh festgestellt wird, kann es genügen, Milchsäurebakterien hinzuzufügen, um das Gleichgewicht wieder herzustellen. Es kann auch aktiver Joghurt angewendet werden (d.h. nicht pasteurisierter, der noch lebende Bakterien enthält) oder Probiotika, die vaginal verwendet werden, z.B. Döderlein Vaginalkapseln. Naturheilkundliche Apotheken haben weitere Präparate, wie Acidophilus, Probiotika oder Egyphilis (Nutegria) oder pharmazeutische Präparate wie Lactoferment in Tablettenform oder Spuman. Vorsicht, es gibt auch Präparate, die Östrogene beigemischt haben, wie z.B. Gynoflore®. Warum werden hier mehrere Namen genannt? Meist werden die Präparate gut vertragen, aber das eine oder andere Bindemittel kann allergische Reaktionen hervorrufen (Brennen, Allergie). Joghurt wird natürlich am besten vertragen. Das Anwenden mit Hilfe des Spekulum ist ein bisschen Übungssache. Zunächst wird es in der Vagina platziert und dann ein Löffel Joghurt eingeführt. Wichtig ist beim Entfernen, zuerst das Spekulum (dabei darf es nicht ganz geschlossen werden) und danach den Löffel herauszuziehen. Sonst ist der ganze Joghurt am Spekulum. Alternativ kann ein Applikator verwendet werden. Ist die Infektion fortgeschrittener, sollte zuvor mit sauren Vaginalspülungen begonnen werden; hier eignet sich ein Klistier Einlauf mit Essig oder Zitrone (ein Einlaufgerät, in Apotheken erhältlich;).

2 Teelöffel davon auf eine große Tasse, dies ein bis zwei Tage lang zweimal täglich. Erst dann die Milchsäurebakterien vaginal einsetzen. Die sauren Spülungen sollen bitte nicht zu häufig angewendet werden, denn dabei werden auch die gesunden Milchsäurebakterien eliminiert. Vorsicht: Vaginalspülungen sind für schwangere Frauen nicht anzuraten!

Eine andere Möglichkeit bei hartnäckiger Candidose:

- eine Vaginalspülung mit Soda (Natriumbikarbonat),
  1 Messerspitze auf eine große Tasse Wasser – tgl. am Morgen; (Kaiser Natron oder Bullrich-Salz)
- Knoblauch am Morgen und am Abend. Eine Knoblauchzehe schälen, dabei möglichst die Zehe nicht einschneiden, denn das kann Brennen hervorrufen. Sie kann so wie sie ist eingeführt werden; oder sie wird in einen Mullstreifen eingewickelt, der aus der Vagina herausschaut; oder wir ziehen einen Faden durch. Die in Mull gewickelte Knoblauchzehe kann in Öl getaucht werden, um das Einführen zu erleichtern.
- Milchsäure am Abend, egal in welcher Form. Die ganze Kur dauert 10-15 Tage.
- Ätherische Öle. Am wirksamsten gegen Candida sind Bohnenkraut, Lavendel, Rosenholz, Teebaumöl, Alant (Inula odorata).

Schließlich hilft auch Gentianaviolett (Kristallviolett) gegen Candidosen, sowohl in der Vagina als auch auf dem Po von Babys, aber es färbt lila! In Zäpfchen darf Gentianaviolett nur zu 1 Promille enthalten sein, sonst verursacht er Brennen. (Vorsicht, es darf nicht in die Augen gelangen.) Zur Beruhigung des Juckreizes kann eine Creme oder eine Flüssigkeit auf Kamillebasis angewendet werden, mit der die Vulva mehrmals am Tag je nach Bedarf gespült wird (s. S. 33), oder eine verdünnte Tinktur von Ringelblumen und Hydrastis (kanadische Gelbwurz).

Sexualverkehr mit Penetration sollte während der Kur nicht stattfinden. Nicht nur, dass dies oft eine schmerzhafte und zusätzliche Reizung hervor ruft, sondern es zieht meist auch eine Ausdehnung der Infektion nach sich. Eine Infektion mit Candida ist nicht gefährlich, aber sehr lästig, denn es ist schwierig, sie völlig loszuwerden.

Vier bis sieben Tage nach dem Ende der Behandlung muss nachgeschaut werden, ob alle Anzeichen der Infektion wirklich verschwunden sind. Manchmal tritt kein Symptom mehr auf bis zur nächsten Menstruation, dann fängt die Infektion wieder an, denn die Menstruation bringt eine Veränderung im Vaginalmilieu und mindert die Abwehr. Am Ende der Menstruation sollte deshalb eine kurze vorbeugende Behandlung durchgeführt werden.

Wir erinnern noch einmal an die Faktoren, die eine Infektion begünstigen:

- Die Einnahme von Antibiotika oder anderen Medikamenten, die im Falle einer Infektion verschrieben werden,
- Schwangerschaft,
- Einnahme der Pille oder anderer Hormone,
- Diabetes oder Vorstadium des Diabetes.

Bei der chronischen Mykose (Pilzinfektion) ist zu bedenken, dass die Infektion sich hauptsächlich im Verdauungstrakt ansiedelt. Diese Invasion ist im Wesentlichen auf verschiedene ernährungsbedingte Faktoren (Auszugsmehl, raffinierter Zucker etc.) und umwelttechnische Faktoren (u. a. Schwermetalle, Amalgam und andere Giftstoffe) zurückzuführen. Die Langzeitbehandlung einer chronischen Pilzinfektion muss neben der (lokalen und oralen) Desinfektion auch den Wiederaufbau der Darmflora und damit des Immunsystems beinhalten (Albicansan D6 oder Candida albicans in niedriger Potenz – ein bis zweimal die Woche). Zudem eine Behandlung der Ursache, wie z. B. eine Schwermetallvergiftung (Wie im Literaturanhang zu finden).

Trichomonaden

Trichomonaden sind Protozoen (einzellige Lebewesen), die sich in der Vagina, dem Darm und Rektum (Enddarm) vieler Frauen und Männern befinden. Ebenso besiedeln sie häufig die Harnröhre vieler Männer. Normalerweise rufen sie keine Beschwerden hervor. Sie sind birnenförmig mit jeweils vier Geißeln (eine Art Fäden), die ihnen eine Fortbewegung ermöglichen. Übertragen werden sie in der Regel durch:

- feuchte Textilien: Badeanzüge, Unterwäsche, Handtücher und Waschlappen. Trichomonaden können auch außerhalb des menschlichen Körpers, in einem warmen und feuchten Milieu leben;
- sexuelle Kontakte;
- sie können vom Enddarm auf die Vagina übertragen werden, durch falsche Richtung der Reinigung: Abputzen von hinten (After) nach vorn (Vagina) oder durch Analsex, und darauf folgenden Vaginalsex ohne eine Reinigung zwischendurch vorzunehmen Trichomonaden leben in einem weniger sauren Milieu, als das der gesunden Vagina. Alles, was das normalerweise saure Vaginalmilieu verändert, kann zur Ausbreitung der Trichomonaden führen.

Aus diesem Grund wächst die Aktivität der Trichomonaden vor der Menstruation an.

Die Symptome

- Starker Juckreiz, Entzündung der Vulva und des Vaginaleingangs;
- Brennen beim Wasserlassen; das Brennen kann auch sonst spürbar sein;
- übelriechender, schaumiger, gelbgrünlicher Ausfluss.

Durch eine Untersuchung der Vagina mit Hilfe eines Spekulums kannst du die Infektion von Anfang an feststellen. Die Vagina ist sichtbar stärker gerötet als sonst. Manchmal sind kleine nadelkopfgroße rote Flecken auf der Vaginalwand und auf dem Gebärmutterhals zu sehen. Die Vaginalwand kann schmerzen, jucken, geschwollen sein oder bluten.

Falls nur Trichomonaden die Infektion hervorrufen, kann der Ausfluss schwach, schaumig und

gelb-grünlich sein, es ist aber nicht immer so. Wenn es sich um eine Mischinfektion handelt, was häufig vorkommt, ist der Ausfluss dicker und weißlich.
Wenn der Ausfluss sehr stark ist, dann kann es zur Reizung der Schenkelinnenseiten kommen. Die Trichomonaden können auch die Harnröhre befallen und eine Infektion der Harnwege mit Brennen verursachen.

Die Untersuchungen
Um ganz sicher zu gehen, dass es sich um eine Trichomonadeninfektion handelt, kann ein wenig Ausfluss genommen und auf einem Objektträger mit einem Tropfen Kochsalzlösung verteilt werden. Die Trichomonaden sind bei 400-facher Vergrößerung gut sichtbar. Sie sind etwas größer als ein weißes Blutkörperchen; wenn der Abstrich schnell unter das Mikroskop kommt und die Kochsalzlösung lauwarm ist, ist zu sehen, wie die Trichomonaden sich zwischen den Zellen und weißen Blutkörperchen bewegen. In den 60er und 70er Jahren wurden häufig bei Vaginalentzündung, neben den Trichomonaden, auch Gonokokken gefunden. Es ist also sinnvoll, gleich bei der Diagnostik eine Gonokokkenkultur anzulegen oder anlegen zu lassen und sie nach der nächsten Menstruation zu wiederholen (s. S. 123).

Die konventionelle Medizin

Die gängige medizinische Behandlung ist die mit Metronidazol (Flagyl®) in Tablettenform oder als Vaginalzäpfchen. Da eine Trichomonadeninfektion meist bei Sexualverkehr zustande kommt, muss auch der Partner behandelt werden. Männer haben im Allgemeinen keine Symptome, sie erfahren also nur, ob sie Trichomonaden haben, wenn eine Frau, die mit ihnen Sex hatte, infiziert ist. Das Metronidazol hat folgende Kontraindikationen:

- eine gleichzeitige Erkrankung des Blutes, des Nervensystems oder eine andere Infektion;
- die Frau, die schwanger ist oder stillt, nimmt besser kein Metronidazol, denn es geht ins Blut des Kindes und in die Milch über (Vaginalzäpfchen können aber angewendet werden);
- die Frau, die während der Kur Alkohol trinkt, muss mit Erbrechen rechnen, denn das Metrionidazol blockiert den

- Abbau des Alkohols; ein Glas wirkt wie mehrere;
- manchmal führt das Metronidazol zu dunklerer Urinausscheidung.

Weitere mögliche Nebenwirkungen: Übelkeit, Durchfall, Krämpfe, Schwindelgefühl, metallischer Geschmack im Mund, Trockenheit von Mund und Vagina. Manchmal mündet die Behandlung in eine Infektion mit Candida. Wenn nach dem Ende der Behandlung weiterhin Ausfluss besteht, so ist vielleicht ein erneuter Pilzbefall oder wieder Trichomonaden Besiedlung entstanden, oder die erste Behandlung hat noch nicht alles geheilt. Erst nach vier bis sechs Wochen kann die Kur mit Metronidazol wieder begonnen werden, denn das Metronidazol zerstört die weißen Blutkörperchen, und die müssen erst wieder neu gebildet werden. Der Arzt oder die Ärztin sollte vor, während und nach der 2. Behandlung die weißen Blutkörperchen auszählen lassen. Wenn ihr allerdings einen Pilz habt, könnt ihr sofort behandelt werden.

Das Metronidazol ist alles andere als ideal, es wird sogar für andere Übel verdächtigt (Beispiel: Krebs), deshalb ziehen SchulmedizinerInnen derzeit Ornidazol vor, bis auch darüber noch mehr Erfahrungen ausgewertet sein werden (z. B. Tiberolo, 500 mg, 3 Tabl. am Abend, auf ärztliche Verschreibung).

Möglichkeiten der traditionellen naturheilkundlichen und komplementären Medizin (T&CM)

Eine geschälte Knoblauchzehe, nicht eingeschnitten (wie oben), einführen. Während der ersten Tage der Behandlung sollte die Zehe zwei- bis dreimal pro Tag gewechselt werden, danach zweimal pro Tag. Das Ganze ungefähr 10 Tage lang.

Da der Knoblauch auch eine bakterizide Wirkung hat, sollten am Ende der Behandlung auch Milchsäurebakterien in die Vagina eingeführt werden. Diese Behandlung wirkt natürlich nur bei der Frau; wenn euer männlicher Partner auch keine chemischen Medikamente einnehmen will, kann er die Einnahme von Knoblauch versuchen, etwa als Knoblauchkapseln.

Wenn der Knoblauchatem stört: Er wird neutralisiert, wenn ihr Kümmel lutscht. In dieser Dosis ist Knoblauch blutdrucksenkend, was uns dazu veranlasst, ihn näher zu betrachten:

Knoblauch

ALLIUM SATIVUM

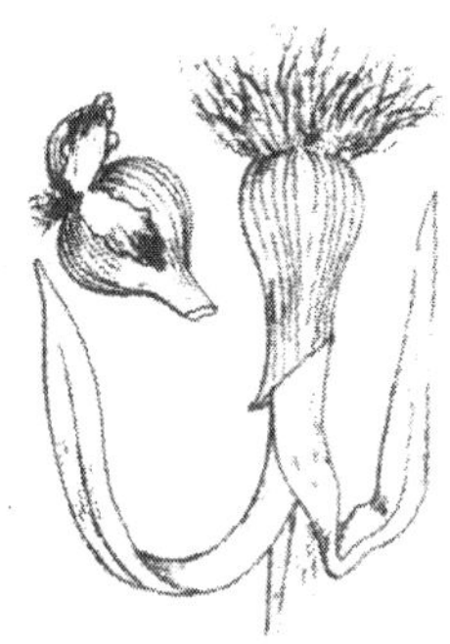

Verwendet werden: Zwiebel, Essenz.

Eigenschaften: wirkt antiseptisch auf Darm und Lungen, stoppt und tötet Bakterien ab (bakteriozid und -statisch), wirkt anregend, blutdrucksenkend, verlangsamt den Puls, krampflösend, wirkt ausgleichend auf die Drüsen, harntreibend, belebt die Verdauung, Mittel gegen Würmer.

Indikationen: Infektionskrankheiten (Keuchhusten), Durchfall, Lungenerkrankungen, allgemeine Schwächezustände, arterieller Bluthochdruck, Blutandrang und verstärkte Gerinnungsneigung des Blutes, Nierensteine, Gonorrhoe*, Verstopfung, Darmparasiten (Spul- und Madenwürmer).

Bei äußerlicher Anwendung: Hühneraugen, Warzen, Wunden, Parasiten, Wespen und Insektenstiche.

Knoblauch ist kontraindiziert in der Stillzeit und bei den Symptomen einer Lungenentzündung: trockener starker Husten, Fieber. Generell ist es sinnvoll, nach 10 Tagen eine Kontrolle durchzuführen.

*Siehe Definition im Anhang

UNSPEZIFISCHE BAKTERIELLE VAGINALENTZÜNDUNGEN

Das sind Infektionen, die weder von einem Pilz noch von Trichomonaden hervorgerufen werden. Normalerweise leben mehrere Arten von Bakterien in der Vagina und werden gewöhnlich Vaginalflora genannt. Dank der Milchsäurebakterien, die auch Döderlein-Bakterien heißen, ist die ständige Vaginalsekretion sauer (pH-Wert: 4,5). Dieser Säuregehalt verhindert eine Ausbreitung der Bakterien. Einer Infektion muss eine Überlastung vorausgehen, etwa zu wenig Gleitmittel (natürlich oder künstlich) beim Sexualverkehr, eng sitzende Hosen oder eine medizinische Behandlung, wie beispielsweise Einnahme von Antibiotika, Kortikoiden oder synthetischen Hormonen, die den Säuregehalt verändern und die Ausbreitung der Mikroben begünstigen.

Können die Keime von Geschlechtskrankheiten ausgeschlossen werden (Gonokokken, Chlamydien), verzichtet die Medizin auf eine genaue Identifizierung der Erreger und spricht deshalb von unspezifischen bakteriellen Infektionen.

Die Symptome

- Oft ist das erste Anzeichen häufiger Harndrang und ein Brennen beim Wasserlassen;
- Schmerzen und Krämpfe im unteren Rücken, geschwollene und druckempfindliche Lymphknoten, vor allem in der Leiste;
- die Vaginalwände sind geschwollen und mit einer dicken Schicht von dickflüssigem Eiter bedeckt (der meist aus weißen Blutkörperchen besteht, die die Infektion bekämpfen; sowie aus Bakterien und abgestorbenen Zellen). Der Eiter kann weiß oder gelblich sein, manchmal mit Blutschlieren;
- mehr oder weniger starker Juckreiz der Vulva.

Wenn die Infektion nicht sehr schnell bekämpft wird, kann sie sich von der Vagina auf die Harnröhre und die äußeren Schamlippen ausbreiten. Sie kann in die Gebärmutter und in die Eileiter aufsteigen. Dies kann zu Unfruchtbarkeit und Fehlgeburten führen. Chronische Infektionen können ein anormales Wachstum der Zellen des Gebärmutterhalses verursachen und durch die Entzündung und Reizung krebsfördernd wirken.

Die konventionelle Medizin

Was bietet die konventionelle Medizin an?

Vaginalcremes oder -salben mit Entzündungshemmern: Dafnegil® (bei Vaginalentzündungen, die durch Mykosen, Trichomonaden und Bakterien hervorgerufen werden): 10 Tage lang muss abends eine Vaginaltablette eingeführt werden. Am Schluss kommen zur Wiederherstellung der Flora immer eine Serie Lactofermente.

In einer akuten Situation können diese Behandlungen wirken; im Falle einer chronischen Infektion sind sie allerdings nicht ratsam, da sie die Abwehr schwächen. Frau sollte zur Vorbeugung auch keine vaginalen Desinfektionsmittel nehmen (wie z. B. Vagoclyss®), da sie das Gleichgewicht der schützenden Flora zerstören.

Möglichkeiten der traditionellen naturheilkundlichen und komplementären Medizin (T&CM)

Alternative Behandlungsmethoden mit Naturheilmitteln, die zu Beginn einer Infektion genügen, sind saure Vaginalspülungen (mit Zitrone oder Essig, am besten mit hausgemachtem Essig, der keine Färbungs- oder Konservierungsstoffe enthält!) mit etwas Wasser, 10 Tage lang, 2-mal am Tag, danach zusätzlich noch Milchsäurebakterien. Die Pflanzenheilkunde hat in diesem Bereich noch viel mehr zu bieten, da Pflanzen und vor allem ätherische Öle (Aromatherapie) eine wunderbare antibakterielle Wirkung haben.

Aber zunächst einige allgemeine Betrachtungen: Ab wann ist z. B. eine Behandlung nötig? Bei einer unspezifischen bakteriellen Infektion zeigt die mikroskopische Untersuchung des Ausflusses eine reiche Flora, was alleine nicht genügt, und zusätzlich auch weiße Blutkörperchen in einer Anzahl, die eine Entzündung anzeigt. Es ist physiologisch (gesunder Zustand), vor der Menstruation oder beim Eisprung einige weiße Blutkörperchen zu haben. Eine Frau mit Spirale hat sie fast immer, denn der Fremdkörper in der Gebärmutter zieht eine Entzündung nach sich. Es ist wichtig, sich bei der Diagnose nicht allein auf das Mikroskop zu verlassen, sondern vor allem auch auf die Anzeichen, die die Frau hat. Auch ohne sichtbare Anzeichen kann es vernünftig sein, eine Behandlung durchzuführen, etwa bevor eine Spirale eingesetzt wird oder bei einem anormalen Krebsabstrich (Pap.), wenn unter Umständen ein weiterer folgen soll.

Unter den Naturheilmitteln wollen wir auch kalte Sitzbäder nennen, die die Durchblutung anregen – eine Methode nach Dr. Kuhne –, oder auch Übungen, die den Beckenboden anziehen und entspannen (wie bei der Vorbereitung auf die Geburt). Mit der Zeit lernt ihr, die Vagina ohne die Gesäßmuskulatur zusammenzuziehen und könnt die Übungen äußerlich nicht wahrnehmbar an x-beliebigen Orten durchführen.

Welche Pflanzen sind zu nehmen?

Hydrastis Kanadische Gelbwurz

HYDRASTIS CANADENSIS

Verwendet wird: Rhizom.

Eigenschaften: Stärkungsmittel, Vasokonstriktorisch – zieht die Gefäße zusammen, blutstillend, schweißhemmend, begünstigt die Gallenabsonderung.

Indikationen: Hämorrhoiden, Krampfadern, Blutung aus der Gebärmutter, Reizung der Gebärmutter und des Gebärmutterhalses, Gallensteine, Geschwüre an den Beinen, verminderte Abwehr gegenüber Infektionen.

Absud aus Wurzeln: 60 g pro Liter, 2-3 Tassen pro Tag.

Urtinktur: 30-100 Tropfen pro Tag, bei innerer Anwendung; für Vaginalspülungen in Wasser auflösen.

Gut auch in Kombination mit einer der beiden folgenden Pflanzen:

Ringelblume

CALENDULA OFFICINALIS

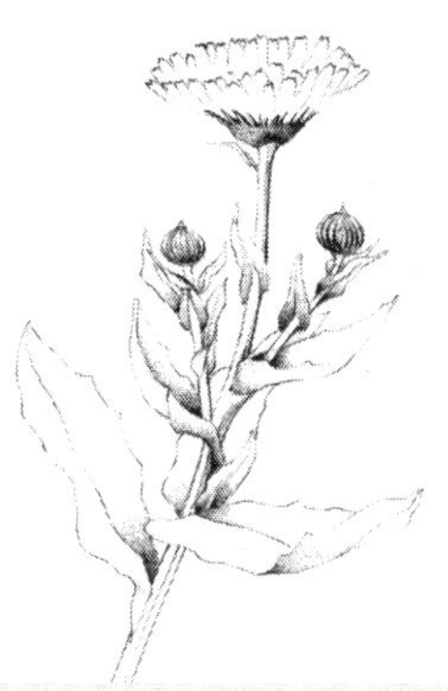

Verwendet werden: Blüten.

Eigenschaften: reguliert die Menstruation und lindert die Schmerzen dabei, entschlackend, harntreibend, senkt den Blutdruck durch Erweiterung der peripheren Blutgefäße, anregend, krebshemmend, antiseptisch, desinfiziert und ist ein hervorragendes Wundheilmittel.

Indikationen: schwache, stark schmerzende Menstruation, Entzündung der Leber, Magengeschwür.

Bei äußerlicher Anwendung: Geschwüre, Schrunden, Wunden, Furunkel, Brandwunden.

Aufguss: 1 Teelöffel pro Tasse.
Urtinktur: 60-120 Tropfen pro Tag.

Äußerliche Anwendung: Urtinktur in Verdünnung, 1 Teelöffel pro Tasse oder Ringelblumencreme.

Beinwell

SYMPHYTUM OFFICINALE

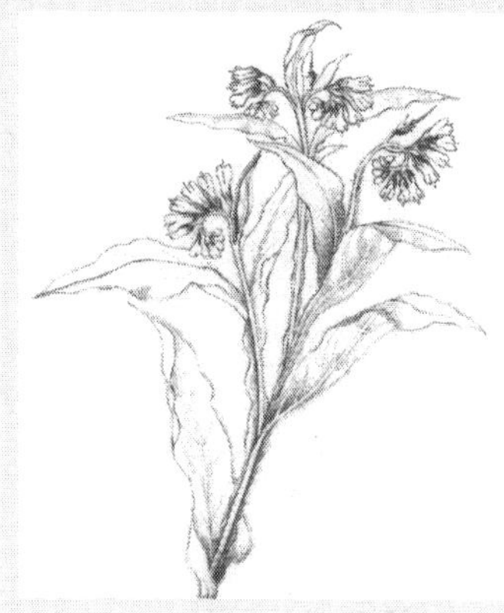

Ihr Name kommt von »Pflanze, die schweißt« aus der Antike, in der sie für mehrere Tugenden bekannt war, unter anderem dafür, dass sie Brüche heilt.

Verwendet wird: die Wurzel.

Eigenschaften: schmerzlindernd, Mittel zur Wundheilung, Adstringens.

Indikationen: Enteritis, Durchfall, Geschwüre, Bronchitis, Infektion der Geschlechtsorgane, Weißfluss.

Bei äußerlicher Anwendung: Wunden, Brandwunden, Geschwüre an den Beinen, rissige Brustwarzen, Analfissur u. a.

Wurzelkonzentrat: 150 g auf 1 Liter Wasser, kochen und aufweichen lassen, innerhalb von 24 Stunden trinken.

Urtinktur: 5-20 Tropfen, 3-4 mal pro Tag.

In der Homöopathie ist Symphytum bei Traumata von Knochen und Knochenhaut (Knochenbruch) angezeigt, ebenso bei Augenverletzungen (ohne »Veilchen«).

Letzte Reserve in Form von Urtinktur: Malve, Weiderich, Eibisch, Eiche, Seerose, Bockshornklee.
Eine der wichtigsten Methoden, wie Pflanzen bei Infektionen verwendet werden können, ist in Form von *ätherischen Ölen* oder als *Pflanzenessenzen*, die meistens durch Destillation gewonnen und dann mit Öl oder Alkohol vermischt werden. Die ätherischen Öle können sowohl lokal angewandt als auch eingenommen werden (siehe Anhang 4).

Es gibt über 40 Pflanzen, die wegen ihrer desinfizierenden Wirkung wichtig sind. Wir nennen nur diejenigen, die am häufigsten angewendet werden: Oregano, Bohnenkraut, Gewürznelke, Eukalyptus, Zimt, Geranie, Cajeput, Kiefer, Lavendel, Thymian, Salbei und Zedernholz. Der riesige Vorteil der Aromatherapie *(Behandlung mit Pflanzenessenzen)* bei Vaginalinfektion ist, dass diese Pflanzen einen starken bakteriziden Effekt haben, der auch über lange Zeit nur wenig nachlässt, schließlich werden sie seit Jahrtausenden angewandt (was über die Antibiotika nicht gesagt werden kann).

Die Aromatherapie bietet auch die Möglichkeit für individuelle Behandlung: **das Aromatogramm**[10]. Dabei werden die Keime des Ausflusses in einem Milieu kultiviert, in dem sie gut wachsen. Nach 24 Stunden freudigen Wachstums werden sie einem Tropfen von jedem ätherischen Öl ausgesetzt, um zu sehen, welches Öl am wirksamsten ist. Das Verfahren ist das gleiche wie beim Antibiogramm, nur mit ätherischen Ölen anstelle von Antibiotika. Diese Untersuchung hat natürlich nur eine Bedeutung für den Augenblick (die Keime und auch die Trägerinnen verändern sich). Um ein sicheres Resultat zu erzielen, musst du immer dasselbe ätherische Öl verwenden, nicht nur von der gleichen Pflanze, sondern aus derselben Bezugsquelle und vom selben Platz! Wenn ihr neben dem Vaginalausfluss auch einen Abstrich aus dem Darm und vom Hals kultiviert und diejenigen Pflanzen auswählt, die bei allen drei Abstrichen am wirksamsten sind, dann könnt ihr einer Pflanzentherapie für das ganze Umfeld näher kommen. Das heißt, die Pflanzen beheben in ihrer Wirkung andere Schwächen des Organismus als ein Ganzes gesehen. So wirkt z. B. Eukalyptus bei einer

10 Adressen siehe Anhang 6

Frau im Vorstadium von Diabetes oder Wacholder oder Geranie bei einer Arthritiskranken.

Nach einer Studie von Dr. Belaiche über die desinfizierende Wirkung der ätherischen Öle auf zwei verschiedene Krankheitserreger ergibt sich, dass die fungiziden (pilzbekämpfenden) Essenzen ungefähr die gleichen sind wie die Essenzen zur Bekämpfung von Bakterien; und das ist für uns sehr interessant. Einen wichtigen Fortschritt für die Aromatherapie stellen die Arbeiten von P. Collin und P. Franchomme über die Bestimmung der unterschiedlichen chemischen Zusammensetzungen (»Chemotypen«) ätherischer Öle dar. Es gibt zum Beispiel verschiedene Arten von Thymian (Thymus vulgaris)[11]; die eine enthält Thymol (ein Phenol), die andere Tujanol (einen Alkohol). Oder die verschiedenen Melaleuca-Arten: Melaleuca leucadendron = Cajeput, Melaleuca alternifolia, die Alkohol enthalten, und Melaleuca quinquenervia = Niaouli mit Oxiden. Es leuchtet ein, dass diese Pflanzen unterschiedliche Eigenschaften haben und je nachdem, ob sie auf Korsika oder in Nordafrika wachsen, unterschiedlich verwendet werden. Diese Untersuchung hat gezeigt, dass es erforderlich ist, zusätzlich zum botanischen Pflanzennamen den »Chemotyp« anzugeben. Wenn nun aufgrund eines Aromatogramms ein Öl ausgewählt wurde, werden auf dem Rezept selbst die Nummer des Postens und der Hersteller vermerkt, um sicherzugehen, dass der/die ApothekerIn dasselbe Öl verwendet, das im Labor getestet wurde.

Die Einteilung nach den Hauptbestandteilen, in Phenole, Alkohole, Aldehyde, Ether, Oxide, Terpene und Ketone geht von den am stärksten belebenden (mit positiver elektrischer Ladung) zu den am stärksten beruhigenden oder lösenden (mit negativer elektrischer Ladung). Die antimikrobielle Wirkung steht in direktem Verhältnis zum Grad der positiven Ionisierung. Phenole sind jedoch mit Vorsicht zu gebrauchen aufgrund ihrer Toxizität für die Schleimhäute und die Leber und ihrer immunsuppressiven (abwehrschwächenden) Wirkung bei längerer Anwendung (mehr als 8-10 Tage).

11 Der Thymian aus der Drôme (Frankreich) wurde nach dem Unfall von Tschernobyl auf seine Radioaktivität hin getestet. Durch den Destillationsprozess, in dem es gewonnen wird, ist das ätherische Öl selbst nicht mehr radioaktiv.

Origanum (compactum) und Nelke sind noch immer die Hauptessenzen, das heißt, diejenigen, die am häufigsten wirken; andere Möglichkeiten sind Bohnenkraut (Satureia montana), verschiedene Formen von Thymian, Basilikum, Melaleuca alternifolia u. a.

Wir wollen jetzt einige Pflanzen näher betrachten, auch im Hinblick auf Indikationen für das Umfeld: Salbei haben wir bereits in den Abschnitten »Unregelmäßige Menstruation« und »Amenorrhoe« behandelt, Lavendel ebenfalls bei Amenorrhoe, und im Abschnitt »Blutungen« Thuja, Nelke, Zimt und Geranie.

Hier die anderen Pflanzen:

Oregano / Wilder Majoran

ORIGANUM VULGARE

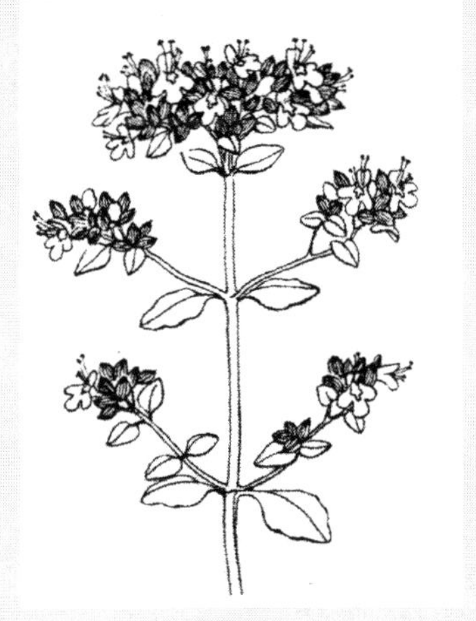

Verwendet werden: Blätter, Blüten.

Eigenschaften: beruhigend, krampflösend, verdauungsfördernd, hustenlösend, Desinfektionsmittel, antiseptisch für die Atemwege, Emmenagogum.

Indikationen: Appetitlosigkeit, träge Verdauung, chronische Bronchitis und Reizhusten, Asthma, Amenorrhoe.

Aufguss: 1 Teelöffel pro Tasse, 3-mal pro Tag.

Ätherisches Öl: 3-5 Tropfen,

2-4-mal pro Tag (zum Bindemittel siehe weiter unten).

Pflanzen

Für die folgenden Heilpflanzen gilt die gleiche Anwendungsweise:

Bergbohnenkraut

SATUREJA MONTANA

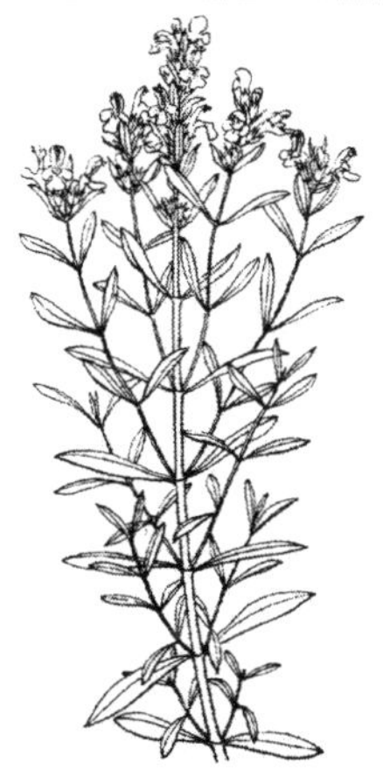

Eigenschaften: verdauungsfördernd, anregend (vor allem für den Verstand), krampflösend, wirkt antiseptisch und antimykotisch.

Indikationen: Appetitlosigkeit, langsame Verdauung, geistige und sexuelle Ermüdung, nervöse Magenschmerzen, Gärung im Darm, Darmparasiten, Asthma, Bronchitis.

Eukalyptus/ Fieberbaum

EUKALYPTUS GLOBULUS

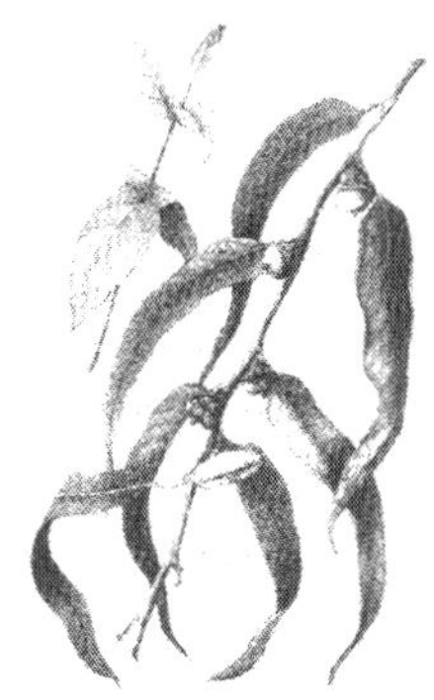

Eigenschaften: antiseptisch, entzündungshemmend, vor allem für Atem- und Harnwege, blutzuckersenkend, Ohr- und Wurmmittel, Mittel gegen Rheuma.

Bei äußerlicher Anwendung: gegen Bakterien und Parasiten, hält Mücken fern.

Indikationen: Bronchitis, Grippe, Tuberkulose, Infektion mit Colibakterien (Kolibazellose), Diabetes, Rheuma, Darmparasiten (Ascaris, Madenwürmer), Migräne.

In hoher Dosierung ruft die Essenz Kopfschmerzen, eine Art Rausch und Niedergeschlagenheit hervor.

Das ätherische Öl von Eukalyptus radiata wird gegen Herpes eingesetzt, Eukalyptus polybractea cryptonifera bei Immunschwäche.

Cajeput

MELALEUCA LEUCADENDRON

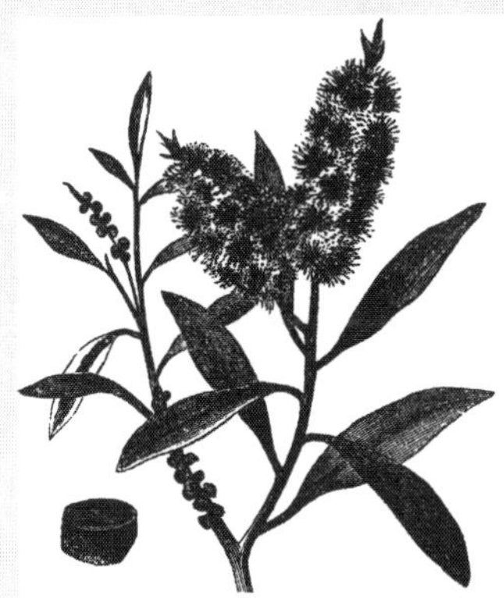

Eigenschaften: entzündungshemmend, krampflösend, Mittel gegen Neuralgie, Wurmmittel.

Indikationen: schmerzhafte Menstruation, Darmkatarrh, Blasenentzündung, chronische Erkrankung der Atemorgane, Magenkrämpfe, Asthma, nervöses Erbrechen, Rheuma, Darmparasiten.

Niaouli

MELALEUCA QUINQUENERVIA

Eine andere Melaleuca-Art, ist von besonderem Interesse als Hormonregulator für die Hypophysen-Ovar-Achse und als Mittel gegen Herpes. Es wird zur Anregung der Nebennierenrinde, bei Dysplasien und bei atypischen (flachen) Kondylomen (Feigwarzen) angewandt und gehört zur Gruppe der Oxide.

Melaleuca alternifolia (Alkohole) hat eine stärkere antimikrobielle Wirkung.

Kiefer

PINUS SYLVESTRIS

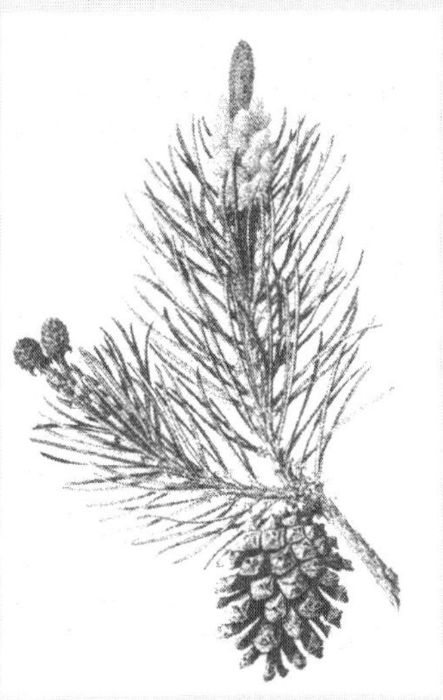

Eigenschaften: wirkt entzündungshemmend auf die Atemwege, Harnwege und die Leber, regt die Nebennierenrinde an, wirkt cortisonartig.

Indikationen: Erkrankungen der Atemwege, Grippe, Erkrankungen der Harnwege, Entzündung der Gallenblase, Gallensteine, Schmerzen im Darm.

Einige Formeln zur Anwendung (siehe auch Anhang 4):

Zur Vaginalspülung

Beispiel:		
	Urtinktur Hydrastis	*aa qsp 60 ml*
	Urtinktur Ringelblume	*aa qsp 60 ml*
	Kalium bichromicum	*3 x aa qsp 60 ml*

1 Teelöffel pro Liter, 2-3 Spülungen pro Tag

Das Kaliumbichromat (Kalium bichromicum) wird in der Homöopathie wegen seiner Wirkung auf die Schleimhäute bei Entzündungen mit starker Sekretion von dickem, gelbgrünlichem Schaum angewendet.

Für Vaginalzäpfchen

Beispiel:		
	ätherisches Zitronen-Öl	*aa 1 Tropfen*
	ätherisches Thuja-Öl	*aa 1 Tropfen*
	ätherisches Salbei-Öl	*aa 1 Tropfen*
	Urtinktur Calendula	*aa 0,3 g*
	Urtinktur Hydrastis	*aa 0,3 g*
	Urtinktur Beinwell	*aa 0,3 g*
	Vitamin E	*0,04 g*
	Grüne Tonerde	*0,075 g*
	Bindemittel	*qsp 1 Vaginalzäpfchen von 3 g*

18 Vaginalzäpfchen, jeweils 1 Zäpfchen abends

Da die Vaginalzäpfchen auslaufen, sollten sie vor dem Schlafengehen eingeführt werden und es empfiehlt sich, eine Binde zu tragen.

I. Die an Phenolen reichen ätherischen Öle von Gewürznelke, Oregano (Origanum compactum), Bergbohnenkraut (Satureia montana), Thymian (Thymus vulgaris mit Thymol) können, wenn sie lokal zu 10 % angewendet werden, ein brennendes Gefühl erzeugen. Wir haben aber in unserer Tätigkeit bei den Frauen selten Beschwerden festgestellt, denn die ätherischen Öle sind in unserem Rezept auf unter 1 % verdünnt.

Vorsicht ist geboten, wenn die ätherischen Öle nur mit dem Ziel einer allgemeineren Wirkung, genommen werden. Ätherische Öle können die Magenschleimhaut angreifen und Sodbrennen (bzw. Geschwüre) hervorrufen, vor allem darf die Dosierung nicht überschritten werden; 3 Tropfen sind eben 3 und nicht 5. Auch sollten sie nach den Mahlzeiten eingenommen werden, am besten in folgenden Mischungen:

ätherisches Öl I	*je nach Aromatogramm, aa 1 g*
ätherisches Öl II	*je nach Aromatogramm, aa 1 g*
ätherisches Öl III	*je nach Aromatogramm, aa 1 g*
Alkohol zu 94 %	*25 g*
Glyzerin zu 98 %	*10 g*

25 Tropfen, 3-4 mal pro Tag nach den Mahlzeiten.

Andere NaturheilkundlerInnen verschreiben ätherische Öle als Papainelixier. Papain ist tatsächlich ein gutes Verdauungsmittel, doch das Elixier wird mit viel Zucker und zusätzlich einem Konservierungsmittel hergestellt; aus diesen Gründen haben wir darauf verzichtet. Das Bindemittel, das die feinste Emulsion erzeugt, ist das Sojahydrolysat von Phytolis (Genf).

Ihr könnt ätherische Öle auch in Form einer kleinen Vaginalspülung oder als Creme nehmen. Weitere Formeln siehe Anhang 4.

II. Die an Phenolen reichen ätherischen Öle haben einen immunstimulierenden Effekt während der ersten Tage, aber eine immunsuppressive Wirkung, werden sie mehr als 8-10 Tage angewendet. Sie sollen daher eher als Angriffsbehandlung benutzt werden, z. B. bevor das Resultat des Aromatogramms erhältlich ist.

III. Wenn Cinnamomum cassia (eine Zimtart) im Aromatogramm gut herauskommt, soll es allein angewendet werden, da seine Wirkung bei Zusatz anderer ätherischer Öle nicht verstärkt, sondern verringert wird.

Chinesische Medizin

Die chinesische Medizin kennt die:

Sonnenblume

HELIANTHUS ANNUUS

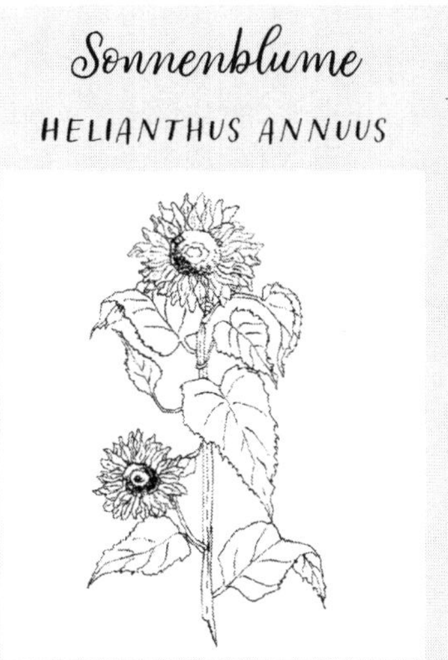

Verwendet werden: Blüten. Eigenschaften für Europäerinnen: fiebersenkend.

Indikationen: fiebrige Erkrankungen, Malaria, Erkrankungen der Milz (Homöopathie).

Anwendungsweise für Europäerinnen: Tinktur aus den Blüten (1:10), 25 Tropfen, 3-mal pro Tag.

Chinesische Anwendungsweise: Abkochung aus 15g Blüten mit 30 g braunem Zucker bei weißem Ausfluss und Gesichtsblässe, kalten Füßen und Händen, Rückenschmerzen und Schwäche in den Beinen, Abgeschlagenheit, schalem Geschmack im Mund, klarer und reichlicher Urin, langsamem und schwachem Puls.

Übrigens wird in der chinesischen Medizin bei Vaginalinfektionen (Vaginitis) auch Essig (zusammen mit anderen Pflanzen, die wir bei uns nicht kennen) verwendet. Bei Vaginalentzündungen, die nicht von Geschlechtskrankheiten hervorgerufen werden, ist die Art der Keime kaum von Bedeutung.

HERPES

Herpes ist eine Infektionskrankheit, die von dem Virus Herpes simplex hervorgerufen wird. Es sind zwei Typen dieses Virus bekannt: Typ I und II. Typ I ist für die sogenannten »Fieberbläschen« verantwortlich, die um den Mund herum oder an anderen Stellen auf der Haut auftreten. Typ II hingegen ruft eine vaginale Infektion hervor, meist sichtbar an der Vulva.

Die Anzeichen

- Zunächst ein lokales Brennen und eventuell geschwollene und schmerzhafte Lymphdrüsen;
- danach erscheinen kleine weiße Bläschen, die aufplatzen und schmerzhafte Wunden ergeben, Die Wunden vernarben spontan in ein bis zwei Wochen.

Vaginaler Herpes wird durch Geschlechtsverkehr übertragen. Die aktive ansteckende Wunde ist leider nicht immer sichtbar. Sie kann im Penis und bei der Frau in der Vagina versteckt sitzen. Der Herpes simplex ist übrigens mit dem Virus Herpes zoster verwandt. Dieser löst die sogenannte Gürtelrose aus, eine Erkrankung mit ganz ähnlichen und sehr schmerzhaften Symptomen. Sie erscheint als gürtelartiger Ausschlag und greift dort die Nerven an.

Die Risiken

Zum einen stellen die offenen Wunden ein Risiko für eine bakterielle Superinfektion (Sepsis!) dar, vor allem kann ein Säugling, der bei der Geburt von einem Vaginalherpes angesteckt wird, Hirnschäden davontragen. Vaginalherpes gilt deshalb als eine Indikation für Kaiserschnitt. Es wird daher heute von zwei Bevölkerungsgruppen gesprochen, den Herpes-Betroffenen und den Nicht-Herpes-Betroffenen-Menschen. Darüber hinaus gibt es auch Menschen, die das Virus in sich tragen, aber nicht an der Krankheit leiden. Unser Immunsystem ist anfällig für Herpes, wenn wir Probleme im Umgang mit Wärme und Kälte, mit Nähe und Distanz haben.

Die konventionelle Medizin

Was schlägt konventionelle Medizin vor? Nichts, sie hat kein spezifisches Mittel dagegen. Es werden schmerzstillende Cremes gegeben oder antibiotische Cremes, um eine bakterielle Superinfektion zu vermeiden, aber ursächlich geholfen ist damit nicht. Außer vielleicht mit den neuen Antivirusmitteln in Cremeform (Viru-Merz®, Virunguent®, Zovirax®), die das Auftreten des Herpes stoppen können, vor allem wenn sie vom ersten Tag an genommen werden; aber eine gründliche Wirkung haben sie nicht, und Rückfälle lassen sich nicht vermeiden. Diese »epidemische« (ansteckende) Krankheit dient übrigens in den Vereinigten Staaten als Vorwand für eine mächtige Kampagne der »moralischen Mehrheit« gegen sexuelle »Promiskuität« und gegen Homosexualität – zur Stärkung des heterosexuellen Familienideals!

Möglichkeiten der traditionellen naturheilkundlichen und komplementären Medizin (T&CM)

Pflanzenheilkunde

Hier ein weiteres phantastisches Kapitel der Pflanzenheilkunde; im Gegensatz zur konventionellen Medizin gelingt es der Naturheilkunde, die Immunität der Einzelnen gegen einen Virus zu stärken. Aber bevor wir von der Urtinktur Echinacea sprechen, zunächst einige Ratschläge zur Lebensführung, die eigentlich nur dem gesunden Menschenverstand entspringen:

Da Herpes mit Stress im Zusammenhang steht, ist Ruhe von Vorteil. Bei der Ernährung sollten Kaffee und andere Anregungsmittel (Tee, Nikotin, Drogen ...) sowie Zucker vermieden werden, da sie die Abwehr gegenüber Infektionen schwächen. (Mehr über Ernährung und Immunität in Kapitel VI.) Kamille oder Ringelblume können für Sitzbäder verwendet werden. Diese reinigen, lindern aber nicht sehr.

Brennessel (Urtica urens) hingegen, mindestens zu 10 % mit Ringelblume verdünnt und dazu ein Bindemittel, lindert deutlich wirksamer.

Den Hinweis auf die Verwendung von Echinacea gegen Herpes verdanken wir einer Mitarbeiterin des »Women's Health Service« und einer Pflanzenkundlerin, beide aus Santa Fé (New Mexico). Im Übrigen ist diese Pflanze als allgemein immunaktivierend bekannt und im Winter als Vorbeugung gegen Grippe und andere Viruserkrankungen zu empfehlen.

Echinacea/Sonnenhut

ECHINACIA ANGUSTIFOLIA

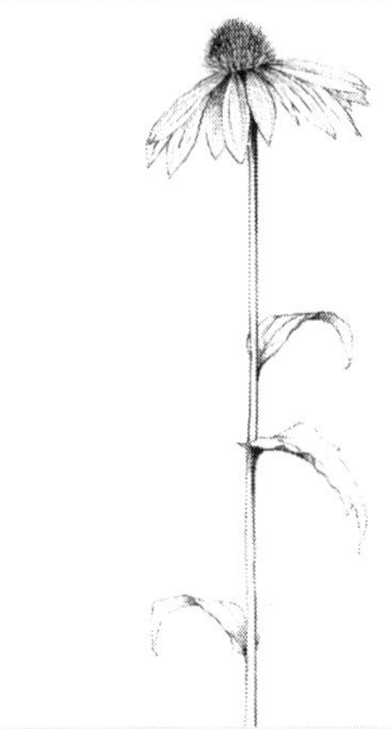

ist eine mehrjährige Pflanze,
die 60-90 cm hoch werden kann.
Sie hat einen einzigen,
mit filzigen Haaren bedeckten Stängel,
die Blätter sind dick, rau und samtig,
mit drei kräftigen Blattadern.

Die Pflanze trägt nur eine Blüte,
sie erscheint von
Juli bis Oktober und ist
blassrosa bis hell purpurrot.

Verwendet werden:
getrocknetes Rhizom, Wurzeln.

Eigenschaften:
schweißtreibend, erhöht
die Speichelsekretion.

Indikationen: Alle Erkrankungen,
die auf Blut-Unreinheiten
zurückzuführen sind.

Für NaturheilkundlerInnen ist die Echinacea von jeher das pflanzliche Gegengift schlechthin. Bei den nordamerikanischen UreinwohnerInnen hat die Pflanze einen ehrenvollen Platz unter den Heilmitteln und wird bei verschiedenen Formen der Sepsis (Blutvergiftung durch Giftstoffe, die der Körper nicht ausscheiden kann), Typhus, Abszessen, Eileiterentzündung und Fieber aufgrund einer internen oder externen Infektion angewendet.
Die nordamerikanischen Sioux-Frauen verwenden die frisch geriebene Wurzel gegen Tollwut, Schlangenbisse und Sepsis aufgrund einer Hautverletzung.

Anwendung:
Absud: 30 g Wurzelstücke in 1/2 l Wasser so lange köcheln, bis noch 1/4 l Flüssigkeit übrig ist, filtern und 1 Esslöffel 3-6-mal pro Tag einnehmen. Die Flüssigkeit kann ebenfalls auf die Haut aufgetragen werden.
Urtinktur: 5-200 Tropfen pro Dosis, je nach AutorIn. Auch in hohen Dosen ist die Pflanze nicht giftig, aber sie ist dafür bekannt, dass sie starken Speichelfluss hervorruft.

In der Homöopathie wird eine Urtinktur aus der ganzen frischen Pflanze hergestellt und verdünnt und dynamisiert bei Blinddarmentzündung, Bissen von tollwütigen Tieren, Diphterie, Gangräne, Scharlach, Blutvergiftungen, Schlangenbissen, Syphilis, Typhus, Impfschäden verwendet.
In der russischen Volksmedizin gilt Echinacea sowohl bei innerlicher als auch bei äußerlicher Anwendung als entzündungshemmend. Bei innerlicher Anwendung, da sie den Schmerz vermindert und die Abwehrkräfte des Blutes stärkt, was dann die Infektion bekämpfen und die Ausbreitung der Krankheit verhindern kann.

Dosierung: *Sobald die ersten Anzeichen auftreten, 25 Tropfen Urtinktur mit ein wenig Wasser alle 2 Stunden einnehmen, danach nur noch 4-mal am Tag während der ganzen Dauer der Krankheit.*
Rechtzeitig eingenommen beugt sie der Krankheit vor oder verkürzt sie und verlängert die Abstände eines erneuten Auftretens. Als spagyrische Zubereitung oder von der Firma Cérès (s. Anhang 4): 3-5 Tropfen, Einnahme wie oben.

Die wirksamsten ätherischen Öle sind Niaouli (Melaleuca quinquenervia), Ravensara aromatica und Eukalyptus (Eukalyptus radiata). Sie sind auch als Scheidenzäpfchen gut verträglich.

Die Pflanzenheilkunde kennt weitere Pflanzen:

Buchsbaum

BUXUS SEMPERVIRENS

Verwendet werden: Blätter, Rinde der Wurzel.

Eigenschaften: entschlackend, schweißtreibend, abführend, regt die Sekretion von Galle und Leber an, wirkt desinfizierend und fördert die Wundheilung, fiebersenkend.

Indikationen: Insuffizienz und Infektion der Galle, Fieber, Rheuma, Gicht, Syphilis (s. S. 129), schlecht heilende und infizierte Wunden.

Aufguss: 1 Teelöffel pro Tasse.

Absud: 40 g pro Liter, 3 Gläser pro Tag, als Umschlag oder zum Gurgeln.

Urtinktur: 25 Tropfen vor den zwei Hauptmahlzeiten.

Klette

ARCTIUM LAPPA

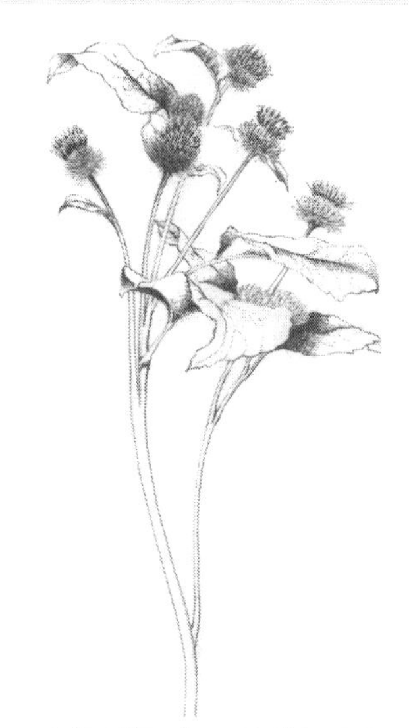

Verwendet wird: die Wurzel.

Eigenschaften: entschlackend, schweißtreibend, entzündungshemmend (vor allem gegen Staphylokokken und grampositive Keime), regt die Sekretion von Galle und Leber an, harntreibend.

Indikationen: Furunkel, Ekzeme, Syphilis (s. S. 129), Eitergrind, Herpes, Rheuma, Husten.

Absud: 15-60 g pro Liter für eine Kompresse.

Zum Einnehmen: Urtinktur, 6-25 Tropfen, 3-mal pro Tag.

Seifenkraut

SAPONARIA OFFICINALIS

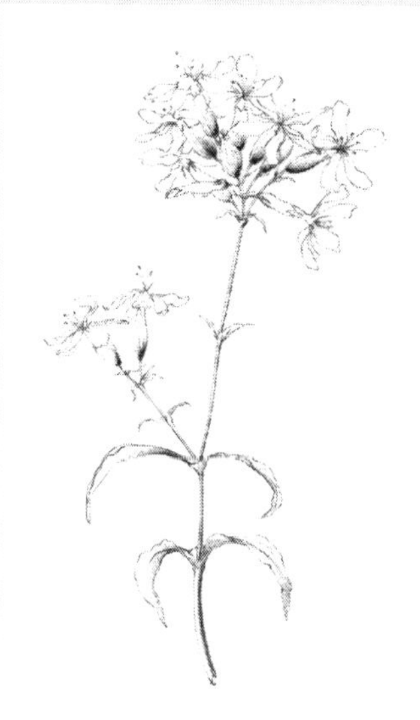

Verwendet wird: die ganze Pflanze.

Eigenschaften: entschlackend, schweißtreibend, vermehrt die Sekretion von Leber und Galle, Wurmmittel.

Indikationen: Rheuma, Erkrankungen der Harnwege und der Leber, Müdigkeit, Fieber, Lymphdrüsenentzündung, Syphilis (s. S. 129), Krebs (?).

Bei äußerlicher Anwendung: Herpes und verschiedene Hautausschläge.

Absud: 50 g pro Liter, 2 Gläser pro Tag; die Pflanze darf sich nicht zersetzen, denn in dieser Form kann sie giftig sein. Nur als Umschlag oder zum Gurgeln.

Urtinktur: 25 Tropfen, 2-mal pro Tag.

Die chinesische Medizin kennt eine Pflanze, die auch in Mittelamerika ähnlich verwendet wird:

Raue Stechwinde/ Sasaparilla

SMILAX ASPERA

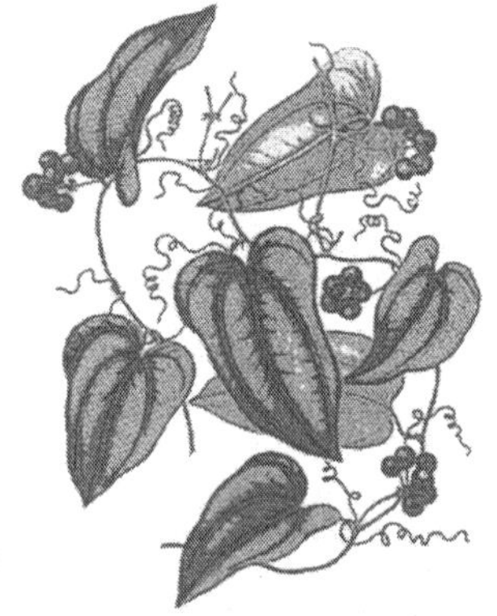

Verwendet wird: die Wurzel.

Eigenschaften: progesteronähnlich, entschlackend,

entwässernd, blutreinigend, stärkt die Immunabwehr.

Indikationen: Vergiftungen, Rheuma, Hautkrankheiten, Herpes.

Absud: 1 großes Stück (der zerkleinerten Wurzel) pro Tasse, 2-3 Tassen pro Tag.

Urtinktur: 2-4 g pro Tag.

Die wirksamsten ätherischen Öle sind Niaouli (Melaleuca quinquenervia), Ravensara aromatica und Eukalyptus (Eukalyptus radiata). Sie sind als Scheidenzäpfchen gut verträglich, selbst bei einem Gehalt von mehr als 10 %.

Falls diese Methoden nicht helfen, sollte eine ganzheitliche Therapie ins Auge gefasst werden (Homöopathie, Akupunktur, Chiropraktik usw.).

FEIGWARZEN (Kondylome)

Das Kondylom ist eine Art Warze, die im Französischen wegen ihres Aussehens Hahnenkamm genannt wird und die die unangenehme Angewohnheit hat, auf der Vulva, der Vagina oder dem Gebärmutterhals zu wachsen.

Wenn die Feigwarzen sehr klein sind, machen sie sich nicht bemerkbar, können aber einen Krebsabstrich (Pap) verändern. Sobald sie mit bloßem Auge zu erkennen sind, als weiße, glänzende Kämme, verursachen sie ein starkes Brennen. Feigwarzen werden beim Geschlechtsverkehr übertragen. Aber es ist eine Sache des Umfeldes (körperliche Grundkonstitution), ob eine Frau sich ansteckt oder nicht. Bei chronischen Auftreten können wir auf der psychischen Ebene überprüfen, ob unser Sexualleben sich sicher anfühlt oder ob es Schwierigkeiten im Umgang gibt, z. B. mit Grenzüberschreitungen oder gar dem Gefühl, »überfallen« zu werden.

Die konventionelle Medizin

Was schlägt die konventionelle Medizin vor?

Etwa dasselbe wie bei anderen Warzen am Körper: Brennen, Vereisen, Ausschneiden; also: Elektrokoaguation, Kryotherapie (Kälte-Chirurgie, wenn nötig unter Vollnarkose); Laser oder Operation. Wie bei anderen Warzen sind die Erfolgsquoten recht unterschiedlich und Rückfälle häufig.

Möglichkeiten der traditionellen naturheilkundlichen und komplementären Medizin (T&CM)

Urtinktur von Thuja: 1-2 Anwendungen pro Tag.

Als Vaginalspülung: Podophyllin (Essenz von Entenfuß) in einer Benzoe-Tinktur (zu 25%), 2-mal pro Woche anwenden, 15-20 Minuten, danach mit verdünnter Kamille oder Ringelblume nachspülen, sonst brennt es!

Thuja kann auch innerlich angewendet werden: Urtinktur 2-mal 10 Tropfen pro Tag oder wie in der

Homöopathie: Globuli Thuja D12, 3-mal 2 Globuli pro Tag.

Entenfuß/Maiapfel

PODOPHYLLUM PELTATUM

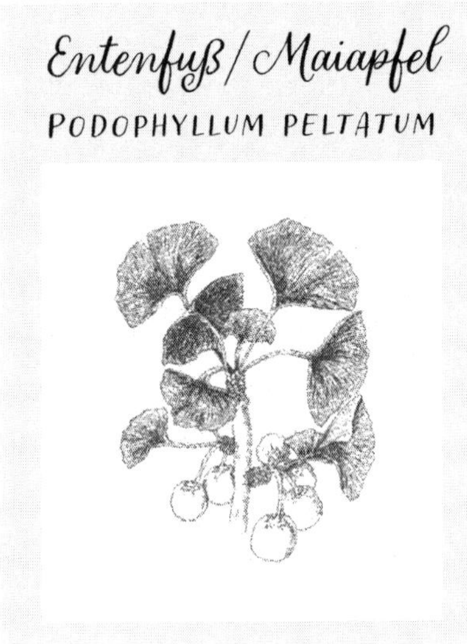

Verwendet wird: die Wurzel.

Eigenschaften: entleert die Gallenblase, drastisches Entschlackungsmittel.

Indikationen: chronische Verstopfung (beispielsweise bei Gelähmten), Gallensteine.

In äußerlicher Anwendung: Kondylome.

Und schließlich, als letzte Rettung, Urtinktur von Herbstzeitlosen (Colchicum autumnale), die die Zellteilung völlig hemmt, aber nur lokal angewendet werden darf.
Vorsicht, die Herbstzeitlose ist sehr giftig, wenn sie eingenommen wird! Sie ist die Ursprungssubstanz der frühen Zytostatika/Antimitotika (Medikamente, die die Zellteilung verhindern, z. B. bei Krebs).

Als ätherisches Öl wird gegen atypische (flache) Kondylome Niaouli (Melaleuca quinquenervia) eingesetzt: 3-4 Tropfen auf ein Vaginalzäpfchen von 3 g, täglich 1 Zäpfchen abends, auch während der Regelblutung. Wenn das innerhalb eines Monats keine Wirkung zeigt, die Behandlung mit 12 Tropfen pro Vaginalzäpfchen über einen längeren Zeitraum fortsetzen.
Gegen die typischen Feigwarzen: Ätherisches Öl von Niaouli und Ätherisches Öl von Artemisia arborescens jeweils aa zu 10 % in Haselnussöl 3-mal täglich auftragen.
Bei Misserfolg solltest du auf eine ganzheitliche Therapie (Akupunktur oder Homöopathie) umsteigen.

PAPILLOMA VIREN

Diese Virusart, die sich häufig im Gebärmutterhalsbereich findet, begünstigt Präkanzerosen (Gewebsveränderungen) wie zum Beispiel Dysplasien (s. S. 190). Die verschiedenen Virustypen sind entsprechend dem Risikofaktor (gering bis erhöht) durchnummeriert (HPV 1-26). In der konventionellen Medizin wird HPV mit Laser oder wie Feigwarzen (Kondylome) behandelt, deren Erreger er ist.

Die alternativen Behandlungsweisen sind die gleichen wie bei Herpes, Feigwarzen und Dysplasien.

Bevor wir die traditionellen Geschlechtskrankheitserreger (Tripper und Syphilis) behandeln, wollen wir einige »neue« Keime betrachten: Keime, bei denen zu fragen ist, ob sie überhaupt behandelt werden sollten und von welchem Stadium an.

CHLAMYDIEN

Die Chlamydia trachomatis ist erst seit den 70er Jahren bekannt. Zuvor ging die Medizin davon aus, es sei ein Virus – aufgrund seiner Größe und weil es innerhalb von Zellen lebt. Aber es handelt sich um ein gramnegatives Bakterium, das rund-oval ist und dreimal so klein wie ein Streptokokkus. Nach US-amerikanischen Quellen scheinen junge Frauen und solche, die die Pille nehmen, anfälliger für Chlamydien zu sein.

Die Anzeichen

10-20 Tage nach der Ansteckung tritt meist eine Entzündung des Gebärmutterhalses oder der Harnröhre auf. Wenn sie nicht behandelt wird, gehen 20 % der Infektionen in eine Entzündung des kleinen Beckens über. Die aufgestiegene Infektion ist weniger stark als die durch Gonokokken (Tripper), das Fieber kann mäßig sein, Schmerzen können beim Geschlechtsverkehr auftreten. Der Belag ist beidseitig. (Zum besseren Verständnis siehe Anhang 3 unter Endometritis, Adnexitis.)

Die Chlamydien könnten auch für die Perihepatitis verantwortlich sein, d.h. für eine Infektion der Leberkapsel mit erhöhter Temperatur, Schmerzen beim Abklopfen und Knirschen beim Abhören (wie bei der Pericarditis). Die Leberwerte werden dadurch nicht unbedingt beeinflusst.

Bei Männern tritt Ausfluss am Penis auf, der heller ist als der beim Tripper (Gonokokkeninfektion).

Männer und Frauen können rektale Infektionen (Enddarm) haben: Schmerzen beim Stuhlgang, Brennen im Enddarm, Blutungen oder Eiter. Auch eine Bindehautentzündung kann dabei auftreten. Bei schwangeren Frauen besteht für den Säugling das Risiko einer Bindehaut- und Lungenentzündung (je nach Quelle 10-20 % dieser Säuglinge) – Thema vieler Studien.

Die erst vor kurzem entdeckten Chlamydien werden wahrscheinlich noch viele Untersuchungen erfordern, bevor ihre tatsächliche Wirkung bekannt sein wird.

Die konventionelle Medizin

Was bietet die konventionelle Medizin an?
Da Chlamydien häufig zusammen mit Gonokokken auftreten, wird ein Tetracyclinderivat bevorzugt (Vibramycin®, Supracyclin®); am 1. Tag 200 mg, die nächsten 10 Tage 100 mg, oder auch Erythromycin®. Örtlich kann auch Dafnegil®, ein Breitbandantibiotikum in Form von Vaginalzäpfchen, angewandt werden (gegen Candida, Bakterienmischinfektion, Trichomonaden, Mykoplasma, Chlamydien). 1 Vaginalzäpfchen vor dem Schlafengehen, 10 Tage lang.

Möglichkeiten der traditionellen naturheilkundlichen und komplementären Medizin (T&CM)

Man kann das ätherische Öl von Thymian (Thymian vulgaris) mit Tujanol-4[12] (Alkohol) anwenden. Es ist nicht leberschädlich und regt die Immunabwehr an.
Oral: 2 g auf 20 ml Dispersionslösung, 5-10 Tropfen nach jeder Mahlzeit.

Als Vaginalzäpfchen:
1 Tropfen auf ein Zäpfchen von 3 g, ein Zäpfchen abends, 3 mal je 18 Zäpfchen jeweils zwischen zwei Menstruationen.

12 Wir bestehen hier auf dem Chemotyp Thymian Tujanol-4, weil Thymus vulgaris mit Thymol (Phenole) bei lokaler Anwendung brennen würde und wegen seiner toxischen Wirkung oral nicht länger als 10 Tage eingenommen werden dürfte.

UREAPLASMEN UND MYKOPLASMEN

Mykoplasmen sind winzig kleine Keime, die vor noch kürzerer Zeit entdeckt wurden als Chlamydien und die sich ebenfalls durch Geschlechtsverkehr übertragen. In den vergangenen Jahren traten Infektionen mit Ureaplasmen immer häufiger auf, während Gonokokken- und Syphilisinfektionen zurückgingen.

Die Anzeichen

Keine oder eine Vaginalentzündung (beim Mann Entzündung der Harnröhre oder der Prostata), Brennen beim Wasserlassen, Bartholinitis (siehe »Bartholinische Zyste und Bartholinitis«), Zervizitis, eine aufgestiegene Infektion (Endometritis, Adnexitis); Fieber nach einer Entbindung oder Abtreibung.

Manche sind der Meinung, dass Mykoplasmen Frauen unfruchtbar machen, aber nachgewiesen ist es nicht. Andere beschreiben sie in Zusammenhang mit dem Reiter-Syndrom, das mit Bauchschmerzen und Durchfällen anfängt. Es folgt eine Harnröhren oder Bindehautentzündung, die nicht durch Gonokokken hervorgerufen wird, und dann eine schmerzhafte Polyarthritis mit Fieber, die schubweise ausbricht. Trotz der möglichen Verbindung mit dieser Kuriosität – einem Lieblingskind der akademischen Medizin – bedeutet dies nur, dass es über das Mykoplasma zahlreiche Vermutungen gibt, dass es aber genauso gut für gar nichts verantwortlich sein kann und lediglich ein Teil der Flora ist, die mit den WirtInnen »friedlich zusammenlebt«.

Die konventionelle Medizin

Was schlägt die konventionelle Medizin vor?
Da Mykoplasmen häufig mit Gonokokken zusammen auftreten, wird Tetracyclin (Vibramycin®, Supracyclin®) bevorzugt, 1-3 Wochen lang (nach den Quellen durchschnittlich 2 Wochen). Der oder die PartnerIn wird gleichfalls behandelt. Alternativ können Vaginalzäpfchen (Dafnegil®) genommen werden, 1 Zäpfchen vor dem Schlafengehen über 10 Tage.

Und hier fängt das Problem an:
Wenn die Mykoplasmen tatsächlich mit Gonokokken in Verbindung stehen, muss behandelt werden. Wenn aber andererseits Antibiotika zu häufig gegen Vaginalentzündungen, oder sogar ohne Anzeichen davon, genommen werden, erzeugen sie sehr schnell resistente Erreger und verringern gleichzeitig die körpereigene Abwehr gegen alle krankmachenden Erreger. Das ist wohl nicht gerade die beste Lösung, und deshalb untersuchen wir andere Möglichkeiten, die in solchen Situationen helfen können.

Möglichkeiten der traditionellen naturheilkundlichen und komplementären Medizin (T&CM)

Aromatherapie und Pflanzenheilkunde können in diesem Bereich sicher viel beitragen. Behandelt wird wie bei Chlamydien mit Thymian plus Tujanol-4. (Hier sei auf den Abschnitt »Unspezifische bakterielle Vaginalentzündungen« verwiesen.)
Eine praktische Anmerkung dazu: Eine Mykoplasmen- bzw. Ureaplasmenkultur braucht, wie eine Chlamydienkultur, mindestens 48 Stunden, um ein Ergebnis zu zeigen. Im akuten Fall wird die betroffene Frau bereits mit einer Behandlung begonnen haben.

GARDNERELLA (Haemophilus) oder CORYNEBACTERIUM

Die Gardnerella (früher: Haemophilus) ist einer jener Keime, die unter »Geschlechtskrankheiten« aufgeführt werden, da er durch Geschlechtsverkehr übertragen wird. Vielleicht ist er auch gar nicht so bösartig. Als aerober oder anaerober Keim (der mit oder ohne Luft lebt) hat er die Form einer Stecknadel; er ist auch daran erkennbar, dass er die Zellen »pünktelt«. Dies lässt sich unter dem Mikroskop betrachten. Wenn Gardnerella-haltiges Sekret auf ein Glasplättchen gegeben und mit einem Tropfen Kaliumhydroxidlösung versetzt wird, entwickelt es einen charakteristischen Geruch nach verdorbenem Fisch.

Die Gardnerella (Haemophilus) ruft sehr hellen bzw. gräulichen Ausfluss hervor. Männer werden sehr selten befallen, und bei Frauen verursacht er kaum mehr als eine Vaginalentzündung, es sei denn er tritt nach einem geburtshilflichen Eingriff (Kaiserschnitt und Kindbettfieber) auf.
(Das soll nicht heißen, dass Vaginalentzündungen nicht auch sehr unangenehm sind.) Manche AutorInnen wollten die Gardnerella dennoch von den anderen unspezifischen bakteriellen Vaginalentzündungen unterscheiden, weil Frauen, deren Partner nicht behandelt werden, eine hohe Rückfallquote haben.

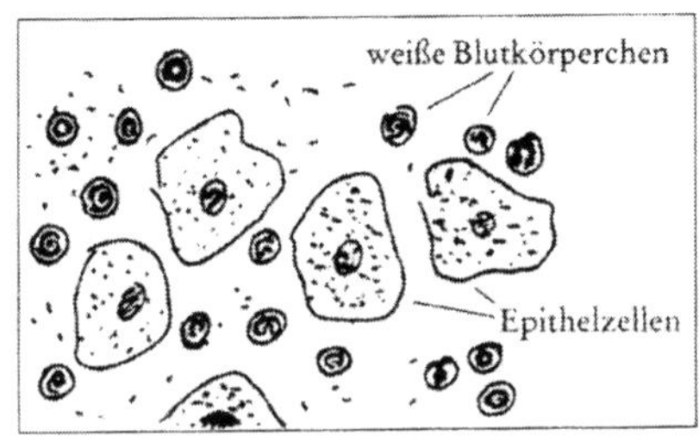

Die konventionelle Medizin

Was schlägt die konventionelle Medizin vor?
Zunächst Metronidazon (Flagyl® oder Elyzol®; s. Trichomonaden), danach: Vibramycin® oder Supracyclin® 250 mg, 4 Tage lang oder Dafnegil®-Vaginalzäpfchen, 1 Zäpfchen vor dem Schlafengehen über 10 Tage.

Möglichkeiten der traditionellen naturheilkundlichen und komplementären Medizin (T&CM)

Eine Möglichkeit wäre ein Versuch mit Ribolac®-Pulver (lebende Milchsäurebakterien). Es wird mit Hilfe eines milchsäurehaltigen Gels (z. B. Stärke-Glycerol-Gel mit 0,5 g Milchsäure) in die Vagina eingebracht. Das Gel bindet das Pulver, sodass es mit einem Applikator vor dem Schlafengehen tief in die Vagina eingeführt werden kann. Wenn das nicht hilft, ist an eine (klassische) Behandlung des Partners zu denken, danach an die Mittel gegen chronische Infektionen (s. unter »Chronische Vaginalentzündungen«).

Beta-hämolysierende Streptokokken der Gruppe B
Hier streiten sich die StatistikerInnen: Gibt es bei männlichen Patienten, die sich wegen »Geschlechtskrankheiten« behandeln lassen, mehr Streptokokken der Gruppe B (die eventuell in Verbindung mit Gonokokken stehen) als in den Kontrollgruppen (eine gleiche Anzahl von Menschen, die für gesund gehalten werden)? Der Streptokokkus ist in jedem Fall weniger krankheitserregend als die vorher besprochenen Keime und ist durch die Hintertür in die Gruppe der sexuell übertragbaren Krankheiten gelangt. Es gibt tatsächlich mehr Beschreibungen von Einzelfällen als allgemeingültige Beweise.

Die konventionelle Medizin

Die konventionelle Medizin schlägt vor:
3-mal täglich 750 mg Amoxillin (Clamoxyl® oder Augmentin®), 10 Tage. Die systematische Anwendung von Antibiotika, selbst bei geringfügigen Infektionen, zieht unweigerlich eine Mutation der Keime nach sich, die dann resistent werden, sodass die Antibiotikatherapie Wirkung schnell erschöpft ist. Also müssen andere Mittel gefunden werden, die uns gegen die Bakterien und andere Mikroben resistent machen, mit denen wir diesen Planeten teilen und die uns im Übrigen beim Abbau von Abfällen sehr nützlich sind. (Siehe die Behandlungsmethoden unter »Unspezifische bakterielle Vaginalentzündungen« und »Chronische Vaginalentzündungen«).
Zum Schluss wollen wir uns kurz mit zwei unbezweifelbaren Erregern von Geschlechtskrankheiten befassen, deren Aufflammen mit Armut, zunehmendem Elend, Flucht, Krieg und Gewalt gegen Frauen einhergehen:

GONORRHOE oder TRIPPER

Der Tripper wird von einem kaffeebohnenförmigen Bakterium hervorgerufen, dem Neisseria gonorrhoeae oder Gonokokkus. Beim Mann ruft er frühzeitig Anzeichen hervor (Ausfluss am Penis oder Brennen beim Urinieren, daher auch der Name Tripper von Tropfen). Bei der Frau dagegen verlaufen die frühen Stadien ohne Symptome. Bei den wenigen, die doch welche haben, tritt 2-3 Wochen nach dem Kontakt ein gelbgrünlicher Ausfluss, Juckreiz oder Brennen in der Harnröhre auf, was leicht für eine normale Vaginalentzündung gehalten werden kann. Wenn die Infektion sich auf die Gebärmutter und die Eileiter ausweitet, kann die Frau Schmerzen im Unterbauch oder im Rücken empfinden. Manchmal kommen eine erhöhte Temperatur und Erbrechen hinzu; die Menstruation wird unregelmäßig. Wird er nicht behandelt, kann der Tripper Arthritis, Meningitis, Blindheit, Herzklappenentzündung, Sterilität und selbst den Tod hervorrufen. Bei einer Entbindung kann das Kind mit Gonokokken angesteckt werden, die die Augen beeinträchtigen; daher ist es in Krankenhäusern allgemeine Praxis, zur Vorbeugung allen Säuglingen Silbernitrat-Tropfen in die Augen zu träufeln.

Die Untersuchung

Die Kulturen müssen mit Sekret angelegt werden, das aus Gebärmutterhals, Harnröhre und Hals gewonnen wird, den bevorzugten Aufenthaltsorten der Gonokokken (wie auch der Chlamydien und der Mykoplasmen). Dies geschieht in einem entsprechenden Milieu, das Schokolade genannt wird (wegen seiner Farbe). Wenn es sich um eine Kontrolluntersuchung nach einer Behandlung handelt oder keine Symptome vorhanden sind, ist es besser, die Untersuchung am Ende der Menstruation vorzunehmen. Der Keim kann mit Methylenblau oder mit grauem Farbstoff gefärbt werden. Der Gonokokkus kann sich in einem weißen Blutkörperchen befinden, und in seiner Umgebung ist die bakterielle Flora im Allgemeinen gering.

Die konventionelle Medizin

Was schlägt die konventionelle Medizin vor?

Penicillin, Tetracycline, Cephalosporine. Im Frühstadium oder bei Frauen, deren Partner eine positive Gonokokken-Kultur haben, kann auch das Spectinomycin (Trobicin®) angewendet werden, eine intramuskuläre Spritze, 2 g beim Mann, 4 g bei der Frau, oder auch Amoxicillin (Clamoxyl®).

Aus seinem üblichen Milieu herausgerissen, ist der Gonokokkus sehr empfindlich; deshalb ist es ratsam, nach der Behandlung zwei Kontrollkulturen anzulegen.

Wenn Gonorrhoe und Syphilis mit Antibiotika unterdrückt werden, kann das große Probleme mit der wirklichen Beseitigung hervorrufen, was sich in Warzen oder anderen Erscheinungen zeigt. Wir »entschlacken« homöopathisch (das heißt, wir geben Antibiotika in homöopathischer Form, um die Blockierungen aufzuheben, die durch die Unterdrückung der Symptome aufgebaut werden).

Möglichkeiten der traditionellen naturheilkundlichen und komplementären Medizin (T&CM)

Wie die Leserinnen vielleicht schon in den vorangegangenen Kapiteln bemerkt haben, sind wir keine großen Abenteuerinnen, wenn es darum geht, alternative Behandlungen bei Gonorrhoe anzuwenden, auch wir raten zu Antibiotika.

Es gibt zwei Fälle, in denen wir eine andere Methode anwenden würden: Einmal bei einem Rückfall der Gonokokkeninfektion und bei Gonokokken, die gegen konventionelle Behandlungsmethoden schon resistent sind, zum anderen bei Vaginalentzündungen von Frauen, deren Allgemeinzustand gut ist und die generell gegen Antibiotika sind (allerdings sind die nicht sehr häufig, wenn es um Tripper geht).

Wir wollen trotzdem einige Pflanzen nennen, die gegen Gonorrhoe wirksam sind, und zwar nach Erkenntnissen, die lange vor der Anwendung von Antibiotika bestanden.

Als Urtinktur: Bärentraube (Arbutus uva ursi), Hirtentäschel (Capsella bursa pastoris) und Kawakawa (Piper methysticum).

Als ätherische Öle: Sandelholz (Santalum Spicatum), Knoblauch (Allium sativum) und Wacholder (Juniperus communis).

Diese Pflanzen können in anderen Kapiteln wieder auftauchen, was sie interessant für uns macht. Auf der anderen Seite können Gonorrhoe und Syphilis, die mit Antibiotika behandelt werden, zu Ausscheidungsproblemen führen, zu sogenannten Unterdrückungen, die sich durch die Bildung von Warzen und dergleichen zeigen; Homöopathisch kann dies »ausgeleitet« werden, d. h., wir geben das Antibiotikum erneut in homöopathischen Dosen, um die entstandenen Blockaden zu beseitigen.

SYPHILIS

Die Syphilis ist eine systemische Infektionskrankheit, deren Erreger Treponema pallidum heißt. Über den Blutkreislauf wird auf Anhieb der ganze Körper betroffen (daher systemisch). Die Infektion kann erblich bedingt oder erworben sein, im letzteren Fall wird sie beim Geschlechtsverkehr durch die Schleimhaut oder durch eine Hautverletzung übertragen. Klinisch verläuft die Krankheit in drei Stadien, falls sie schlecht oder überhaupt nicht behandelt wird (es gibt sehr wenige spontane Heilungen von Syphilis).

Die primäre Syphilis

Die Inkubationszeit kann 1 bis 12 Wochen betragen, im Allgemeinen aber 3-4 Wochen nach dem ansteckenden Kontakt. Es tritt ein Schanker auf, dies ist ein Belag, der sich rötet und danach geschwürig wird. Manchmal gibt es auch mehrere solcher Schanker, im Allgemeinen im Genitalbereich, aber sie können auch um den Mund herum oder auf den Fingern auftreten. Der Schanker blutet und schmerzt nicht, aber die austretende Flüssigkeit ist hochgradig ansteckend, da sie voller Erreger (den

Treponemen) steckt. In diesem Stadium kann man etwas von dem Sekret nehmen und versuchen, die Erreger unter dem Mikroskop auf schwarzem Grund zu erkennen. Zu diesem Zeitpunkt sind auch die umgebenden Lymphdrüsen vergrößert und weich, ohne zu schmerzen. Diese Phase dauert einige Wochen und ist mit der lokalen Heilung des Schankers abgeschlossen.

Die sekundäre Syphilis (2. Phase) beginnt ungefähr 6-8 Wochen nach Ausbruch der Infektion und zeigt sich in ganz verschiedenen Symptomen, vor allem auf der Haut (Geschlechtskrankheiten können alle möglichen Hautprobleme mit sich bringen, daher werden sie im Allgemeinen auch von der Dermatologie diagnostiziert und behandelt).

Die verschiedenen Hautentstellungen durch die Syphilis können als »Roseole« (kleine rosafarbene Flecken) auf dem Brustkorb und dem Rücken auftreten oder als ziegelroter Ausschlag auf dem Rumpf, an den Gliedern, auf der Handinnenfläche, auf der Außenfläche, in den Hautfalten.

Auf der Zunge und auf der Innenseite der Wangen können weißliche Flecken auftreten und auf den Schleimhäuten der Genitalien Wucherungen, die auch Kondylome genannt werden (die aber von den üblichen Feigwarzen unterschieden werden müssen). Auffallend ist, dass alle Lymphknoten vergrößert sind, ebenso die Leber und die Galle; die/der Kranke kann müde sein, Kopfschmerzen haben; es kommt zu Übelkeit, Gelenkschmerzen, Fieber, Nackensteife, Haarausfall. In diesem Stadium sind natürlich alle Wunden ansteckend, aber die Diagnostik wird mit Hilfe einer Untersuchung des Blutserums vorgenommen, die speziell für die Syphilis entwickelt wurde und die die Immunreaktion des Körpers gegenüber dem Infektionsherd misst. Im Allgemeinen verheilen diese Erscheinungen spontan; Rückfälle sind jedoch möglich. Danach kommt eine Latenzzeit, die 2, aber auch 20 Jahre dauern kann und in der die/der Kranke völlig normal erscheint. Diese Latenzzeit wird in eine frühe Latenz (weniger als 4 Jahre nach der Infektion), in welcher die/der Kranke potentiell ansteckend ist und Rückfälle in die sekundäre Syphilis haben kann, und eine späte

Latenz (mehr als 4 Jahre nach der Infektion), die nicht mehr ansteckend ist (außer für das Kind im Mutterleib), eingeteilt.

Die tertiäre Syphilis
zeigt sich bei 50 bis 70 % der nichtbehandelten Fälle in tiefergehenden und zerstörerischen Verletzungen der Haut, der Knochen, der Eingeweide, des Nervensystems, in der Psyche und dem Herz-Kreislauf-System, die wir hier allerdings nicht im Einzelnen beschreiben wollen. Dieses Stadium ist das einer chronischen Krankheit, die im Allgemeinen zum Tod führt.

Die Säuglingssyphilis
Die Syphilis wird nach dem 4. Schwangerschaftsmonat durch die Plazenta von der Mutter auf das Kind übertragen. Die Frau kann dem vorbeugen, indem sie sich rechtzeitig behandeln lässt. Das Risiko ist am größten, wenn die Mutter erst kurz vor der Schwangerschaft angesteckt wurde. Das Kind kann von Geburt an stark geschädigt sein (Missbildungen der Haut, der Knochen, der Zähne, Meningitis, Lähmungen, geistige Behinderungen usw.) oder erst später die tertiären Anzeichen der Krankheit entwickeln.

Die Behandlung ist für alle Stadien gleich; und zwar werden intramuskuläre Spritzen von Penicillin gegeben. Für die späteren Stadien wird die Behandlung über mehrere Wochen fortgesetzt, während für die primäre Syphilis eine einzige Dosis genügen kann. Außerdem ist es nützlich zu wissen, dass eine syphilitische Infektion, die durch Antibiotika blockiert wird, ein günstiges Feld für andere Gesundheitsprobleme darstellt. Es ist eines der drei großen Umfelder der Homöopathie, bekannt unter dem Namen Lues. Nach einer Behandlung mit Antibiotika sollte also eine homöopathische Behandlung vorgenommen werden, die den Körper von der Syphilisinfektion reinigt. Auch in diesem Fall haben wir mit Pflanzen noch keinerlei Erfahrung, aber einige Naturheilkundige sprechen von Fenchelholz, Zitrone, Buchsbaum, der großen Klette, vom Seifenkraut und vom wilden Stiefmütterchen.
Zu AIDS siehe Kapitel V.

Hier eröffnet sich ein weiteres spannendes Kapitel in der Pflanzenaromatherapie, ob die Erreger nun Candida, Trichomonaden oder Bakterien sind. Zunächst kommen wir auf die Themen Hygiene und Vorbeugung zurück, von denen wir am Anfang dieses Kapitels gesprochen haben, und geben den Frauen, die unter chronischen Vaginalentzündungen leiden, noch zusätzlich einen Rat: Sie sollten auf das Tragen von Tampons verzichten, weil sie ein hervorragender »Nährboden« für Keime sind. Am besten sollten sie sich damit befassen, wie die Ernährung die Abwehrkräfte gegen Infektionen stärken kann. Besondere Vorsicht ist geboten gegenüber Alkohol, Drogen oder Medikamenten, die die Abwehrkräfte schwächen. Die konventionelle Medizin hat nichts Besonderes zu bieten, nur eine Wiederholung der Behandlungsmethoden: Im Fall von Candida wird geraten, Fungizide einzunehmen statt sie örtlich anzuwenden, oder, zur Vorbeugung, lokale Desinfektionsmittel nach jeder Menstruation zu benutzen. Die Leserin wird inzwischen sicher bemerkt haben, dass das die chronische Situation eher noch verschlimmern kann.

Möglichkeiten der traditionellen naturheilkundlichen und komplementären Medizin (T&CM)

Das von uns empfohlene therapeutische Schema:
I. Die Wahl eines Spurenelementes
Kupfer kann praktisch gegen alle Infektionen angewendet werden; aber es erscheint uns hilfreicher, zunächst zu untersuchen, in welcher Diathese (Krankheitsbereitschaft) die Frau ist. Dies besonders im Hinblick auf ihre tägliche Energiekurve (wann die Energie ansteigt, wann sie abfällt, wann der tote Punkt eintritt, Energieanstieg am Abend, Schlaflosigkeit ...) in Bezug auf ihr Verhalten. Erst dann lässt sich ein entsprechendes Spurenelement anwenden. Sonst kann die Frau sich auf Kupfer verlegen oder auf alle Spurenelemente verzichten (siehe Anhang 5 oder noch besser in der angegebenen Literatur, Anhang 6).

II. Die Entschlackung von Leber und Niere

Zur Unterstützung der Ausscheidung von Giftstoffen aus dem Körper und zur Entschlackung empfehlen wir die folgende Zubereitung:

Tinktur aus Cynara	*aa 5 g*
Urtinktur Boldo	*aa 5 g*
Urtinktur Fumaria	*aa 5 g*
Urtinktur Kondurango	*aa 3 g*
Urtinktur Curcuma	*aa 3 g*
Urtinktur Rosmarin	*aa 3 g*

Urtinktur Olive (Olea europea) zu 10% verdünnt, qsp 120 ml

50-80 Tropfen morgens auf leeren Magen oder 40 Tropfen vor den beiden Hauptmahlzeiten.

III. Ein allgemeines Mittel:

Urtinktur Rosa canina (Hagebutte)	*aa qsp 100 ml*
Urtinktur Ribes nigrum (Schwarze Johannisbeere)	*aa qsp 100 ml*
Urtinktur Rubus idaeus (Himbeere)	*aa qsp 100 ml*
Urtinktur Schachtelhalm	*aa qsp 100 ml*
Urtinktur Wildes Stiefmütterchen	*aa qsp 100 ml*

3-mal 50-80 Tropfen pro Tag.

IV. Je nach Aromatogramm:

Vaginalzäpfchen zur örtlichen Anwendung:

ätherisches Öl I	*1 Tropfen*
ätherisches Öl II	*1 Tropfen*
ätherisches Öl III	*1 Tropfen*
Urtinktur Calendula	*aa 0,03 g*
Urtinktur Hydrastis	*aa 0,03 g*
Grüne Tonerde	*0,075 g*
Bindemittel	*qsp 1 Vaginalzäpfchen von 3 g*

18 Vaginalzäpfchen, jeweils 1 Zäpfchen abends.

Ein weiteres Beispiel:

Ätherische Öle von Niaouli	*aa qsp 0,1 g*
Myrte (Myrtus communis)	*aa qsp 0,1 g*
Muskatellersalbei (Salvia sclarena)	*aa qsp 0,1 g*
Bindemittel	*qsp 1 Vaginalzäpfchen von 3 g*

18 Vaginalzäpfchen, jeweils 1 Zäpfchen abends.

Zum Einnehmen:

ätherisches Öl I	*aa 2 g*
ätherisches Öl II	*aa 2 g*
ätherisches Öl III	*aa 2 g*
Alkohol zu 94%	*50 g*
Glyzerin zu 98%	*20 g*

10-25 Tropfen, 3-mal täglich, nach den Mahlzeiten.

Die an Phenolen reichen ätherischen Öle (Origanum compactum, Thymian (Thymus vulgaris mit Thymol), Gewürznelke, Bergbohnenkraut und Zimtrinde) werden als erste Angriffsbehandlung vorgeschlagen, die ätherischen Öle mit den im Aromatogramm nächst hohen Werten werden als Behandlung auf längere Zeit (3-4 Monatszyklen) angesetzt. Wenn ihr die ätherischen Öle bei innerer Anwendung schlecht vertragt, könnt ihr sie mit einem Sojahydrolysat vermischen oder sie in einem kleinen Einlauf nehmen (siehe Anhang 4). Diese Dosen können so über den Tag verteilt werden, wie es euch am besten entspricht (z. B. wer mittags nicht nach Hause kommt usw.). Die beiden ersten Zubereitungen kann jede auf sich persönlich abstimmen, indem sie bestimmte Pflanzen je nach ihrem »Wirkungscharakter« durch andere ersetzt oder mit Hilfe eines Pendels »auspendelt«. Es sei hier unterstrichen, dass wir nicht Magie-Anhängerinnen sind, sondern alle gesammelten Kenntnisse über die Anwendung von Pflanzen nutzbar machen wollen. Wenn wir den Verstand ausschalten und die Bewegung des Pendels kommen lassen, kann die Intuition nützlich sein. Jede kann daran arbeiten!

Schauen wir uns die Pflanzen an, die in den vorangegangenen Kapiteln noch nicht behandelt wurden:

Artischocke

CYNARA SCOLYMUS

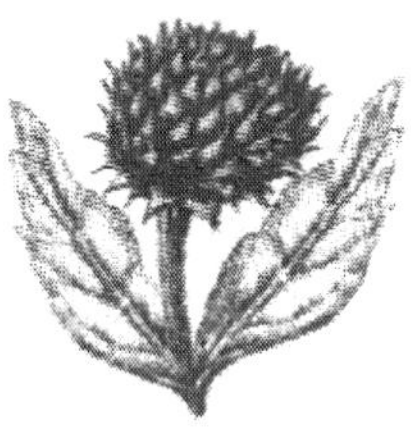

Verwendet werden: Blätter (nicht die essbaren).

Eigenschaften: Mittel zur Verdauung, energiespendend und aufbauend, Anregungsmittel, Stärkungsmittel für die Leber, für das Herz, blutreinigend, hemmt Giftstoffe, harntreibend, Milchhemmer

Indikationen: Ermüdung, Überanstrengung, Wachstum, Reizung und Insuffizienz der Leber, Vergiftungen, Darminfektion.

Achtung! Das Kochwasser von Artischocken nicht wegschütten, es ist ein ausgezeichnetes Entschlackungsmittel für Leber und Niere (wenn die Artischocken nicht zu sehr mit Chemikalien behandelt sind); das gilt nicht bei Arthritis, Gicht und bei Infektionen der Harnwege.

Absud: 1 Handvoll (30 g) pro Liter, 3-mal am Tag.

Boldo

PEUMUS BOLDUS

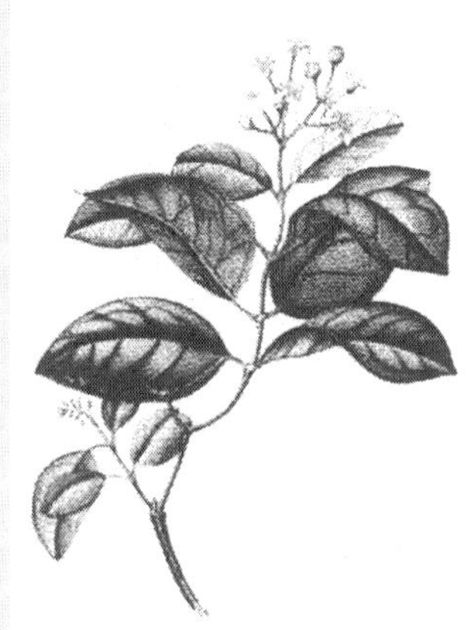

Verwendet werden: Blätter.

Eigenschaften: begünstigt die Sekretion der Gallenblase, harntreibend, allgemeines Anregungsmittel, hypnotisierend.

Indikationen: Reizung und Insuffizienz der Leber, Gallensteine, Harnwegsinfektion, Schlaflosigkeit bei Leberkranken.

Urtinktur: 20-100 Tropfen pro Tag, vor jeder Mahlzeit.

Erdrauch

FUMARIA OFFICINALIS

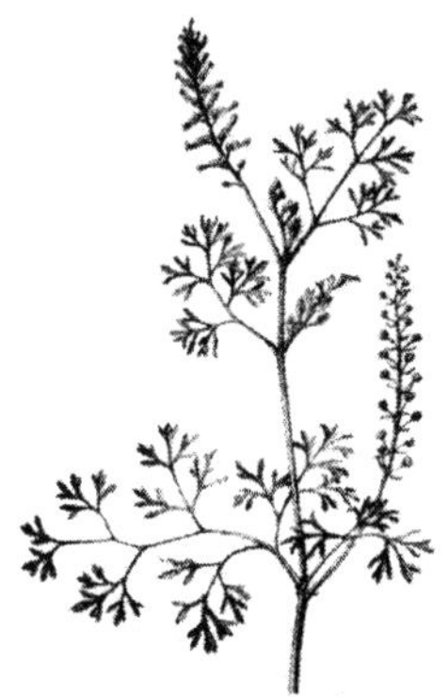

Verwendet wird: die ganze Pflanze.

Eigenschaften: Stärkungsmittel, blutreinigend, entschlackt die Leber, erweitert die Gefäßwände der Arterien, Mittel gegen Blutandrang und Würmer, begünstigt die Bildung von roten Blutkörperchen. Es wirkt zunächst stärkend und bei längerer Anwendung auch blutreinigend.

Indikationen: Reizung der Leber, Arteriosklerose, Neigung zu Blutandrang, arterieller Bluthochdruck, Blutarmut, Darmparasiten, Hautkrankheiten, Gonorrhoe.

Tonikum: Aufguss 50 g pro Liter, 2-3 Tassen pro Tag, 10 Tage im Monat (länger angewendet, hat es den gegenteiligen Effekt).

Entschlackungsmittel: Urtinktur 20 Tropfen vor den beiden Hauptmahlzeiten.

Kondurango

GONOLOBUS CONDURANGO

Verwendet werden: Rinde des Stängels, Wurzel.

Eigenschaften: appetitanregend, verdauungsfördernd, Schmerzmittel für den Magen.

Indikationen: Appetitlosigkeit, Erkrankungen des Magens, Magenschmerzen von Leber- und Gallenkranken, in der Antike Mittel gegen Syphilis.

Urtinktur: 10-20 Tropfen vor jeder Mahlzeit.

Kurkuma

CURCUMA XANTORISA

Verwendet wird: das Rhizom.

Eigenschaften: Förderlich für die Gallenblase, krampflösend, tötet Bakterien ab (vor allem Colibakterien, Staphylokokken, Streptokokken).

Indikationen: Insuffizienz und Reizung der Leber, Gallensteine und Trägheit der Galle, überhöhter Cholesterinspiegel im Blut, Gärungen im Darm, Luftschlucken, Harnwegsinfektionen, Zellulitis, schwierige und schmerzhafte Menstruation, schwache Milchproduktion.

Aufguss: 20 g pro Liter 3-mal pro Tag oder als Pulver im Essen.

Hundsrose

ROSA CANINA

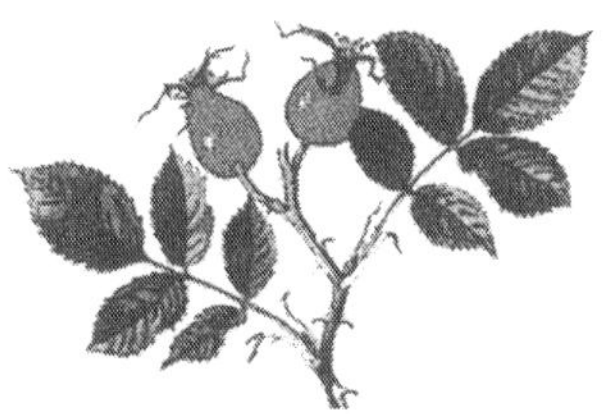

Frucht: Hagebutte.

Verwendet werden: hier Frucht, aber auch Blüten, Blätter.

Eigenschaften: Stärkungsmittel, Adstringens, blutstillend, harntreibend, Mittel gegen Blutarmut, reguliert die Hormone.

Indikationen: Durchfall, weißer Ausfluss, Blutungen, Harnsteine, Vitaminmangel, Ermüdung, Frühjahrskur, unregelmäßige Zyklen, andere Störungen der Hypophyse und Eierstöcke.

Äußerliche Anwendung: Blätter und Blüten bei Wunden, Geschwüren.

Innerliche Anwendung: Urtinktur, oder noch besser Glyzerinkonzentrat der Knospen in erster Dezimalverdünnung 30-50 Tropfen morgens auf leeren Magen.

Aufguss: 1 Teelöffel (5 g pro Tasse), 3-mal pro Tag.

Wildes Stiefmütterchen

VIOLA TRICOLOR

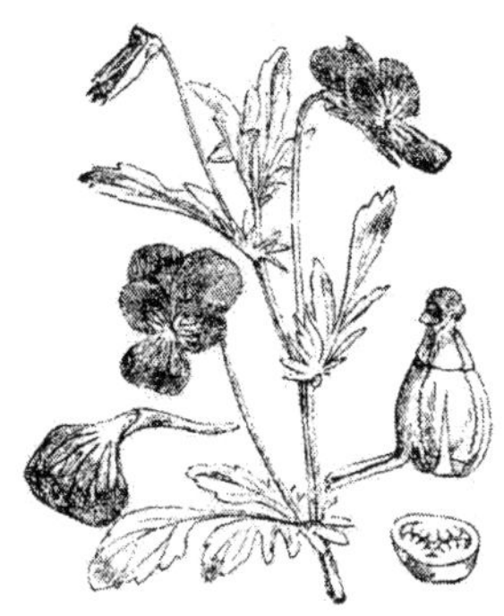

Verwendet werden: Blüten und Kraut.

Eigenschaften: entschlackend, vermindert Blutandrang, harntreibend, Mittel gegen Juckreiz, Stärkungsmittel, Mittel gegen Syphilis.

Indikationen: verschiedene Dermatosen (Ekzeme, Akne, Schuppenflechte, Flechte, Furunkel u. a.), Venenentzündung, Hämorrhoiden, Herpes, Nesselsucht, Arteriosklerose, nervöse Spasmen.

Aufguss: 50 g pro Liter, 2-3 Tassen pro Tag.

Urtinktur: 10-25 Tropfen vor jeder Mahlzeit.

Zum Schluss ein nicht-pflanzliches Mittel:

Tonerde
Durch ihren Reichtum an Mineralien und Spurenelementen ist die Tonerde ein Mittel zum Reminarilisieren, Ausgleichen und Detoxinieren. Ihre heilende Kraft ist schon seit frühesten Zeiten bekannt. Die Tonerde wirkt antiseptisch, fördert die Wundheilung und ist fähig, vieles zu absorbieren. (Tinktur, üblen Geruch, Giftstoffe). Schließlich ist sie sehr reich an Silizium und deshalb besonders angezeigt in Fällen von Mineralmangel und Abnutzung (Knochenbrüche, Tuberkulose, Alterserscheinungen, Mattigkeit, Umfeld von Krebserkrankungen, Blutarmut).
Anwendung: Die Tonerde wenden wir hier in Zäpfchen an, sie kann aber auch in Umschlägen aufgelegt (bei Endometritis, gutartigen Geschwülsten ...) und eingenommen werden. Die Tonerde für innerliche Anwendung muss feiner sein und sorgfältiger ausgewählt werden.
Abends wird 1 Teelöffel Tonerde in einem Glas mit Wasser bedeckt, und am nächsten Morgen wird die oben schwimmende Flüssigkeit getrunken (nur die ersten 4-5 Tage), oder aber es wird umgerührt, und das tonhaltige Wasser wird getrunken. Falls durch die Tonerde eine Verstopfung eintritt, wird die Behandlung für zwei Wochen unterbrochen (s. a. S. 157).

ZERVIZITIS UND EKTOPIE

Die Zervizitis ist eine Infektion des Gebärmutterhalses, die sehr häufig vorkommt. Einer der Faktoren, die sie begünstigen, ist eine Ektopie oder eine Wucherung der Drüsen des Zervixkanals, in der Umgebung des Muttermundes. Dieses überquellende Gewebe, das eigentlich an ein steriles Milieu (in dem keine Keime enthalten sind) gewöhnt ist, entzündet sich ständig, da die Vagina ständig von Bakterien bewohnt ist. Der gerötete Teil liegt in einem Ring um den Muttermund:

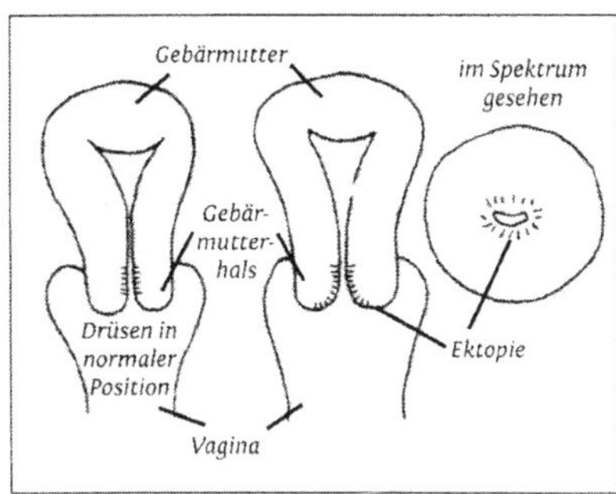

Die Ektopie ist einer der Gründe, warum der Gebärmutterhals gegenüber Infektionen weniger abwehrbereit ist. Auch Gonokokken können sehr oft eine Zervizitis hervorrufen (ebenso wie Chlamydien, Herpes, Feigwarzen). Aber auch eine Abtreibung, eine Geburt, die Spirale, ein vergessener »Hygiene«-Tampon oder allgemein eine geringere Abwehrbereitschaft gegenüber Infektionen, etwa durch Vitaminmangel, sind mögliche Gründe. (Wie kann jemand in einem der reichsten Länder der Welt leben und unter Vitaminmangel leiden? Siehe dazu Kapitel VI.)

Die Anzeichen

- Im Spekulum ist ein roter Gebärmutterhals, der leicht blutet, zu sehen;
- sehr viel dicker gelbweißer Ausfluss, manchmal mit Blutschlieren;
- manchmal treten Schmerzen im Rücken, dem Unterbauch oder Krämpfe auf, es muss häufig Wasser gelassen werden, und die Frau spürt ein Brennen dabei; die Menstruation ist schmerzhaft.

Wenn sie nicht behandelt wird, kann Zervizitis eine aufsteigende Infektion (Endometritis, Eierstockentzündung) mit folgender Sterilität, eine Fehlgeburt oder Schwierigkeiten bei der Entbindung (Eröffnungsphase) hervorrufen.

Die konventionelle Medizin

Was schlägt die konventionelle Medizin vor?

Zunächst ein Antibiotikum, um die Infektion auszuschalten; aber das kann einige Monate dauern. Es wird je nach dem beteiligten Erreger ausgewählt (siehe auch Abschnitt »Entzündungen der Vulva und der Vagina«).

Bei chronischer Zervizitis werden saure Vaginalspülungen und eine Operation wie etwa die Gewebszerstörung (Kauterisation: Elektroagulation, Kältechirurgie, Mikrolaser) bzw. Konisation (ein kleines Stück des Gebärmutterhalses wird entfernt) empfohlen. Die Operation ist allerdings umstritten: Einige sind dagegen, andere behaupten, es sei eine Möglichkeit, Gebärmutterhalskrebs zu vermeiden.

Möglichkeiten der traditionellen naturheilkundlichen und komplementären Medizin (T&CM)

Welche Möglichkeiten gibt es in der T&CM?

Zuerst eine Desinfektion, je nach den beteiligten Erregern (s. a. Abschnitt »Entzündungen der Vulva und Vagina«). Es ist wichtig, dass das Präparat wirklich bis zum Gebärmutterhals gelangt; deshalb können Zäpfchen wirksamer sein als Vaginalspülungen, die möglicherweise nur bis zu einer Falte in der Vagina gehen. Danach sollte die Verheilung mit Hilfe von Lavendel- oder Rosmarinhonig, der täglich aufgetragen wird, unterstützt werden. Der Honig muss von guter Qualität sein, kristallisiert, also hart. Ihr könnt ebenfalls mit Vitamin E den Gebärmutterhals bepinseln. Nötig ist außerdem viel Geduld, denn die Behandlung einer solchen Infektion ist sehr langwierig. Vielleicht ist es am besten, sie in Serien von einigen Wochen bis zu einigen Monaten vorzunehmen und nur während der Menstruation zu unterbrechen. Es kann auch folgende Mischung angewandt werden:

Süßmandelöl	*60 g*
Weizenkeimöl	*20 g*
ätherisches Öl von Thuja	*4 g*
ätherisches Öl von Zypresse	*4 g*

Damit wird ein steriler Tampon getränkt (bitte keinen aus der Drogerie, sondern einen selbst hergestellten aus Watte, die mit einem Mullstreifen umwickelt ist, von dem ein Stück aus der Vagina heraushängen gelassen wird). Dieser Tampon wird dann bis zum Gebärmuttermund eingeführt und bleibt dort z. B. eine Nacht lang.
Hier bietet sich die Gelegenheit, über eine weitere Pflanze zu sprechen:

Weizen

TRITICUM VULGARIS

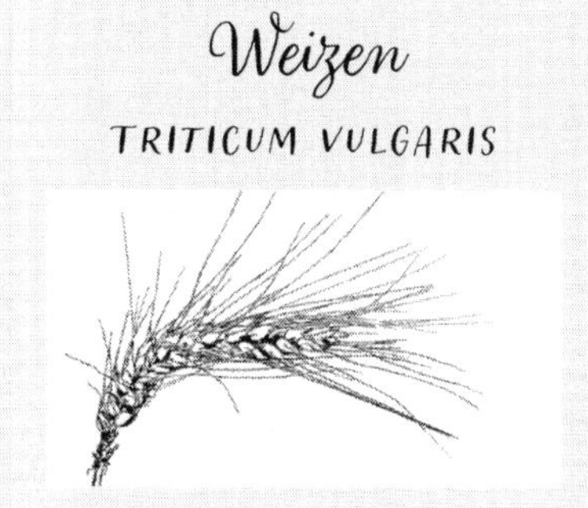

Das ganze Korn (d. h. nicht ausgemahlen) enthält alle Elemente, die für ein gutes Funktionieren unseres Organismus notwendig sind: Kalzium, Magnesium, Natrium, Kalium, Chlor, Schwefel, Fluor, Silizium, Zink, Mangan, Kobalt, Kupfer, Jod, Arsen, Phosphor, Stärke (produziert Wärme) und die Vitamine A, B, E (Keim), K, D, PP sowie Fermente, die zur Verdauung notwendig sind. Außerdem erhöht das gekeimte Korn die Menge dieser Elemente um das Zwei- bis Dreifache. Als integrales, d. h. nicht raffiniertes Mehl, und als Weizenkeime (Reformhaus) ein ausgezeichnetes Nährmittel bei Mineralmangel, Blutarmut, während des Wachstums und bei Rachitis, Tuberkulose, Schwangerschaft und Stillzeit.

Äußerliche Anwendung: Weizenkeimöl zur Wundheilung auftragen.

Für alle diese chronischen Probleme im kleinen Becken ist ein kaltes Sitzbad am Morgen einige Minuten lang sehr heilsam, weil es den Blutkreislauf in dieser Region stark anregt.

Falls all diese Behandlungsmethoden versagen, sollte eine ganzheitliche Therapie ins Auge gefasst werden; ihr solltet euch nicht weiter auf den Gebärmutterhals konzentrieren (siehe auch Präkanzerose des Gebärmutterhalses).

AUSFLUSS und JUCKREIZ *(nicht durch eine Infektion hervorgerufen)*

Die Vagina ist normalerweise feucht, und zwar mehr oder weniger je nach dem Zeitpunkt des Zyklus und den sonstigen Umständen. Die gesamte Zellerneuerung des Gebärapparates wird durch die Vagina sondiert und ausgeschieden. Ebenso wie die Menstruation ... und auch Babys!

Auch die Menge und Beschaffenheit des Ausflusses verändert sich je nach Zeitpunkt des Zyklus. Gleich nach der Menstruation folgt eine trockene Periode (verhältnismäßig); danach wird der Ausfluss stärker, und zieht Fäden wie Eiweiß, und das bis zur Ovulation. Zu diesem Zeitpunkt tritt Zervixschleim auf, der von den Drüsen des Gebärmutterhalses ausgeschieden wird. Dieser Schleim soll die Spermien in einem Milieu erhalten, das für ihr Überleben günstig ist und ihren Aufstieg in die Gebärmutter fördert. Der Schleim ist also vor und während der Ovulation vorhanden. Durch Beobachtung seiner Veränderung lässt sich die Ovulation feststellen, sei es mit dem Ziel der Verhütung oder, im Gegenteil, wenn die Frau schwanger werden will. Nach der Ovulation wird der Ausfluss weißlich, undurchsichtig und zieht keine Fäden mehr. Meist wird er wieder stärker, wenn die Menstruation sich nähert. Die Menge des Ausflusses hängt jedoch auch von der Ernährung ab. Milchprodukte verstärken ihn zum Beispiel (wie sie auch die Sekretion der Bronchien erhöhen) und machen ihn dicker, was auf unangenehme Weise deutlich macht, dass der Ausfluss eine Ausscheidungsfunktion hat. Auch Vaginalspülungen, diese zwanghafte Hygiene, erhöhen den Ausfluss (da sie regelmäßig die Milchsäurebakterien entfernen) und setzen die Abwehr herab. Ebenso schaffen Schlüpfer aus Nylon ein Treibhausklima, in dem Mikroorganismen gut wachsen können. Wenn der Säuregehalt der Vagina sich verändert (pH-Wert 4,5), d. h., wenn der Ausfluss alkalisch wird (pH-Wert steigt), verändert sich auch seine Beschaffenheit. Auch die Flora verändert sich dann, und der Ausfluss kann die Haut der Vulva reizen und Juckreiz hervorrufen. Deshalb treten nach der Menstruation häufig wieder Candida und Trichomonaden auf. Eine Vaginalinfektion ist nicht fern (s. Abb. S. 87). Außer den genannten gibt es keine Regeln für die Menge des Vaginalausflusses.

In der Menopause wird der Ausfluss geringer, die Schleimhaut ist weniger gut mit Östrogen versorgt; sie kann sogar schrumpfen. Aber das kann auch eine Frage der Gewohnheiten sein, denn auch sexuelle Erregung stimuliert die Vaginalsekretion, sodass die Verringerung des Östrogens keine merkliche Wirkung hat. Auch nach der Entbindung fallen die Östrogene plötzlich ab, und die Anzeichen können vorübergehend ähnlich sein. Dieser Übergang ist von Frau zu Frau verschieden lang (Wochen, Monate), und manche Partnerschaft reagiert unverständlich darauf.
Für die konventionelle Medizin existieren diese Beschwerden nicht oder sind, abgesehen von Infektionen, nicht interessant. Als ob starker Ausfluss nicht Besorgnis hervorrufen könnte! Die ÄrztInnen empfehlen deshalb immer Desinfektionsmittel oder zumindest ein Mittel zur Befeuchtung, denn sie meinen, das Problem seien Schwierigkeiten bei der Penetration. In der Menopause und nach der Entbindung empfehlen sie ein Befeuchtungsmittel, das künstliche Östrogene enthält.

Pflanzen

Wir wollen lieber sehen, wie wir mit Pflanzen helfen können:
Es handelt sich hauptsächlich um Entschlackungsmittel für Geschlechtsorgane und Harnwege, von denen das erste vor allem roh gegessen wird:

Wilder Meerrettich

COCHLEARIA ARMORICA

Verwendet wird: die Wurzel.

Eigenschaften: appetitanregend, begünstigt die Sekretion der Gallenblase, blutreinigend, hustenlösend, krampflösend, harntreibend.

Indikationen: Blutarmut, Mangelerscheinungen, Appetitlosigkeit, Asthma, chronische Bronchitis, weißer Ausfluss.

Anwendung: gerieben im Salat oder als Aperitif.

Graue Heide

ERICA CINEREA

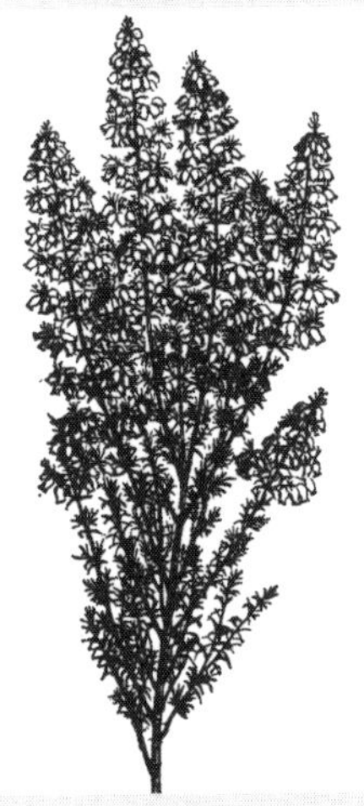

Verwendet werden: Blüten

Eigenschaften: harntreibend, Desinfektionsmittel für die Harnwege, entschlackend, beruhigt die Harnwege, Adstringens, Mittel gegen Rheuma.

Indikationen: Blasenentzündung, Nierenbeckenentzündung, Rheuma, weißer Ausfluss.

Absud: 1 Handvoll pro Liter, 3-mal am Tag.

Urtinktur: 25-50 Tropfen, 1-2-mal pro Tag.

Wacholder

JUNIPERUS COMMUNIS

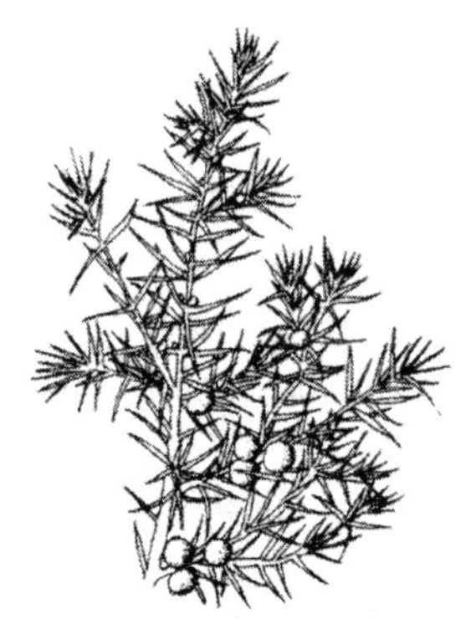

Verwendet werden: Beeren, Holz, Blätter und ätherisches Öl der Beeren.

Eigenschaften: stärkt die Nerven, verdauungsfördernd, anregend (Beeren), desinfizierend, entschlackend, harntreibend, Mittel gegen Rheuma, Diabetes, Emmenagogum (blutungsfördernd).

Indikationen: Mattigkeit, Erkrankungen der Harnwege, Gonorrhoe, Gärungen im Darm, Rheuma, Diabetes, schmerzhafte Menstruation, weißer Ausfluss.

Aufguss: Beeren: 20-30 g pro Liter oder 1 Teelöffel pro Tasse, 3-mal am Tag.

Urtinktur: 15 Tropfen, 3-mal am Tag.

Ätherisches Öl: 0,1-0,2 g am Tag (Lösung zum Einnehmen siehe Anhang 4).

(Breit-)Wegerich

PLANTAGO MAJOR

Verwendet wird: die ganze Pflanze.

Eigenschaften: reinigt Blut, Lunge, Magen; Adstringens, entzündungshemmend, erhöht die Gerinnungsfähigkeit des Blutes.

Aufguss: 10 g pro Tasse, 2-4-mal am Tag.

Äußerlich angewendet: Mittel zur Wundheilung, lindert Reizungen, Desinfektionsmittel.

Mazerat: 30-60 g auf 1 l Wasser über Nacht in abgedecktem Gefäß ziehen lassen, über den Tag verteilt trinken.

Indikationen: Schwächezustand, Magerkeit, Entwicklungsstörungen, Blutung, Bluterkrankheit, Bronchitis, Entzündung des Rachens und der Mandeln, Durchfall, weißer Ausfluss, Nierenentzündung.

Äußerliche Anwendung: Bindehautentzündung, Zahnfleischentzündung, Akne, Wunden, krustige Dermatosen, Entzündung der Gebärmutter, Insektenstiche, Vipernbiss, Ohrenentzündung.

Blätter zerdrückt oder gerebelt auf der Wunde verteilen.

Wegerich wird in der Homöopathie bei Entzündungen des Zahnnervs angewendet und wenn jemand nachts den Harn nicht halten kann.

Als Mündspülung löst er Ekel gegenüber Tabak aus!

Hinweis: Der Breitwegerich wirkt mehr in Richtung Nieren- und Blasenfunktion, der Spitzwegerich (Plantago lanceolata) hingegen mehr in Richtung Lungenfunktion/Erkältung.

Weiße Taubnessel

LAMIUM ALBUM

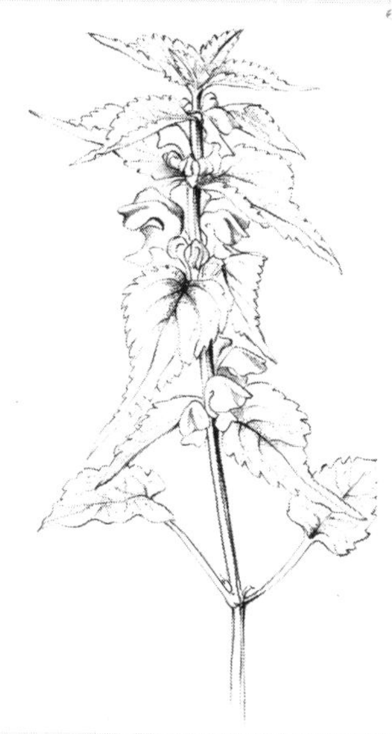

Verwendet werden: Blätter, Blüten.

Eigenschaften: Stärkungsmittel und Adstringens speziell für die Gebärmutter, gefäßverengend, Mittel gegen Fieber, entzündungshemmend, Entschlackungsmittel.

Indikationen: Durchfall, Zwischenblutungen, weißer Ausfluss, schmerzhafte Menstruation, Hämorrhoiden, Krampfadern, Blasenentzündungen.

Aufguss: 1 Teelöffel pro Tasse, 3-mal am Tag.

Auszug in Alkohol: 2-4 Teelöffel pro Tag.

Absud: 1 Handvoll pro Liter, zur Spülung der Vagina.

Bärentraube

ARBUTUS UVA URSI

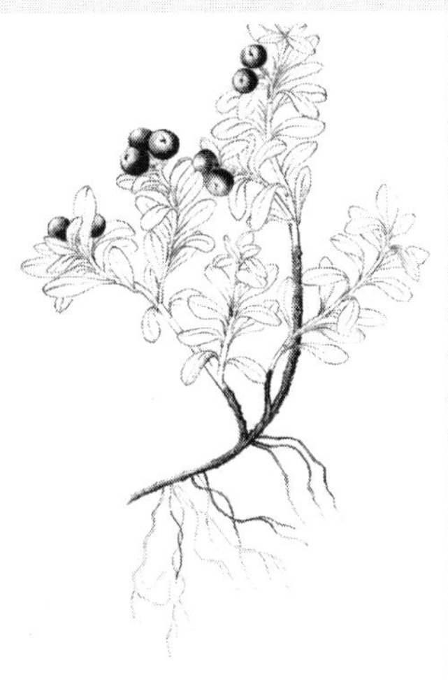

Verwendet werden: Blätter, Beeren.

Eigenschaften: harntreibend, Desinfektionsmittel und Mittel gegen Eiterbildung, Beruhigungsmittel für die Harnwege, Adstringens.

Indikationen: Entzündung der Harnwege, Schwierigkeiten beim Harnlassen, Durchfall, Blut im Urin, weißer Ausfluss.

Aufguss: 1 Handvoll auf 1 Liter, 3-mal am Tag.

Urtinktur: 10-15 Tropfen über den Tag verteilt.

Gegenanzeigen: Schwangerschaft, da Wehen auslösend.

Weiderich

LYTHRUM SALICARIA

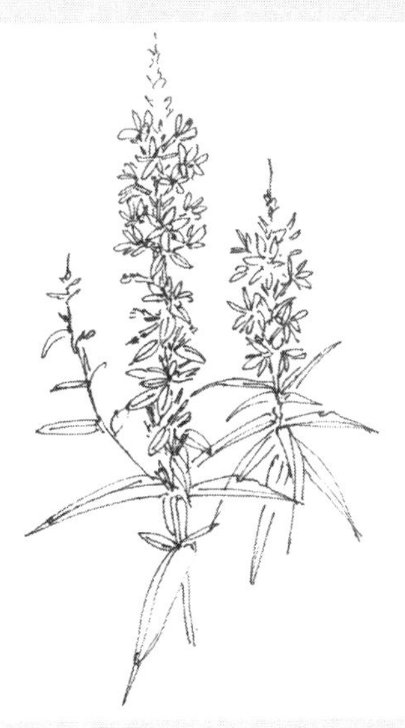

Verwendet werden: obere blühende Teile.

Eigenschaften: Adstringens, Mittel gegen Durchfall, blutstillend, Desinfektionsmittel.

Indikationen: Darmkatarrh, Zwischenblutungen.

In äußerlicher Anwendung: Entzündung der Gebärmutter, weißer Ausfluss, Juckreiz der Vulva, Geschwüre an den Beinen, Ekzeme.

Aufguss (innerliche Anwendung): 1 Handvoll pro Liter, 3-mal am Tag.

Zur äußerlichen Anwendung: 2 Handvoll pro Liter.

Auszug: 2-5 g über den Tag verteilt.

Pflanzen, die schon in den vorherigen Kapiteln genannt wurden und die auch hier ihre Bedeutung haben: Salbei, Schwarze Johannisbeere, Kamille, Hydrastis, Frauenmantel. Und eine Gruppe als Reserve (falls bisher noch nichts geholfen hat): Hirtentäschel (capsella bursa pastoris), Odermenning (Agrimonia eupatoria), Johanniskraut (Hypericum perforatum), Eiche (Quercus robur), Wilde Brombeere (Rubus fructicosus).

In einigen Fällen genügt auch die Anwendung von Laktoferment oder Milchsäure in anderer Form. Und schließlich kann frau es auch mit Tonerde probieren: 4 Esslöffel mit 1 Liter Wasser vermischen, das ergibt eine Flüssigkeit zur Vaginalspülung. Bei einfachem Juckreiz kann auch die Anspannung und Entspannung der Beckenbodenmuskulatur (Anus, Vagina, Harnröhre) helfen, ebenso kalte Sitzbäder.

Zwei Mischungen in Form von Salben können nützlich sein:

Urtinktur Brennnessel	10 g
Urtinktur Ringelblume	10 g
Cold Cream	100 g
Feuchtigkeitssalbe	100 g
Rizinusöl	5 g
Ätherisches Öl von Niaouli	1 g
Ätherisches Öl von Zypresse	1 g
Öl von gekochter Kamille	2,5 g
Ätherisches Öl von Zitrone	1 g

Im Zusammenhang mit Wechseljahren und Scheidentrockenheit kann dieses Präparat zunächst brennen. Es ist dann notwendig, mit einem Öl zu beginnen, das reich an Vitamin E ist (Weizenkeim, Nachtkerze) und verwenden Sie dann die Creme erneut oder reduzieren Sie die Menge der ätherischen Öle.

BARTHOLINISCHE ZYSTE und BARTHOLINITIS

Wenn eine glänzende Schwellung auf dem unteren Drittel oder der unteren Hälfte der Schamlippen auftaucht, handelt es sich meistens um eine Verstopfung des Kanals, der die Bartholinischen Drüsen entleert. Diese beiden Drüsen liegen auf beiden Seiten der Vagina, zwischen den kleinen Schamlippen und der Vaginalwand, und ihre Kanäle sind 1-2 cm lang. Mit ihrem Sekret befeuchten sie den Eingang der Vagina. Die meisten Verstopfungen sind auf Infektionen zurückzuführen. Ein Abszess entsteht. Die Entzündung legt sich von selbst, aber manchmal kann der Kanal beschädigt sein, ein Rückstau entsteht, und das Sekret füllt eine Zyste.

Die Anzeichen
sind Schmerzen und Schwellungen; deren Stärke hängt davon ab, ob eine Infektion vorhanden ist und wie fortgeschritten der Verschluss ist.

Die Untersuchung
Im Fall einer Infektion erlaubt das Anlegen von Kulturen die Identifizierung des Erregers. Außerdem müssen wir zwischen einem Abszess, einer Zyste und – was viel seltener vorkommt – einem Krebs an der Drüse oder am kleinen Kanal unterscheiden (primär oder sekundär als Folge eines Tumors an Vulva oder Vagina).

Was schlägt die konventionelle Medizin vor?
Antibiotika, Schmerzmittel (Aspirin ...) mit Bettruhe. Chirurgie: den Abszess anschneiden und entleeren, »Marsupialisation«, falls die Kanäle chronisch verschlossen sind (d. h., dass eine Tasche geschaffen wird, in die das Drüsensekret ausfließen kann). Als letztes Mittel wird die Drüse ganz entfernt.
Die Prognose sei praktisch immer gut, heißt es.

Möglichkeiten der traditionellen naturheilkundlichen und komplementären Medizin (T&CM) (bei Bartholinitis)

Zunächst Tonerde in lokaler Anwendung und Bettruhe. Die Tonerde hat, wie einige Gemüse (z. B. Kohl), zahlreiche Eigenschaften. Reich an Mineralien und Spurenelementen, stellt sie das Gleichgewicht wieder her, wirkt gegen Giftstoffe, ist keimtötend, fördert die Wundheilung und wirkt absorbierend. Wenn wir Tonerde äußerlich anwenden, wird sie in einem Gefäß aus Glas, Holz oder Porzellan (weder aus Metall noch aus Plastik) angesetzt. Sie wird mit Wasser bedeckt und muss ruhen, bis die Masse homogen ist. Wenn ihr es eilig habt, könnt ihr auch mit einem Holzlöffel umrühren. Die kalte Tonerde wird direkt auf die Haut aufgetragen und sollte so dickflüssig sein, dass die Masse in etwa 1 Stunde getrocknet ist. Dieselbe Erde sollte nicht mehrmals hintereinander verwendet werden. Der Umschlag wird am Anfang zunächst 2-3-mal am Tag gewechselt, danach 1-mal pro Tag. Tonerde, die an den Haaren hängen bleibt, kann mit Wasser abgewaschen werden; und falls die Haut zu trocken wird, der Masse etwas Öl hinzufügen. **Achtung:** Die Tonerde kann zunächst die Schmerzen verschlimmern, bevor eine Besserung eintritt, denn sie zieht wirklich die Flüssigkeit heraus! Tonerde kann auch eingenommen werden, wie wir in einem der nächsten Kapitel noch sehen werden.

Folgende Pflanzen können bei der Bartholinitis angewendet werden, beispielsweise diese Mischung:

ätherisches Kamillenöl oder je nach Aromatogramm	*aa 1,5 g*
ätherisches Thymianöl oder je nach Aromatogramm	*aa 1,5 g*
ätherisches Minzenöl oder je nach Aromatogramm	*aa 1,5 g*
ätherisches Lavendelöl oder je nach Aromatogramm	*aa 1,5 g*
Urtinktur von Beinwell	*aa 10 g*
Urtinktur von Calendula	*aa 10 g*
Urtinktur von Hamamelis	*aa 10 g*
Grüne Tonerde	*5 g*
Emulsion v. Süßmandelöl	*qsp 300 g*
Als Kompresse 2-3-mal am Tag.	

Oft macht eine solche Behandlung das Aufschneiden der Drüse überflüssig.
Die meisten dieser Pflanzen haben wir schon in vorangegangenen Kapiteln kennengelernt, außer die Minze (Mentha piperata), hier mit ihrer antiseptischen und schmerzstillenden Wirkung, und den Thymian (Thymus vulgaris, vorzugsweise mit Thymol). Er wirkt ebenfalls antiseptisch, steigert die Wundheilung und ist ein ableitendes Mittel (das das Sekret herauszieht).

EIERSTOCK- UND GEBÄRMUTTERSCHLEIMHAUTENTZÜNDUNGEN

Die Infektion der Gebärmutter bzw. der Gebärmutterschleimhaut heißt auch Endometritis. Sie verdankt ihren Namen dem Endometrium, der Schleimhaut, die das Innere des Hohlraumes der Gebärmutter auskleidet und die nach jedem Zyklus ausgestoßen wird. Die Entzündung der Adnexen (Adnexitis genannt) ist eine noch ernstere Infektion: Sie befällt die Eileiter und Eierstöcke und kann sich auch auf das Bauchfell ausweiten. Dann handelt es sich um eine Peritonitis und der ganze Bauch schmerzt. Dieses Kapitel handelt also von sehr ernsten Infektionen, bei denen alle Experimente und alles Selbsttherapieren besser vermieden werden sollte. Die betroffene Frau sollte in diesem Fall eine Ärztin/Homöopathin oder einen Arzt/Homöopathen zur Seite haben!

Endometritis

Die Infektion tritt meist nach einer Entzündung der Vagina oder des Gebärmutterhalses (z. B. mit Gonokokken) auf, durch eine Spirale, nach einer Abtreibung oder Entbindung oder auch nach anderen intrauterinen Eingriffen wie z. B. Hysterographie (Röntgenaufnahme der Gebärmutter mit Hilfe von Kontrastmittel). Es kann, muss aber nicht unbedingt eine Temperatur zwischen 38 und 39 Grad Celsius auftreten. Der Schmerz wird oberhalb des Venushügels empfunden und strahlt nicht aus. Ihm kann eine »falsche Blasenentzündung« vorausgehen, mit Brennen in der Harnröhre und häufigem Wasserlassen. Beim Tasten kann der Schmerz beim Loslassen stärker sein als beim Druck auf die Stelle oberhalb des Venushügels (Entlastungsschmerz). Das Vaginalsekret ist vermehrt und eitrig. Bei der Untersuchung von der Vagina her sind Gebärmutter und Gebärmutterhals weicher und schmerzempfindlicher, die Eierstöcke sind weich.

Bei gewissenhaftem Vorgehen werden folgende zusätzliche Untersuchungen durchgeführt: eine Kultur des Sekrets mit Antibiogramm oder Aromatogramm (s. S. 102) wird angelegt; eine Blutsenkung (die höher liegt, wenn mehr weiße Blutkörperchen im Blut vorhanden sind) und eine vollständige Blutuntersuchung. Komplikationen können zu einer Eileiter- und Eierstockentzündung führen (s. u.).

Die konventionelle Medizin

Die konventionelle Medizin behandelt mit Antibiotika wie z. B. Ampicillin, 3 g pro Tag (Penbritin®), oder Amoxicillin (Clamoxyl®), 4-mal 750 mg pro Tag, beide über 10 Tage. Es können auch viele weitere Antibiotika angewandt werden, aber zur Zeit beschränken wir uns auf diese, solange von ihnen noch nicht allzu viele Resistenzen bekannt sind. Jedes Antibiotikum kann nach einigen Jahren seine Wirksamkeit verlieren, wenn die betreffende Flora »mutiert« und damit gegen dieses Antibiotikum resistent geworden ist. Besondere Vorsicht ist bei Allergien gegen Antibiotika geboten. Jede sollte wissen, ob sie in der Vergangenheit schon eine Allergie

hatte und welches Antibiotikum im Spiel war. In diesem Fall keine Antibiotika verwenden!
Außerdem machen Antibiotika sehr müde und können Depressionen auslösen. Sie können auch Durchfälle zur Folge haben, da sie die Darmflora zerstören: In diesem Fall ist es besser, sie während der Mahlzeiten und nicht davor einzunehmen und aktiven Joghurt zu essen, der die Darmflora wieder aufbaut. Es sei aber erwähnt, dass nach einigen neueren Untersuchungen von der Einnahme von Milchprodukten mit Tetracyclin abgeraten wird: Aktiver Joghurt ist vielleicht doch nicht das Allheilmittel.
Bei der Behandlung mit Antibiotika sollten die Schmerzen nach 4 oder 5 Tagen zurückgehen, auch beim Stuhlgang.

Möglichkeiten der traditionellen naturheilkundlichen und komplementären Medizin (T&CM)

Hier die Anwendungen, die wir im Gesundheitszentrum Frauen empfohlen haben, die sich in gutem Allgemeinzustand befanden:

- Ruhe, und das heißt: 100 %ig Schluss mit der Arbeit und absolute **Bettruhe**;
- Ernährung: viel trinken, leicht essen, d. h. keine gekochten Fette, tierisches Eiweiß meiden, dafür mehr pflanzliches Eiweiß essen, die Verstopfung mit Vollgetreide bekämpfen, z. B. mit Kleie. Bei schlimmer Verstopfung einen Einlauf machen.
- Örtliche Behandlung: Vaginalzäpfchen von ätherischen Ölen je nach Aromatogramm.

ätherisches Öl x	*1 Tropfen*
ätherisches Öl y	*1 Tropfen*
ätherisches Öl z	*1 Tropfen*
Urtinktur Ringelblume	*0,0,3 g*
Urtinktur Beinwell	*0,0,3 g*
Urtinktur Kanadische Gelbwurz	*0,0,3 g*
Grüne Tonerde	*0,075 g*

Bindemittel qsp 1 Zäpfchen von 3 g, abends 1 Zäpfchen.

Umschlag mit Tonerde auf den Unterbauch, lauwarm bis kalt, je nach Belieben, 3-4 Tage lang.

◆ *Allgemeine Behandlung:*
Cu oder Cu-Au-Ag als Spurenelemente:

1 Dosis pro Tag am Morgen auf nüchternen Magen, später auf 3-mal pro Woche verringern.

Urtinktur von Hagebutte	*aa qsp 160 ml*
Urtinktur von Schwarzer Johannisbeere	*aa qsp 160 ml*
Urtinktur von Schachtelhalm	*aa qsp 160 ml*
Urtinktur von Wildem Stiefmütterchen	*aa qsp 160 ml*
Urtinktur von Hydrastis	*aa qsp 160 ml*

80 Tropfen vor jeder Mahlzeit

All diese Pflanzen sind schon behandelt worden. Die Kur sollte über 3 Wochen durchgehalten und je nach Ergebnis ein zweites Mal vorgenommen werden (s. a. Chronische Vaginalentzündungen).

Akute Eileiterentzündung (Salpingitis)

Diese Infektion kann als Folge einer Endometritis auftreten oder unter denselben Umständen, die auch eine Endometritis begünstigen. In diesem Fall sind (im Allgemeinen) beide Eileiter befallen, sie sind gereizt oder geschwollen. Eitriges Sekret fließt aus, das sie möglicherweise verschließen und später einen Abszess im Eileiter oder Eierstock hervorrufen kann.

Die Anzeichen: Das Fieber steigt auf 39-40 Grad Celsius, und der allgemeine Gesundheitszustand verschlechtert sich. Der Schmerz ist stark und tief, mit Ausstrahlung in die Schenkel, den Anus und das Kreuz. Das Sekret ist nicht unbedingt vermehrt, aber häufig treten Blutungen auf. Der Bauch ist gebläht, »atmet« und ist über dem Venushügel so empfindlich, dass er sich schmerzhaft zusammenziehen und ein tieferes Abtasten verhindern kann (Abwehrreaktion). Beim Untersuchen von der Vagina her löst die Bewegung des Gebärmutterhalses Schmerzen aus, aber vor allem sind ein oder beide Eileiter verdickt und schmerzen. Bei einem Abszess lässt sich ein Gebilde ertasten (aus Eiter: Pyosalpinx; aus Wasser: Hydrosalpinx).

Die Untersuchung: Bei Ausfluss eine Kultur anlegen. Die Blutwerte sind verändert (außer ganz am Anfang): zwischen 15 000 und 30 000 weiße Blutkörperchen (normaler Wert unter 10 000), und die Blutsenkung ist erhöht.

Bei Komplikationen entsteht ein Abszess am Eileiter, mit dem Risiko, dass der Eileiter platzt und die Infektion sich ausweitet (Parametritis und Peritonitis) und Abszesse an den Eierstöcken verursacht. Die Schmerzen im kleinen Becken können chronisch werden. Die Menstruation ist schmerzhaft und unregelmäßig. Selbst Sterilität kann die Folge sein. Letzteres trifft 20 % der Frauen, die eine Eileiterentzündung hatten, wegen Verklebungen und der starken Vernarbung, was die Eizellen am Durchgang hindert.

Die anderen Möglichkeiten, die ausgeschlossen werden müssen (Differentialdiagnostik): Blinddarmentzündung, Eileiterschwangerschaft, die Torsion (Verdrehung) eines Eileiters, eine spontane Fehlgeburt. Bei Schmerzen im kleinen Becken auf der rechten Seite ist die Differenzierung zwischen einer

Blinddarmentzündung und einer Entzündung des rechten Eileiters sehr schwierig, und jede kann sich da einmal irren. Dennoch ist die Unzahl von Blinddarmoperationen Unfug. Wie beim Kaiserschnitt ist ihre Anzahl direkt proportional zur Anzahl der Chirurgen. Das ist umso beunruhigender, als der Blinddarm wie auch die Mandeln eine natürliche Barriere gegen Infektionen bilden (sie haben den gleichen Zellaufbau). Es gibt sicher eine große Anzahl von akuten Abdomeninfektionen, bei denen eine Operation nötig ist, zum Glück werden aber auch oft nichtoperative Lösungen gefunden. Da kommt es auf die jeweiligen Anschauungen, die wissenschaftlichen und finanziellen Ambitionen und die Angst der PraktikerInnen an. Die Untersuchung, die eine Unterscheidung erst möglich macht, ist die Laparoskopie, mit der wir einen »Blick« in das kleine Becken werfen können: Eine leuchtende Sonde wird unter Narkose oder lokaler Betäubung durch einen Schnitt in den Nabel eingeführt.

Trotz allem ist es schwierig, bei der Eileiterentzündung ohne Antibiotika auszukommen, denn sie kann sich sehr schnell ausbreiten, und die Angst vor einer Unfruchtbarkeit verhindert die wohl langsameren Behandlungsmethoden. Ist die Entzündung durch Gonokokken hervorgerufen, werden die Antibiotika zunächst sogar durch die Venen gegeben, was eine kurze stationäre Aufnahme im Krankenhaus nötig macht, aber die Heilung beschleunigt. Bei der akuten Infektion empfehlen manche MedizinerInnen auch Corticoide (Derivate von Cortison), um die Entzündung zu bekämpfen. Wir sagen gleich, dass wir damit nicht einverstanden sind.

Behandlung, falls keine Operation notwendig ist:

- Ruhe, zunächst »streng im Bett« und mindestens 4 Wochen lang;
- Ernährung wie bei der Endometritis;
- Cu-Au-Ag als Spurenelemente oder Cu (Kupfer) allein;
- Antibiotika: Dalacin® 600 mg am Tag, während 3 Wochen; es kann auch Amoxocillin (Clamoxyl®) genommen werden, da es ein besseres Verhältnis von Dosis und Wirkung hat: 750 mg 4-mal am Tag, während des gleichen Zeitraumes;

- Anwendung von einigen ätherischen Ölen (Zitrone, Thymian, Nelke, Lavendel, Minze, Niaouli, Bohnenkraut, Zimt, Ysop, Cajeput) potenziert die Wirkung der Antibiotika und vermeidet ihre Nebenwirkungen. Wie bei der Endometritis müssen die Schmerzen am 4. oder 5. Tag zurückgehen, und nach 1 Woche bis 10 Tagen kann die betroffene Frau nach und nach immer länger aufstehen.

Die Probleme der chronischen Infektion: Durch die episodischen Rückfälle sind die örtlichen Folgeerscheinungen gekennzeichnet von: Verengungen, Verklebungen der Eileiter, eine fixierte Retroflexion der Gebärmutter. Die betroffene Frau klagt über zeitweilige Schmerzen im Becken, Schmerzen bei der Penetration, über schmerzhafte Menstruation oder Unfruchtbarkeit, sie hat chronischen Vaginalausfluss, die Harnblase ist druckempfindlich, und beim Tasten von der Vagina her ist im Allgemeinen noch eine beidseitige Verdickung der Tuben (Eileiter) zu fühlen. In einer solchen Situation hat die wiederholte Anwendung von Antibiotika keine Wirkung mehr, sie erhöht nur die Mattigkeit und vermindert die Abwehr.

Hier zeigt sich wieder die Bedeutung der natürlichen Behandlungsmethoden:

- Ruhe ist unbedingt nötig (obwohl uns bewusst ist, wie schwierig das je nach sozialer und familiärer Situation der Frau ist).

- Die Ernährung sollte in allen Einzelheiten überdacht werden, um das Verdauungssystem zu entlasten und die Abwehrkräfte zu steigern (siehe Kapitel VI).

- Spurenelemente: Cu-Au-Ag, abwechselnd mit Magnesium.

- Eine örtliche Behandlung (Zäpfchen aus ätherischen Ölen) und auch eine allgemeine Behandlung wie bei der Endometritis; und dazu noch ein Entschlackungsmittel für Leber und Nieren, z. B.:

Tinktur Artischocke	*aa 5 g*
Urtinktur Boldo	*aa 5 g*
Urtinktur Erdrauch	*aa 5 g*
Urtinktur Kondurango	*aa 3 g*
Urtinktur Kinkéliba	*aa 3 g*
Urtinktur Rosmarin	*aa 6 g*
Urtinktur Kurkuma	*aa 6 g*
Urtinktur Schachtelhalm	*10 g*

Urtinktur Olive in der Verdünnung zu 10% qsp 160 ml
40-80 Tropfen vor den beiden Hauptmahlzeiten.

Und eine neue Pflanze:

Kinkéliba

COMBRETUM RAIMBAULTII

Verwendet werden: Blätter.

Eigenschaften: regt die Gallenproduktion an, harntreibend, keimtötend, blutreinigend.

Indikationen: Insuffizienz der Leber, Gallensteine, Verstopfung.

Absud: 10 g auf 1 Liter, 3-4 Tassen am Tag.

Auszug: 1-5 pro Tag.

- Bei äußerlicher Anwendung sind wieder Umschläge mit Tonerde sehr heilsam. Tonerde (s. a. S. 138) wird hier als örtliches Ableitungsmittel angewendet wegen seiner großen Aufnahmefähigkeit.

Die Tonerde, die wir in einen Teller aus Glas, Holz oder Porzellan geben, wird mit Wasser bedeckt und zu einer dicken Paste angerührt. Wird ein Löffel verwendet, sollte er nicht aus Plastik oder Metall sein. Die Tonerde wird direkt in einer bis zu 1 cm dicken Schicht auf die Haut aufgetragen und kann mit einem Stück Mull oder Tuch bedeckt werden. Wenn sie völlig getrocknet ist, wird sie abgezogen und weggeworfen.

Die Umschläge sollten einmal pro Tag aufgelegt werden, und zwar mindestens 15 Tage hintereinander; sie sollten lauwarm bis kalt sein, je nach Belieben.

- Dazu kommen Vaginalzäpfchen und ätherische Öle zum Einnehmen oder als kleiner Einlauf. Sie werden mit 3 ccm Öl vermischt und in den Enddarm gespritzt (Formeln siehe Anhang 4).

- Gegen die Schmerzen kann folgende Mischung helfen:

Urtinktur Hafer	*aa 6 g*
Urtinktur Andorn	*aa 6 g*
Urtinktur Pulsatilla	*aa 6 g*
Tinktur Baldrian	*aa 3 g*
Urtinktur Weißdorn	*aa 3 g*
Urtinktur Pfingstrose	*aa 3 g*
Urtinktur Schlüsselblume	*aa 3 g*
Alkohol-Lösung von Melisse	*qsp 120 ml*

30 Tropfen pro Dosis (3-4-mal am Tag) oder 50 Tropfen am Abend, bei Schlaflosigkeit.

Diese Mischung kann genauso gut bei Schlaflosigkeit angewendet werden. Es ist interessant, hier den Unterschied zwischen Baldrian (mit Aluminium als Spurenelement) und Passionsblume (mit dem Spurenelement Lithium) zu betrachten. Baldrian wirkt eher anxiolytisch (d. h. angstlösend, dämpfend) und kann deswegen bei Personen, die sich bereits in einem Zustand der Unterspannung befinden (depressiv-melancholischer Typ) ungünstig sein. Passionsblume ist eher ein Antidepressivum und kann ungünstig sein bei Zuständen von Über-Spannung. Die schlaflose Person würde dann durch die Passionsblume (und das Lithium) nur noch erregter und käme nicht zum Einschlafen. Weißdorn und Melisse haben wir schon im Abschnitt »Menopause« behandelt, die Pfingstrose im Abschnitt über »Blutungen«. Hier die fünf anderen Pflanzen:

Hafer

AVENA SATIVA

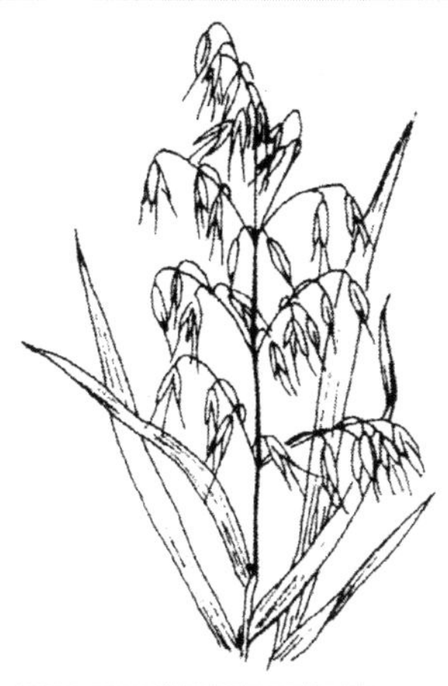

ist ein energiespendendes Getreide, das wieder aufbaut, Spannung verleiht (was in kalten Ländern gut bekommt).

Er wird für Kinder, RekonvaleszentInnen und bei Verstopfung empfohlen und soll auch bei Sterilität wirken.

Als Urtinktur ist Hafer den Schlaflosen anzuraten.

Dies mag zwar widersprüchlich erscheinen, da Hafer als Korn energiespendend wirkt (vom Hafer gestochen), während der Haferdrink, der Haferstroh-Tee und die Urtinktur beruhigend wirken.

Andorn

BALLOTA FOETIDA

Verwendet werden: Blüten.

Eigenschaften: krampflösend, wirkt ausgleichend auf die Nerven, Stärkungsmittel.

Indikationen: Angstzustände, psychische Beschwerden in der Menopause, sympathiekotonische Zustände (gewisse Arten von Schlaflosigkeit), Verdauungskrämpfe, Keuchhusten.

Aufguss: 30 g pro Liter, 2-3 Tassen am Tag.

Urtinktur: 10-15 Tropfen, 2-3-mal am Tag.

Gewöhnliche Kuhschelle

ANEMONE PULSATILLA

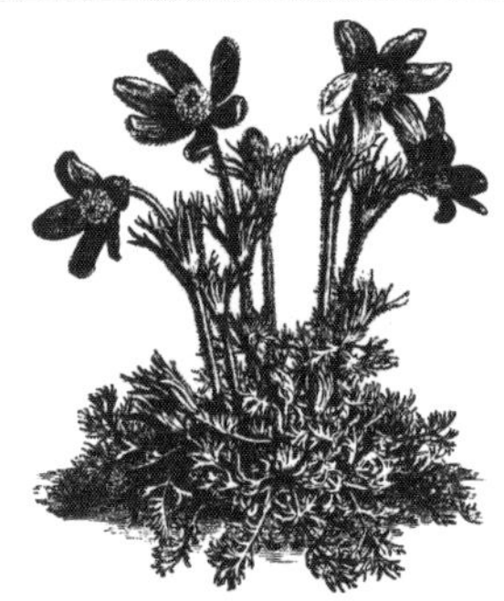

Verwendet werden: Wurzel, Blätter, ganze Pflanze.

Eigenschaften: krampflösend, beruhigende Wirkung besonders auf die weiblichen Geschlechtsorgane.

Indikationen: nervöse Krämpfe, Krämpfe der Geschlechtsorgane und der Organe des Magen-Darm-Traktes, krampfartiger Schnupfen und Husten, schmerzhafte Menstruation, Migräne.

Aufguss: ganze Pflanze, 4 g pro Liter, 2-3 Tassen am Tag.

Alkohol-Lösung: 20-50 Tropfen am Tag.

Achtung: Frische Kuhschelle/Pulsatilla ist giftig, erst getrocknet ist sie harmlos!

Pulsatilla ist eines der homöopathischen Heilmittel, das sehr intensiv untersucht ist. Gynäkologische Indikationen sind: verspätete, schwache Menstruation mit dickem schwarzem Blut; Amenorrhö, nachdem die Frau nasse Füße hatte; schmerzhafte Menstruation bei dickem gelblichem Ausfluss; Eierstockentzündung. Sehr wirksam, wenn eine Frau zu Depressionen neigt, sich schwach und resigniert fühlt, das Leben an ihr wie vorbei pulsiert.

Baldrian

VALERIANA OFFICINALIS

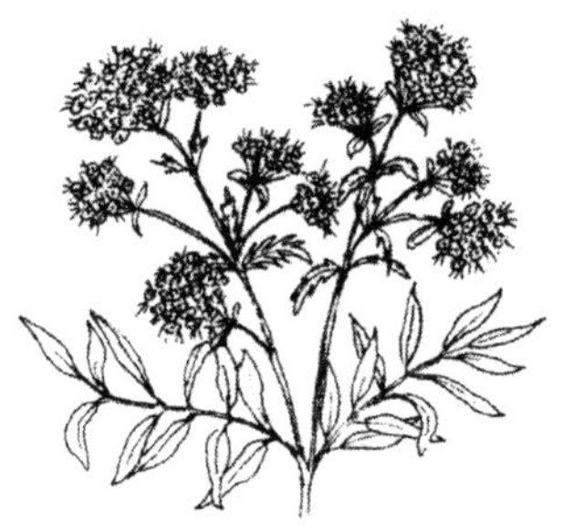

Verwendet wird: die Wurzel (die ganze Pflanze).

Eigenschaften: wirkt ausgleichend auf das Nervensystem und krampflösend.

Indikationen: Neurasthenie (Burn-out), Reizbarkeit, Krampfzustände bei Kindern, Schlaflosigkeit, Hitzewallungen, Asthma.

Urtinktur: 30-150 Tropfen pro Tag.

Achtung: Der Geruch von Baldrian zieht Katzen an und berauscht sie. Übermäßiger Gebrauch macht süchtig!

Zum Unterschied zwischen Baldrian und Passionsblume siehe auch Seite 158 unter Mischung bei Schmerzen und Schlaflosigkeit.

Schlüsselblume

PRIMULA OFFICINALIS

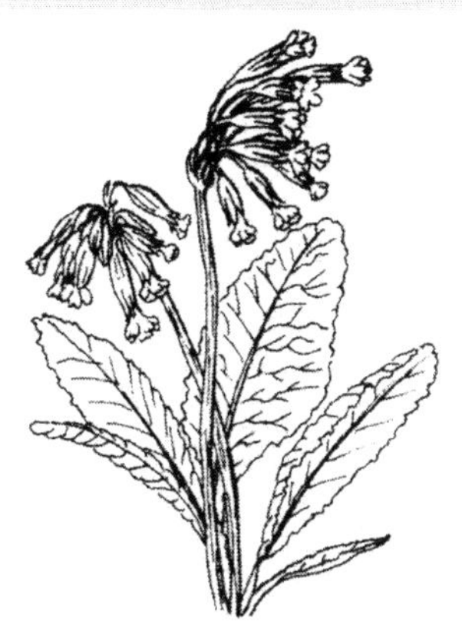

Verwendet werden: Wurzel, die ganze Pflanze, Blüten.

Eigenschaften: krampflösend, schmerzstillend, hustenlösend, harntreibend, Wurmmittel.

Indikationen: Erkrankungen der Atemwege, Kopfschmerzen und Migräne, Neuralgien, Schwindelgefühl, Krampfzustände bei Kindern, Erbrechen.

Wurzelabkochung: 1 Teelöffel auf 1 Tasse Wasser.

Aufguss aus geschnittenen Pflanzen und Blüten in gleichem Verhältnis. Bei äußerlicher Anwendung werden selbst ausgedehnte Blutergüsse resorbiert.

Zum Schluss wollen wir noch drei Methoden erwähnen, die nach einer akuten oder chronischen Infektion helfen können, die Folgen und Rückfälle zu vermeiden:

- *Bestrahlung mit Kurzwellen* (die einzige von der konventionellen Medizin anerkannte Methode) zur Vermeidung von schlechter Verheilung oder Verklebung.
- *Die Lockerung des Iliosakralgelenkes,* falls es blockiert ist. Das Iliosakralgelenk verbindet das Becken mit dem Kreuzbein am Ende der Wirbelsäule. Dieses Gelenk kann durch eine passive Mobilisierung entspannt werden oder aber durch eine Behandlung, die eine normale Zirkulation der Energie wieder herstellt. Hierfür ChiropraktikerIn oder ÄtiologIn fragen.
- *Ganzheitliche Akupunktur.*

BLASENENTZÜNDUNG

Der Harn und die Harnwege sind grundsätzlich steril. Infektionen der Harnwege und die Entzündung der Harnblase sind Erkrankungen, die aus anatomischen Gründen hauptsächlich Frauen betreffen. Der Weg zwischen der Harnblase und der Öffnung der Harnröhre ist bei der Frau viel kürzer als beim Mann, daher ist die Ansteckung der Harnblase mit Keimen aus dem Darm oder der Vagina viel leichter. Es ist deshalb sehr wichtig, beim Waschen und beim Abwischen die Bewegung immer von vorne nach hinten zu machen und nicht umgekehrt. Auch Geschlechtsverkehr mit Penetration kann eine Blasenentzündung begünstigen; besonders bei zunächst analer und dann vaginaler Penetration; ohne dass das Glied oder die Finger dazwischen gewaschen wurden. Es ist auch empfehlenswert, die Harnblase vor und nach der Penetration zu leeren.

Abgesehen davon ist die beste Vorbeugung gegen Blasenentzündung, viel zu trinken, denn das verhindert eine Stauung, die eine Infektion begünstigen könnte.

Im Übrigen steht die Harnblase in Verbindung mit dem Rest des Organismus, besonders mit dem Nervensystem (Parasympathikus, Sympathikus, Bewusstes und Unbewusstes) und den oberen Harnwegen (Harnleiter, Niere) und kann deshalb Indikator für andere Probleme sein. Die Harnblase steht auch in Verbindung mit den Nachbarorganen: Eingeweide, Enddarm, Gebärmutter, Eierstöcke. So kann eine Endometritis zunächst mit Symptomen einer Blasenentzündung beginnen. Das zeigt, wie wichtig folgende Fragen sind: Seit wann bestehen die Anzeichen einer Blasenentzündung, und bei welcher Gelegenheit sind sie zum ersten Mal aufgetaucht? Das Datum der letzten Menstruation und eventuell der Rhythmus von Blasenentzündungen, der dem der Menstruation entspricht; vorangegangene Operationen (z. B. Entfernung des Blinddarmes), geburtshilfliche Eingriffe (z. B. Zangengeburt), gynäkologische Eingriffe (z. B. Abtreibung, Myome) medikamentöse Behandlung (z. B. Antibiotika).

Die Anzeichen sind bekannt: häufiges Wasserlassen, Brennen in der Harnröhre, Schmerzen oberhalb des Venushügels, besonders nach dem Wasserlassen, falscher Harndrang (jedes Mal nur 3 Tropfen). Folgende Anzeichen können den Verdacht auf eine aufgestiegene Infektion bestärken: Schmerzen in der Nierengegend, Fieber, Übelkeit, Erbrechen, Blut im Urin.

Die Diagnose einer Harnwegsinfektion ist nur möglich, wenn eine aussagekräftige Anzahl von Bakterien in der Urin-Kultur isoliert werden konnte. Die klinischen Anzeichen sind weniger aussagekräftig, denn es gibt Blasenentzündungen ohne Symptome, und es gibt Beschwerden in den Harnwegen ohne Blasenentzündung. Die meisten Blasenentzündungen werden von einem einzigen Erreger hervorgerufen. Es ist also denkbar, wenn mehrere Erreger in der Kultur wachsen, dass die Kultur mit Keimen der Haut oder anderen Quellen kontaminiert wurde.

Die Untersuchungen: Von einer Harnwegsinfektion ist die Rede, wenn mehr als 100 000 Kolonien des gleichen Erregers in der Urin-Kultur gewachsen sind. Um ein wenig Harn zu gewinnen, ohne ihn zu kontaminieren, ist das einfachste Mittel, einen ersten Strahl in die Toilette zu lassen, dann zu unterbrechen (auch wenn es weh tut), um den zweiten Strahl in einen sterilen Becher zu lenken und den Rest in die Toilette. Beim Urin-Sediment (das ist eine Analyse der Zellen, die sich am Boden einer Röhre abgesetzt haben, wenn der Urin 5 Minuten lang mit 50 000 Umdrehungen gerührt wurde) sprechen wir von einer Blasenentzündung, wenn unter dem Mikroskop mehr als 10 weiße Blutkörperchen pro Feld sichtbar sind. Auch der pH-Wert des Urins (ein Maß für den Säuregehalt) ist aussagekräftig. Mehr davon später.

Welche Risiken gibt es?
Mögliche Wiederholungen einer solchen Infektion und vor allem die Entwicklung zu einer aufgestiegenen Infektion (Nierenbeckenentzündung, Nierenentzündung). Welche Frauen werden vor allem von Blasenentzündungen befallen? Schwangere Frauen und Frauen, die die Pille nehmen, Zuckerkranke und alle, deren Immunität herabgesetzt ist, sowie Frauen, die Nierensteine oder andere Erkrankungen haben, die die Harnwege behindern (z. B. Tumor).

Die konventionelle Medizin

Die häufigsten Erreger, die hier angetroffen werden, sind vor allen anderen Escherichia coli, danach Proteus, Klebsiellen, Enterokokken, Enterobakterien, Pseudomonaden etc.

Die Behandlung der konventionellen Medizin besteht vor allem in der Verabreichung von Antibiotika, Desinfektionsmitteln der Harnwege, manchmal Entzündungshemmern.
Heute wird eine Behandlung mit einer einzigen Dosis empfohlen. Dies im Gegensatz zu früheren Vorstellungen, nach denen eine wirksame Antobiotikatherapie mindestens 8-10 Tage dauern musste. Diese Antibiotika sind Ciproxin®, Noroxin® und Monuril®. Antibiotika in einer einzigen Dosis – eine Methode, die kostengünstiger und für den Organismus besser zu verkraften ist – sollen 50 % der Frauen helfen. Bei den anderen muss der jeweilige Erreger herausgefunden werden. Diese Methode hat die gleichen Nachteile wie alle »blinden«/unspezifischen Antibiotikatherapien; wenn sie den jeweiligen Erreger nicht treffen, »helfen« sie ihm, indem sie seine natürlichen Feinde umbringen und die Abwehrkräfte der Frau vermindern. Wenn schon Antibiotika genommen werden müssen, dann sollte das jeweils spezifische gewählt werden. Die Techniken beim Anlegen von Kulturen und des Antibiogramms sind heute in der Lage, den Erreger genau zu bestimmen. Für die konventionelle Medizin ist schließlich der einzige Grund dafür, warum eine Infektion erneut auftritt, die Wiederansteckung. Das sagt wenig bzw. gar nichts über die Ursachen der Chronizität aus. Aufgeschlossene MedizinerInnen erkennen immerhin an, dass die unangebrachte Anwendung von Antibiotika die Ursache vieler chronischer Erkrankungen ist.

Wissenswertes
Der Säuregehalt im Körper spielt eine wichtige Rolle. Das Gleichgewicht zwischen Säuren und Basen ist tatsächlich ein Schlüssel für das Gleichgewicht des ganzen Organismus (seine Reaktionen und Sekretionen).
Der pH-Wert des Blutes liegt zwischen 7,32 und 7,43. Darunter wird er zunehmend sauer, darüber immer alkalischer. Urin hat einen pH-Wert zwischen 7 und 7,5, ebenso wie Blut, aber erst nach dem

zweiten Wasserlassen am Morgen, denn während der Nacht kann er 5 oder weniger betragen, da die Niere so ihre sauren Abfallstoffe ausscheidet.

Wichtig ist, dass der blutreiche pH-Wert stabil bleibt, während die Atmungs- und Harnmechanismen als Kompensationsmechanismen dienen, sei es in Form einer Ausscheidung von CO_2 durch die Atmung oder in Form eines Säuregrades, der im Urin titrierbar messbar ist. Wenn wir uns mehrere Stunden lang in einem geschlossenen Raum aufhalten, sinkt der Harn-pH-Wert auf 5, dagegen steigt er im Freien wieder auf 7 an. Eine schlechte Atmung zieht durch eine schlechte Ausscheidung von CO_2 einen sauren pH-Wert nach sich. Wenn die Ernährung zu arm an Aufbaustoffen ist und bei wenig Bewegung, bleibt der pH-Wert immer auf 5 oder niedriger. Dies äußert sich in Müdigkeit, »totem Punkt«, Kopfschmerzen oder wandernden Schmerzen, die dann Rheuma heißen und die ganz einfach durch eine Zuführung von Lebensmitteln mit Aufbaustoffen behoben werden können.

Bei den meisten Blasenentzündungen (9 von 10) ist der pH-Wert zu basisch, das heißt, er liegt über 7,5. Nicht immer liegt das an einer zu basischen Ernährung! Nach Frau Dr. Kousmine kann ein zu hoher Säuregehalt des Blutes sich dennoch in zu basischem Urin ausdrücken, auch wenn das widersprüchlich erscheint.

Tatsächlich kann ein auffallend alkalisches Verhalten darauf hinweisen, dass der Körper als Überreaktion zu viele alkalische Salze freisetzt. Deshalb verschärft sich diese Situation durch eine Säurezufuhr.

Wie bringen wir nun unseren pH-Wert wieder auf die Norm?

Dafür z. B. 1 Teelöffel Salznitrat in wenig Wasser auflösen und 1 bis 2-mal täglich einnehmen (im Handel gibt es verschiedene Basenpulver, z. B. Erbasit®, Nembasit® und Alkabase®), oder aber 1 Teelöffel Natriumbikarbonat in wenig Wasser einnehmen, am ersten Tag alle 2 Stunden, danach weniger, bis zu 3 Tage lang. Es gibt auch die sogenannten harnsauren Blasenentzündungen. Hier ist der Urin zu sauer und Mineralwasser, Lauch-Saft und Zitronensaft helfen.

Ernährung und Pflanzen

Es ist sinnvoll, sich ein wenig mit Nahrungsmitteln zu befassen, die säureproduzierend sein können (fleischhaltige Nahrungsmittel, weißes Mehl, Zucker, Tee, Kaffee, Kakao, Fette), oder aber Basen produzieren (Früchte, Gemüse, Kartoffeln, Milch, Mandeln, unraffiniertes Mehl, Eigelb etc.). Mehr darüber steht in dem Buch von Dr. Jackson (Anhang 6) sowie in Kapitel VI.

Bei Blasenentzündung sollte also gemieden werden: Fleisch, Schalentiere, Anchovis, Sardinen, Konserven, Sauerampfer, Tee, Kaffee, Zucker in jeder Form, Pflaumen, Salat, Karotten, grüne Bohnen, Spinat. Dagegen sind Rüben gut, weil sie harntreibend wirken, Harnsteine auflösen und belebend sind, dazu Gerste zur Bekämpfung von Entzündungen der Harnwege und Lauch wegen seines Reichtums an alkalischen Salzen und seiner keimtötenden, harntreibenden, abführenden Wirkung.

Kommen wir zur Welt der Pflanzen, die uns inzwischen vertraut geworden ist. In diesem Abschnitt interessieren uns:

- Pflanzen mit Wirkung gegen Infektionen und Entzündungen;
- Pflanzen des Milieus, entschlackende und harntreibende Mittel;
- Beruhigende und Einschlafmittel.

Die Anti-Infektions Pflanzen:
Im Vordergrund stehen die ätherischen Öle. Je nach Aromatogramm am besten einige auswählen: Rosmarin, Thymian, Salbei, Bohnenkraut, Majoran, Oregano, Ysop, Basilikum, Lavendel, Fenchel, Kümmel, Koriander, Cajeput, Niaouli, Kiefer, Eukalyptus (bei Colibazillose), Wacholder (außer bei Nierenerkrankung), Nelke, Zypresse, Zimt.

Und die Urtinkturen: Heidelbeere, Heidekraut, Bärentraube, Vogelknöterich, Kamille, Geißbart, Pappel.

Die Entzündungshemmer:
schwarze Johannisbeere, Papya (Carica papaya), Ananas, Seifenkraut, aufrechtes Glaskraut, Wacholder, Grießwurz (pareira brava) und »Indischer Nierentee« (Orthosiphon stamineus).

Entzündungshemmende Mittel als Umschlag:
Tonerde (s. S. 133), 2-mal pro Tag auf den Unterbauch legen, außer wenn es unangenehm ist, oder Kohl (4 Lagen der Blätter werden mit dem Nudelholz behandelt), 1-mal pro Tag, 2-3 Stunden lang.

Die Heilmittel des Milieus, entschlackende und harntreibende Mittel: Schachtelhalm, Magnesium, Kupfer und andere Spurenelemente, je nach Krankheitsbereitschaft (siehe Anhang 5), Tonerde (innerliche Anwendung), Honig, Pollen; Urtinkturen: Goldrute, Birke, Wiesenkönigin, Kleines Habichtskraut, Quecke, Linde.

Beruhigungs- und Einschlafmittel:
Ganz besonders geeignet sind Weide und Kuhschelle/Pulsatilla (beruhigen die Harnwege), aber auch Hafer, Andorn, Passionsblume, Engelwurz, Lavendel, Melisse, Schlüsselblume, Baldrian, Weißdorn, Pfingstrose.

Was können wir als Einnahmeschema empfehlen?

I.	*Urtinktur Heidelbeere*	*aa qsp 125 ml*
	Urtinktur Goldrute	*aa qsp 125 ml*
	Urtinktur Schachtelhalm	*aa qsp 125 ml*

40 Tropfen 5-mal am Tag an den ersten beiden Tagen, danach 3-mal am Tag.

ätherisches Zimt-Öl (Rinde)	*5 g*
oder ätherisches Eukalyptus-Öl (Melaleuca alternifolia)	*5 g*
Alkohol zu 94 %	*50 g*
Glyzerin zu 98 %	*20 g*
(oder Sojahydrolysat, 50 ml)	

10 Tropfen nach jeder Mahlzeit

II.	
Preiselbeere als Mazerat der Knospen in 1. Dezimalverdünnung 50-75 Tropfen,	*3-mal pro Tag bei akutem Zustand, 1-mal pro Tag bei chronischem Zustand*
Urtinktur Kleines Habichtskraut 50 Tropfen,	*5-mal pro Tag an den ersten beiden Tagen, danach 3-mal pro Tag; 1-mal pro Tag bei chronischem Zustand*

Als Beruhigungsmittel für die Harnwege:

III.	
Urtinktur Salweide	*aa 10 g*
Urtinktur Anemone	*aa 10 g*
Alkohol-Lösung Melisse	*qsp 60 ml*
3-mal 20 Tropfen pro Tag	

Schließlich gibt es ein homöopathisches Heilmittel, das bei Blasenentzündungen besonders interessant ist:
Cantharis in Form von Globuli, D6, die so eingenommen werden können:

- entweder einige Globuli in 1 Glas Wasser auflösen; mit einem Holzlöffel oder Plastiklöffel umrühren und alle halbe Stunde 1 Teelöffel voll einnehmen; wenn Besserung eintritt, seltener;
- oder 2 Globuli 4-mal pro Tag unter die Zunge nehmen.

Bei Blasenentzündungen, die durch Kälte ausgelöst werden, hilft Eisenhut *(Aconitum nappelus)* besonders gut.

Noch besser ist es natürlich, ein individuell passendes homöopathisches Mittel herauszufinden.

Heidelbeere

VACCINIUM MYRTILLUS

und

Preiselbeere

VACCINIUM VITIS IDAEA

Zwei sehr verwandte Arten

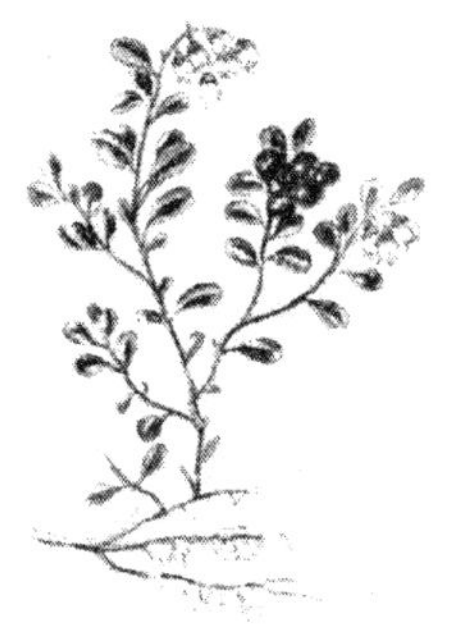

Verwendet werden: Blätter.

Eigenschaften: Mittel gegen Diabetes, fördern die Ausscheidung von Harnstoff, besonders starke Mittel gegen Coli-Bakterien, begünstigen die Durchblutung, regen die Darmtätigkeit an.

Indikationen: Diabetes, erhöhter Harnstoffspiegel, Blasenentzündung (besonders durch Coli-Bakterien), Durchblutungsstörungen, Durchfall, Verstopfung.

Anwendung in all ihren Formen: Beerensaft

Absud: 40 g pro Liter oder Urtinktur, auch von Knospen: 50-75 Tropfen 3-mal pro Tag.

Die Cranberry ist in ihren Eigenschaften keineswegs der Preiselbeere voraus. Diese zu bevorzugen ist eher ein Irrweg auf ökologischer Ebene, denn sie wird per Flugzeug aus den USA importiert.

Kleines Habichtskraut

HIERACIUM PILOSELLA

Verwendet wird: die ganze Pflanze im frischen Zustand.

Eigenschaften: harntreibend (fördert Ausscheidung von Harnsäure und Chloriden), anregend, senkt den Cholesterinspiegel im Blut.

Indikationen: Wenn bei Fieber die Urinmenge vermindert ist, bei Ödemen von Herzkranken, zu viel Harnsäure, Arteriosklerose, Müdigkeit (z. B. bei RekonvaleszentInnen).

Aufguss: 100 g pro Liter.

Urtinktur: 50 Tropfen 3-mal pro Tag.

Echte Goldrute

SOLIDAGO VIRGAUREA

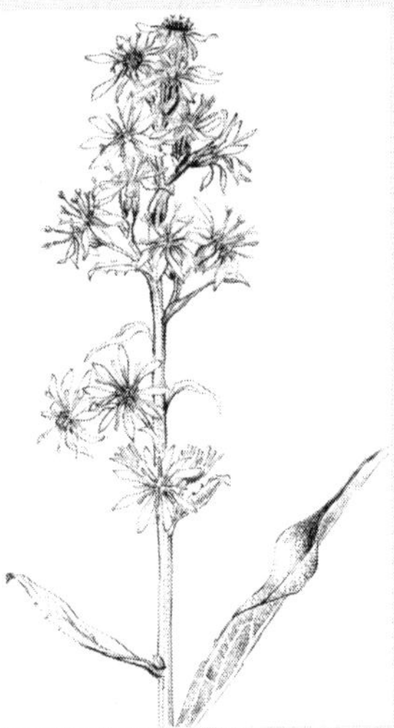

Verwendet werden: Blüten, ganze Pflanze.

Eigenschaften: Entschlackungsmittel für Leber und Niere, erleichtert die Ausscheidung von Giftstoffen, harntreibend, antiseptisch, Beruhigungsmittel für die Harnwege.

Indikationen: überhöhter Harnsäure- und Cholesterinspiegel, Harnwegserkrankungen, Harnsteine,

Albuminurie (Ausscheidung von Eiweiß im Harn), Lebererkrankung, Enterocolitis, Ekzeme.

Absud: 1 Handvoll pro Liter, in 1-2 Tagen trinken.
Urtinktur: 25-60 Tropfen 3-mal pro Tag.

In der Homöopathie ist die Goldrute ein Naturheilmittel zur Entschlackung von Leber und Niere, besonders wenn bei Druck auf den Winkel zwischen Rippe und Lendenwirbel auf beiden Seiten eine Schmerzempfindlichkeit besteht.

Birke

BETULA ALBA

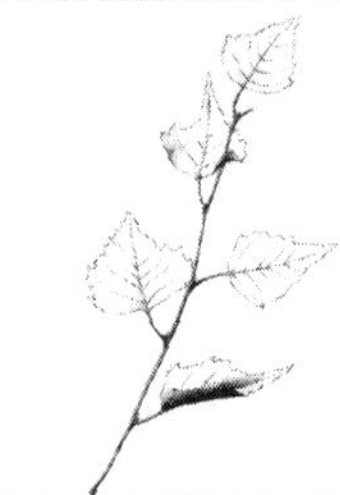

Verwendet werden: Blätter, Rinde, Saft.

Eigenschaften: harntreibend, fördert die Ausscheidung von Chloriden, Harnstoff, Harnsäure; blutreinigend, Verdauungsmittel, fiebersenkend.

Indikationen: Ödeme (Wasseransammlungen im Gewebe) bei Herz- oder Nieren-Erkrankungen, Übersäuerung des Blutes, erhöhter Cholesterinspiegel im Blut, Rheuma oder zu hoher Harnsäurespiegel, Steine und Koliken der Niere, Fettleibigkeit, Arthritis, arterieller Bluthochdruck, Darmparasiten, Arteriosklerose.

Urtinktur: 10-40 Tropfen, 2-3-mal pro Tag.

Betula pubescens wird in Form eines Glyzerinmazerats aus den Knospen D1 bei spannenden Brüsten verwendet (30-50 Tropfen pro Tag).

Bei der chronischen Blasenentzündung müssen wir uns unter Umständen überlegen, inwieweit hier auch psychosomatische Faktoren eine Rolle spielen könnten. Steht etwas im Konflikt im Zusammenhang mit dem Sexualleben? Gibt es Ängste?

ENDOMETRIOSE

Das Endometrium ist die Schleimhaut, die die Gebärmutterinnenwand auskleidet. Wenn dieses Gewebe auch außerhalb der Gebärmutterhöhle wächst, wird von Endometriose gesprochen. Während der Menstruation löst sich dieses Gewebe (es blutet ein), kann aber nicht auf normalem Wege ausgestoßen werden und bewirkt eine oft schmerzhafte Entzündung. Es handelt sich um ein tumorales Geschehen, das sich zwischen gutartigen und bösartigen Tumoren einordnen lässt.

Wie kommt es zu dieser Erkrankung?
Es gibt mehrere Ursachen, in allen Fällen besteht jedoch

- eine Leberschwäche;
- ein hormonales Ungleichgewicht, bei dem entweder zu viele Östrogene oder zu wenig Progesteron gebildet werden;
- ein Energiestau im kleinen Becken.

Dieselben Faktoren spielen auch bei anderen tumoralen Prozessen der Frau eine Rolle und werden entweder durch die bewusste Einnahme hoher Hormonmengen (wie bei der Pille oder bei Hormonbehandlungen) oder durch die unbewusste Zuführung durch die Nahrung ausgelöst: In Europa werden 25 % des Viehs trotz Verbot mit Hormonen behandelt. Die Russen verkaufen ihre Produkte heimlich, und die US-Amerikaner üben Druck auf die Europäer aus, um ihr hormonbelastetes Fleisch hier absetzen zu können. Dieselben Hormone finden sich im Wasser, das außerdem hormonähnliche Moleküle aus Industrie und Kunststoffverarbeitung enthält. Diese Hormone führen bei Männern zu verminderter Zeugungsfähigkeit und bei Frauen zu einer Zunahme hormonell bedingter Tumoren. Auch der Einfluss durch Umweltfaktoren, vor allem Schwermetallvergiftungen berufsbedingt, durch Amalgamfüllungen u. ä.) und Radioaktivität, erklärt zumindest teilweise die zunehmende Häufigkeit der Endometriosen.
Aber auch das Gehirn spielt eine wichtige Rolle, denn schließlich lenkt es das ganze Hormongeschehen. Der Konflikt, der zur Entstehung der Endometriose führt, ist unmittelbar mit der weiblichen Identität verbunden, ihrer Sexualität und Fruchtbarkeit. Die Beispie-

le dafür sind zahlreich: Konflikte sexueller Identität, Probleme mit der Fruchtbarkeit verbunden mit dem starken Wunsch nach einer Schwangerschaft und wirkungslose Hormonbehandlungen. Dieser letzte Fall macht verständlich, dass die vom Gehirn ausgesandten Signale unklar werden: Es wird aufgefordert, das Wachstum anzuregen, und da kein Fötus existiert, gerät alles außer Kontrolle.

Die Anzeichen sind sehr starke Schmerzen während der Menstruation, die in die Schenkel und das Kreuz ausstrahlen und die sich weder durch Ruhe noch durch die üblichen Schmerzmittel lindern lassen. Die Menstruation ist länger und stärker bzw. blutsturzartig. Auch der Enddarm kann bluten, falls der Verdauungstrakt befallen ist. Die Folge ist häufig Unfruchtbarkeit. Auch die Harnblase und das Wasserlassen schmerzen. Der Urin ist hell.

Die Untersuchungen: Beim Tasten von der Vagina her sind eine schmerzhafte Gebärmutter, vergrößerte und schmerzhafte Eierstöcke, Eileiter und eine schmerzende knotige Verdickung an der Wand zwischen Enddarm und Vagina festzustellen. Eine Selbstuntersuchung mit dem Spekulum zeigt, vor allem am Ende des Zyklus, bläuliche Knollen an der Vagina. Sonst lässt sich mit einer Bauchspiegelung (evtl. Blasenspiegelung, Darmspiegelung) die Diagnose erhärten.

Die konventionelle Medizin

Was empfiehlt die konventionelle Medizin?
Eine Behandlung, die die Produktion der Eierstockhormone stoppt, mittels einer Hormontherapie. Dabei gibt es verschiedene Schulen: Die AnhängerInnen der Zwei-Phasen-Verhütungsmittel und die AnhängerInnen des Progesteron. In beiden Fällen wird die Menstruation und eine Abbruchblutung verhindert, wie sie von der Pilleneinnahme bekannt ist. Andere bevorzugen Danazol (Danazolratiopharm® oder Nemestran®), das keinerlei östrogen- oder progesteronbedingte Wirkung hat, durch die die Krankheit unterstützt werden könnte. Es handelt sich um ein Mittel, das alle Hormone der Hypophyse hemmt. Die Eierstöcke erhalten also nicht mehr den Befehl, Östrogene und Progeste-

rone abzugeben, die Menstruation findet ebenfalls nicht statt. Dieses Medikament ist allerdings nicht harmlos, denn es hat eine gewisse androgene Wirkung; es treten Hitzewallungen auf, Akne, Behaarung und manchmal sogar eine Änderung der Stimme, die nicht rückgängig zu machen ist. Außerdem sollten Frauen es nicht nehmen, die an einer Leberinsuffizienz leiden oder Probleme mit dem Herz oder den Nieren haben, denn es hemmt auch die Sekretion der harnhemmenden Hormone der Hypophyse. Eine Schwangerschaft wäre noch die beste Hormontherapie, aber das Wort Therapie passt da wohl nicht.

Es bleiben Schmerzmittel, eine Psychotherapie und eventuell ein chirurgischer Eingriff. Auch da gibt es mehr oder weniger konservative Theorien. In der Mehrzahl der Fälle wird der Chirurg die Gebärmutter und die Eileiter entfernen. Einige erhalten die Eierstöcke oder Teile der Eierstöcke, je nach Ausbreitung der endometrischen Herde. Andere ChirurgInnen dagegen nehmen an, dass sie der Ausgangspunkt für eine neue Endometriose sein könnten und entfernen sie lieber ganz, was eine verfrühte Menopause zur Folge hat. Je nach Fall kann auch eine Entfernung von Teilen des Verdauungstraktes notwendig erscheinen.

Möglichkeiten der traditionellen naturheilkundlichen und komplementären Medizin (T&CM)

Die Fälle von Endometriose nehmen zu, sodass wir wiederholt Gelegenheit hatten, andere Behandlungsansätze vorzuschlagen, die durch Dr. Belaiche und vor allem Frau Dr. Kousmine geprägt sind, die lange Erfahrung mit dieser Erkrankung und einer positiven Beeinflussung durch Ernährungsveränderungen und Vitamintherapie hat.

Die Behandlung verfolgt mehrere Ziele:

- die Follikelhormonüberproduktion bremsen mit: Urtinktur: Steinsamen, Frauenmantel, Mönchspfeffer, Schafgarbe, Rainfarn, Stechwinde, Schwarze Johannisbeere; ätherischen Ölen: Zypresse, Ysop, Engelwurz, Oregano, Geranie.

Auch Plazentaextrakte wie Plazenta CH1 als organotherapeutisches Mittel in Form von Trinkampullen oder als Zäpfchen (jeden 2. oder 3. Tag) helfen. Dieses Mittel ist heute nur schwer erhältlich. Da es auf Blutbasis hergestellt wird, birgt es den Unsicherheitsfaktor einer Übertragung von Krankheiten wie AIDS in sich. In Form einer homöopathischen Verdünnung ist dieses Risiko jedoch ausgeschlossen.

- den Schmerz lindern:
Urtinktur: Hornklee, Weide, Andorn, Weißdorn, Wilder Jasmin (Gelsemium), Schlüsselblume, Beinwell, Himbeere, Steinklee, Hydrastis, Hamamelis;
ätherische Öle: Estragon, Basilikum, Engelwurz, Lavendel, Rosmarin, Kamille;

- Behandlung des Umfeldes:
Spurenelemente: Mg (Magnesium), Li (Lithium), Zn (Zink), Cu (Kupfer), Mn (Mangan);
Urtinkturen: Schwarze Johannisbeere, Schachtelhalm, Himbeere, Wilde Maulbeere, Wildes Stiefmütterchen. Auch Umschläge mit Tonerde wirken wohltuend.

Wir wollen uns einige Pflanzen näher ansehen. Zunächst einmal zwei, die Progesteron ähnlich wirken, nachdem wir die östrogenähnlichen im Kapitel »Menstruation« behandelt haben.

Steinsamen

LITHOSPERMUM OFFICINALE

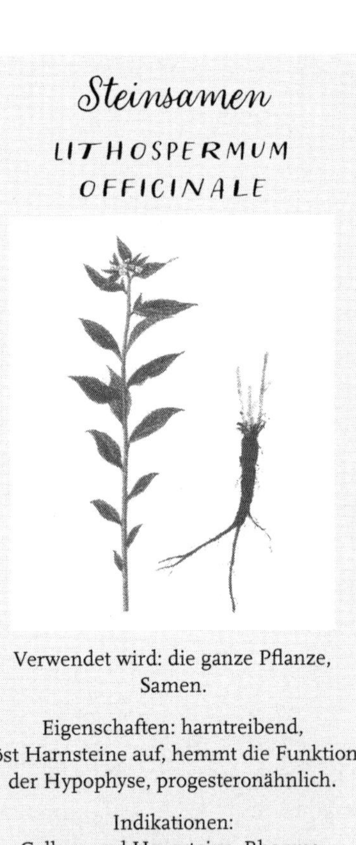

Verwendet wird: die ganze Pflanze, Samen.

Eigenschaften: harntreibend, löst Harnsteine auf, hemmt die Funktion der Hypophyse, progesteronähnlich.

Indikationen:
Gallen- und Harnsteine, Rheuma, Gicht, Amenorrhoe und immer, wenn eine Frau einen Zyklus initiieren will; Endometriose.

Aufguss: 2 Esslöffel pro Tasse, 3 Tassen pro Tag.

Mönchspfeffer

VITEX AGNUS CASTUS

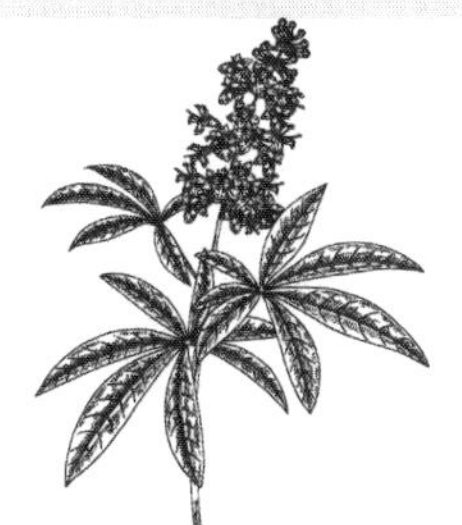

Verwendet werden: Blätter.

Eigenschaften: krampflösend, wirkt ausgleichend auf das System von Vagus und Sympathikus, allgemeines Beruhigungsmittel, auch speziell für die Geschlechtsorgane, progesteronähnlich.

Indikationen: Herzklopfen, Schmerzen des Solarplexus, Schwindelgefühl, Darmkrämpfe, Schlaflosigkeit,

»psychische Krankheit, die sich in einer gynäkologischen Erkrankung äußert« (Leclerc), Amenorrhoe und immer, wenn die Frau einen Zyklus initiieren will, Insuffizienz des Gelbkörperhormons.

Weide

SALIX ALBA

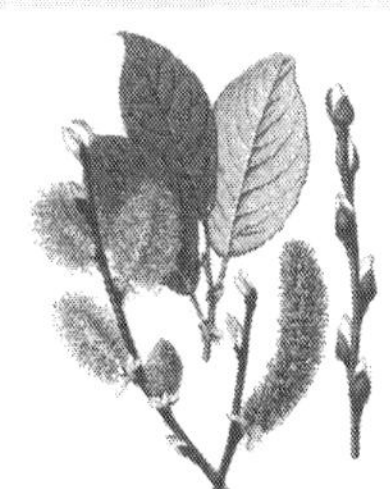

Verwendet werden: Kätzchen (männliche Blüten), Blätter, Rinde.

Eigenschaften: Beruhigungsmittel für die Geschlechtsorgane, Mittel gegen Neuralgie, krampflösend, Beruhigungsmittel für die Nerven, senkt Fieber, stärkt die Verdauung.

Indikationen: Schmerzen bei der Menstruation, Angstzustände, Gallensteine, Übersäuerung des Magens, Fieber.

Aufguss der Kätzchen oder der Blätter: 1 Teelöffel pro Tasse, 1-3 Tassen pro Tag.

Absud aus der Rinde: 20-35 g auf 1 Liter, 2-3 Tassen pro Tag.

Andere Pflanzen sind in den vorherigen Kapiteln behandelt worden.

Ein mögliches Behandlungsschema und seine Ergebnisse:
Mn/Cu (Spurenelemente je nach Krankheitsbereitschaft, siehe Anhang 5).
Als Organotherapie Plazenta CH1
Während der 1. Phase des Zyklus: Urtinktur Schwarze Johannisbeere, Himbeere, Schachtelhalm, Brombeere, Wildes Stiefmütterchen (zu gleichen Teilen, 2-mal 40 Tropfen pro Tag).
Während der 2. Phase des Zyklus: Urtinktur Steinsamen, Frauenmantel, Schafgarbe, Mönchspfeffer, Hydrastis (zu gleichen Teilen, 2-mal 80 Tropfen pro Tag).

Pflanzen

Während der Menstruation:

Urtinktur Gemeiner Fischfänger	*aa 3 g*
Urtinktur Wilder Jasmin	*aa 3 g*
Urtinktur Grieswurz	*aa 3 g*
Urtinktur Hamamelis	*aa 10 g*
Urtinktur Beinwell	*aa 10 g*
Urtinktur Schlüsselblume	*aa 10 g*
Urtinktur Himbeere, zu 10 % verdünnt	*qsp 100 ml*

50 Tropfen 3-mal pro Tag.

Bei einer unserer Klientinnen im Genfer Frauengesundheitszentrum dauerte nach dieser Behandlung die 1. Menstruation sieben Tage lang. Sie war zwar schmerzhaft, aber kürzer als die vorangegangene. Die 2. dauerte vier Tage, war weniger schmerzhaft, und das auch nur wenige Stunden lang. Bei der 3. Blutung traten (geringe) Schmerzen in der Nacht auf, die aber keine Beruhigungsmittel nötig machten. Seit der 4. Menstruation nach dieser Behandlung hatte die Frau ganz ohne Medikamente oder Pflanzen überhaupt keine Schmerzen mehr. Dennoch wurde die Behandlung 9 weitere Monate fortgesetzt, und die Spurenelemente wurden verändert. Wenn diese Form der phytotherapeutischen Behandlung nicht ausreicht, ist eine Basistherapie mit Akupunktur oder Homöopathie in Betracht zu ziehen.

Trotzdem: Selbst die besten Pflanzen und Behandlungsformen ersetzen nicht die Bedeutung der Arbeit auf geistiger Ebene. Der Konflikt wird nicht gleich bei der ersten Sitzung deutlich und kann nur allmählich erfasst werden. Häufig ist dafür eine Psychotherapie erforderlich.

III. Gutartige Geschwülste

Hier wollen wir versuchen, die Dysplasie und Dystrophie (beides sind Zellatypien) zu behandeln, also nicht-bösartige tumorale Prozesse bei Frauen, und zwar die Brust-Zyste, das Gebärmutter-Myom, die Eierstock-Zyste und Dysplasien des Gebärmutterhalses.

Dieses Kapitel ist auch deshalb besonders wichtig, weil die Schulmedizin für diese Erkrankungen keine medizinische Behandlung weiß. Sie kennt nur die Chirurgie, entfernt den Tumor, entfernt das ganze Organ, elektrokoaguliert, vereist. Es geht immer darum, die anormalen Zellen zu zerstören, sie verschwinden zu lassen. Und wenn das getan ist, wird die Pille gegeben und gehofft, dass alles wieder in Ordnung kommt.

Wir befassen uns hier mit den häufigsten gutartigen Geschwülsten.

BRUSTZYSTEN

Es gibt verschiedene Arten von Hypertrophien, das heißt von übermäßigen Entwicklungen der Brust, die das Epithelgewebe, die Drüse selbst, die Milchgänge oder das Fettgewebe befallen können. Die Brust, die normalerweise weich und schmerzlos ist, wird hart, körniger und schmerzempfindlich bzw. schmerzt stark, besonders vor der Menstruation. Längerfristig bilden sich richtig dicke Schichten. Diese harten Zonen lassen sich in beiden Brüsten fühlen, aber nicht unbedingt in symmetrischer Anlage. Zuerst kann auch nur eine einzige, gut abgegrenzte Zyste auftreten.

Das besondere an der konventionellen Medizin ist, dass sie den Tumor bestimmen kann. Dabei hilft die Mammographie (Röntgenbild der Brust). Ultraschall hat den Vorteil, dass die Büste nicht der Strahlung ausgesetzt werden, liefert aber nicht so genaue Ergebnisse. Ein neuartiges Thermographigerät ermöglicht eine sehr gute Früherkennung. Die sicherste Methode bleibt immer noch die Biopsie mit einer Nadel, jedoch nur, wenn der

Tumor direkt punktiert wird, denn die Untersuchung der Zellen ist zur Bestimmung des Tumors unbedingt nötig.

ChirurgInnen sagen oft, dass sie sich der Diagnose erst sicher sein können, wenn das ganze Gebilde entfernt ist. Oft wird daher den Frauen geraten, vor der Entfernung des Tumors einer eventuellen Brustamputation zuzustimmen, falls der Tumor sich als bösartig herausstellt. Angeblich wollen sie den Frauen eine zweite Narkose (?) ersparen, aber sie haben vor allem sehr große Angst davor, dass ihr Eingriff eine Streuung der Krebszellen (durch das Blut oder die Lymphe) begünstigt. Jede Frau hat das absolute Recht, zuerst einmal die Diagnose zu erfahren und Zeit zu haben, damit sie überlegen kann, welche Behandlung ihr am angebrachtesten erscheint! Glücklicherweise nimmt die Chirurgie heute von diesen Methoden Abstand. Auf jeden Fall sollte jede Frau gut vorbereitet sein.

Aber bleiben wir bei der Möglichkeit, dass die Frau das Glück hat, mit ihren beiden Brüsten wieder aufzuwachen und vielleicht sogar die ganze Sache vergisst – ebenso wie die Warnung, die bedeutete: Die Neigung zu Zysten erhöht das relative Risiko, an Brustkrebs zu erkranken, um das Dreifache. Außerdem wird durch die harten Gebilde in der Brust die Untersuchung erschwert, da sie nicht mehr in die Tiefe gehen kann. Auch das erhöht das Risiko, dass ein Krebs erst später erkannt wird. (Zum Abtasten der Brüste siehe Kapitel IV.)

Auf welchem Umfeld wachsen die Zysten?

Ganz allgemein bei Frauen, die mehr aufnehmen, als ihr Körper verdauen und ausscheiden kann, nicht nur unter quantitativem, sondern auch unter qualitativem Aspekt: zu große Mengen von tierischem Eiweiß (Fleisch, Butter, Milch, Eier, Käse), zu stark behandelte Nährstoffe (weißes Mehl, weißer Zucker) und im Allgemeinen das, was zu stark zerkocht oder mit Butter und Sahne gedünstet ist. All das ist Teil einer Ernährung, der es an Mineralien und Vitaminen mangelt und die zusätzlich sehr schwer verdaulich ist. Solche Frauen neigen zu Verstopfungen, zu einer erschwerten Ausscheidung durch Leber und Nieren, was sich durch Kopfschmerzen, pickelige Haut, Blähungen und vermehrte Sekretion (Augen, Bronchien, Vagina ...) äußert. Frau Dr. Kousmine

hat seit über 40 Jahren degenerative Krankheiten wie Krebs, chronische fortschreitende Polyarthritis und Multiple Sklerose behandelt. Sie hat die Theorie entwickelt, dass sich, wenn es der Leber nicht mehr gelingt, den Organismus zu »entgiften«, eine »zweite Leber« bildet in Form einer Zyste, eines Fibroms oder einer Gelenkentzündung, in denen die Giftstoffe abgelagert werden. Deshalb sind NaturheilkundlerInnen nicht so schnell dabei, solche Zysten wie alle anderen gutartigen Tumoren zu entfernen, bevor nicht grundsätzlich etwas verändert wurde. Denn die Zyste hat ja offenbar die Funktion, das Gleichgewicht wiederherzustellen.
Eine weitere Gemeinsamkeit bei Frauen, die zu Zysten neigen, ist eine Kreislaufschwäche. Diese kann sich in schweren Beinen, einer Neigung zu Krampfadern und Hämorrhoiden usw. ausdrücken. Wenn die Blutzirkulation schlecht ist, ist der Zellstoffwechsel noch schwieriger, und es tauchen anormale Gebilde auf. Aber es gibt noch zwei Schlüsselelemente bei der Neigung zu Zysten: Das eine ist das hormonelle Zusammenspiel und das andere der Stress.
Es ist bekannt, dass die Brüste mit den Sexualhormonen in Zusammenhang stehen (FSH; LH, LTH, Östrogene, Gestagene, Prolaktin); die Brüste können am Ende des Zyklus angeschwollen und schmerzempfindlicher sein, da dann der Hormonspiegel im Blut am höchsten ist (siehe Kapitel I). Es ist möglich, dass aufgrund eines relativen Ungleichgewichtes zwischen Östrogenen und Gestagenen beispielsweise (Hyperöstrogenämie oder Hypergestagenämie) zu viele Hormone in die Brustdrüse gelangen. Stress und Nervosität ohne eine Veränderung der Lebensumstände zu vermindern, ist sicher nicht die einfachste Aufgabe. Anscheinend erhöht Nervosität die Durchlässigkeit der Darmschleimhaut für Giftstoffe, die die Leber nicht mehr ausscheiden kann und die dann in die Brust gelangen.

Die Behandlung wird also darauf abzielen, Verdauung und Ausscheidung zu verbessern, die Durchblutung anzuregen, was den Zellaustausch erhöht und damit auch die »Säuberung«. Zunächst zur Veränderung in der Ernährung:
Die Nährstoffe sollten so wenig wie möglich behandelt sein, Rohkost ist vorzuziehen (Gemüse, Früchte, Körner) und außerdem

lieber pflanzliches Eiweiß als tierisches. Regelmäßige Mahlzeiten, die am Morgen und am Mittag reichhaltiger sind als am Abend, mit besonderer Vorsicht am Ende des Zyklus.

Äußerlich angewendet wirkt *Tonerde* Wunder wegen ihrer ableitenden Eigenschaften. **Achtung:** Die Schmerzen können sich anfangs noch verschlimmern! Es wird eine 1/2 cm dicke Schicht von in Wasser angerührter Tonerde (kalt bis lauwarm) auf die Brüste aufgetragen trocknen lassen! 1-mal am Tag, mit einer Unterbrechung von 1 Woche während der Menstruation.

Unter den *Pflanzen*, die in diesem Zusammenhang wichtig sind, wollen wir folgende nennen:

- für die Verdauung: Urtinktur Faulbaum, Sennesblätter, Artischocke, Gurkenkraut, Rhabarber, Süßholz, Holunder, Malve, Minze;
- für die Leber: Urtinktur von Löwenzahn, Knoblauch, Boldo, Curry, Kinkéliba, Kondurango, Linde, Rosmarin;
- für die Harnwege: Urtinktur von Schachtelhalm, Kleines Habichtskraut, Birke, ebenfalls Linde;
- für die Durchblutung: Urtinktur von Rankendem Efeu, Rote Weinrebe, Eberesche, Rosskastanie, Heidelbeere, Zypresse, Hamamelis (die Schlüsselpflanze gegen Hämorrhoiden), Hydrastis;
- hormonregulierende Pflanzen: Mazerat von Himbeere, Schwarze Johannisbeere, Urtinktur von Hundsrose;
- die beruhigenden Pflanzen (da es nichts besseres gibt): Urtinktur von Baldrian, Melisse, Weißdorn, Hafer, Gewöhnliche Kuhschelle, Pfingstrose, Schlüsselblume, Passionsblume.

Beispielsweise empfiehlt sich das folgende Schema:

- eine Pflanze mit hormoneller Zielsetzung, Himbeere (wenn die Menstruation stark ist), Schwarze Johannisbeere (wenn die Menstruation nicht sehr stark ist) oder auch Birke (Betula pubescens) als Glyzerinmazerat der Knospen in 1. Dezimalverdünnung (D1), 30-50 Tropfen, 1 bis 2-mal pro Tag vor den Mahlzeiten.

- eine Kombination aus einigen der folgenden Pflanzen, die die Ausscheidung begünstigen:

Urtinktur Artischocke	*aa 5 g*
Urtinktur Boldo	*aa 5 g*
Urtinktur Erdrauch	*aa 3 g*
Urtinktur Kondurango	*aa 3 g*
Urtinktur Kinkéliba	*aa 3 g*
Urtinktur Rosmarin	*aa 3 g*
Urtinktur Kurkuma	*aa 6 g*
Urtinktur Schachtelhalm	*10 g*

Urtinktur Olive (Olea europea) zu 10% verdünnt qsp 160 ml
40 Tropfen vor den Mahlzeiten, am Mittag und Abend

- eine Kombination von Pflanzen gegen Durchblutungsschwächen:

Urtinktur Heidelbeere	*aa 3 g*
Urtinktur Zypresse	*aa 3 g*
Urtinktur Rote Weinrebe	*aa 6 g*
Urtinktur Hamamelis	*aa 6 g*
Urtinktur Jakobskreuzkraut	*aa 6 g*
Urtinktur Hydrastis	*aa 6 g*
Urtinktur Rosskastanie	*aa 6 g*
Alkohol-Lösung von Eberesche	*qsp 90 ml*

3-mal 30 Tropfen pro Tag

- eine Kombination zur Beruhigung, wenn eine das Bedürfnis danach hat, sollte nur vorübergehend angewendet werden:

Urtinktur Saathafer	*aa 6 g*
Urtinktur Andorn	*aa 6 g*
Urtinktur Gewöhnliche Kuhschelle	*aa 6 g*
Tinktur Baldrian[13]	*aa 3 g*
Urtinktur Weißdorn	*aa 3g*
Urtinktur Pfingstrose	*aa 3 g*
Urtinktur Schlüsselblume	*aa 3g*
Alkohol-Lösung von Melisse	*qsp 120 ml*

50 Tropfen beim Schlafengehen

- Tonerde-Umschläge in einer 3-Wochen-Kur, außer während der Menstruation; zur Förderung der Durchblutung: Brustmassage im ganzen Bereich oberhalb der Grenze zum Brustkorb;
- und zum Schluss eventuell ein Spurenelement, je nach Krankheitsbereitschaft.

Ergebnisse: In unserer Praxis hat diese Art von Behandlung nicht vermocht, viele schon vorhandene Gebilde zurückgehenzulassen, aber sie hat auf jeden Fall erreicht, dass sie weicher wurden und nicht weiterwuchsen.

13 Siehe Anmerkung zu Baldrian S. 160.

GEBÄRMUTTERMYOME

Das Myom ist eine der häufigsten Geschwülste der Gebärmutter. Meist ist der ganze Muskel fibrös, aber es können sich auch ein oder mehrere gut abgegrenzte Gebilde in einem Teil des Uterus formen (intraligamentäres Myom, intramurales Myom, submuköses, pedikuläres oder subseröses Myom).

Im Allgemeinen bereitet ein Myom keine Schmerzen, die Frau kann allenfalls sein Gewicht fühlen oder den Druck, wenn es größer wird. Solange es klein ist, wird es meist nicht bemerkt. Das erste Anzeichen ist, dass es zu sehr starken bzw. blutsturzartigen Menstruationen kommt, weil der fibröse Muskel seine Elastizität verliert und sich nicht mehr so gut zusammenziehen kann. In diesem Stadium sind die Myome leicht durch ein Abtasten mit beiden Händen (2 Finger in der Vagina und die andere Hand auf dem Unterbauch) zu finden. Die Gebärmutter ist vergrößert (sie kann bis zum Nabel gehen) und sehr viel fester als gewöhnlich, oder eine kugelige Masse ist tastbar.

Wenn eine Frau wegen der Blutungen zur Gynäkologin geht oder zum Gynäkologen, schlagen diese ihr sogleich eine Biopsie vor, um die Art der Geschwulst festzustellen.

Gleichzeitig werden die Frauen zur Kürettage (die ganze Schleimhaut wird in einem Mal entfernt) überwiesen, um den Blutungen ein Ende zu setzen. Nach 2-3 Kürettagen wird von seiten der GynäkologInnen empfohlen, den ganzen Uterus herauszunehmen, da meist keine andere medizinische Behandlung bekannt ist. Das Herausschneiden des Tumors allein ist nicht immer möglich, da die Gebilde oft sehr zahlreich und in den Muskel eingewachsen sind.

Bei der Untersuchung mit dem Spekulum gibt es einen Typ von gutartigen Geschwülsten, der zu sehen ist, das ist der Polyp (eine Wucherung, die wie an einem Fuß heraushängt), der aus dem Gebärmutterhals ragt, anfälliger ist und leicht blutet. Diese Art von Geschwulst entwickelt sich bei Frauen zwischen 25 und 45 Jahren. Sie ist verbunden mit Sexualhormonen, genauer gesagt mit einer Follikelhormonüberproduktion, ebenso wie die übermäßigen Blutungen, von denen ihr Erscheinen meist begleitet ist.

Woher kommen diese Myome?
Der Mechanismus ist der gleiche wie bei der Brust-Zyste bzw. der »zweiten Leber«. Warum wählt der Organismus aber hier die Gebärmutter und nicht die Brust? Ein Rätsel. Heilmethoden, die auf die betroffene Frau abgestimmt sind, wie die Homöopathie und die Akupunktur, können sich diese Fragen stellen. In der Prä-Menopause kann ein Fibrom auch symbolisch für das (x-te) Kind stehen, das wir nicht mehr bekommen werden. Wir können auch feststellen, dass die Energie im kleinen Becken schlecht zirkuliert. Das geht einher mit einer Tendenz zur Gewichtszunahme (Zellulitis) und zu Blutandrang in dieser Zone am Ende des Zyklus.
Sehr viele Frauen haben dieses Problem. Es zeigt, wie schlecht diese Region, die gleichzeitig die der Sexualität ist, von unserer Zivilisation erforscht ist. Abgesehen davon, dass wir einen ganzen Berg von Vorurteilen und Tabus abtragen müssten, um das zu ändern, können wir zwei einfache Methoden vorschlagen: die eine besteht darin, ein kaltes Sitzbad zu nehmen. Diese Methode belebt die örtliche Durchblutung in wohltuender Weise. Die andere ist das Yoga von Aviva Steiner (s. S. 42). Eine grundlegende Übung, das Schleudern des Beckens, verhilft ebenfalls zu einer verbesserten Zirkulation der Energie. Bei diesen Übungen hat die Atmung eine große Bedeutung; es wird dabei empfohlen, sich vorzustellen, dass man mit der Vagina ein- und ausatmet.

Die Behandlung hat die gleichen Zielsetzungen wie bei der Brust-Zyste:

- verbesserte Ernährung
- die Follikelhormonüberproduktion bremsen
- die Ausscheidung von Leber und Niere begünstigen
- die allgemeine und lokale Durchblutung verbessern
- die Nervosität bekämpfen (wenn nötig)

Wir können zum Beispiel folgendes Schema vorschlagen, das ebenso für die Polypen oder Polyposen gilt, die auch hierher gehören:
um die Follikelhormonüberproduktion zu bremsen, hier einige der folgenden Pflanzen:

Urtinktur Schwarze Johannisbeere	*aa 10 g*
Urtinktur Steinsamen	*aa 10 g*
Urtinktur Frauenmantel	*aa 10 g*
Urtinktur Mönchspfeffer	*aa 10 g*
Urtinktur Schafgarbe	*aa 10 g*
Urtinktur Wildes Stiefmütterchen	*aa 10 g*
Urtinktur Mammutbaum[14]	*aa 10 g*
Alkohol-Lösung von Thymian	*qsp 120 ml*

1 Teelöffel am Morgen vor der Mahlzeit

- ein Entschlackungsmittel wie auf S. 181
- eine durchblutungsfördernde Mischung wie auf S. 181
- im Fall von Blutungen:

Urtinktur Beinwell	10 g
Urtinktur Eisenkraut	10 g
Urtinktur Berberitze	10 g
Tinktur Ratanhia	10 g
Urtinktur Hamamelis	10 g
Urtinktur Besenginster	4 g

Urtinktur von Kleiner Bibernelle, zu 10 % verdünnt

50 Tropfen 3-mal pro Tag

Siehe auch unter unregelmäßige Menstruation S. 56 (Ätherische Öle Zitrone/Zistrose) oder versuchen Sie es mit Stibium D6 (Antimonium crudum) von Weleda (in Form von Zäpfchen à 2 g oder Tabletten à 0,2 g).

14 Ist eine dieser Pflanzen auf dem Markt nicht zu finden, bedeutet das nicht, dass die Mischung unbrauchbar ist. Schon eine einzige Pflanze kann die Hormonüberproduktion bremsen. Eine Mischung sollte maximal 4-5 Pflanzen enthalten, davon eine steroidähnliche, drei progesteron ähnliche und eine als Verdünnungsmittel.

- Mn (Mangan) als Spurenelement, 3-4-mal pro Woche
- Tonerde, äußerlich angewendet, Kuren von 3 Wochen, mit Unterbrechung während der Menstruation (Zubereitung oder Tonerde s. S. 133), und
- eine Mischung zur Beruhigung, wenn nötig, s. S. 182

Die meisten Pflanzen wurden in den vorherigen Kapiteln bereits besprochen, bleibt noch:

Mammutbaum

SEQUOIA GIGANTEA

Es handelt sich um den kalifornischen Mammutbaum, der ein Alter von über 2000 Jahren erreicht.

Sequoia ist ein Stärkungsmittel mit besonderer Wirkung auf die Harn- und Geschlechtsorgane. Männern wird es bei vergrößerter Prostata, Frauen bei Myomen gegeben.

Glyzerinmazerat der Knospen: 50-150 Tropfen pro Tag.

Ergebnisse: Dies ist sicher eines der erstaunlichsten Kapitel der Pflanzenheilkunde in der Gynäkologie. Die Blutung sollte 3 Monate nach Behandlungsbeginn aufhören, und eine Rückbildung kann nach sechsmonatiger Behandlung beginnen – je nachdem, wie viel Energie die Frau dafür aufbringen kann. Eine unterstützende Therapie muss über 1 bis 1,5 Jahre fortgesetzt werden. Bei den 40-50jährigen Frauen, die durch die Menopause bald von dem Problem befreit werden, sind die Ergebnisse besser als bei jüngeren Frauen, vor allem, wenn diese noch ein Kind bekommen möchten. Die Schwangerschaftshormone fördern die Myombildung. Wenn die Blutungen trotz dieser Behandlung nach einigen Monaten nicht weniger werden, wäre zu überprüfen, ob nicht eine Schwermetallvergiftung vorliegt.

EIERSTOCKZYSTEN

Diese gutartigen Geschwülste bilden sich im Inneren des Eierstockgewebes und schaffen einen Hohlraum, der mit einer mehr oder weniger klaren Flüssigkeit gefüllt ist[15]. Es gibt auch dermoide Zysten ohne Flüssigkeit, die aus Gewebe gebildet sind, das Zähnen, Haaren etc. ähnlich ist.

Achtung: Eine Pille mit einer zu geringen Dosis, das heißt, eine Pille, deren hemmender Effekt auf die Hypophyse nicht ausreicht, kann eine Eierstockzyste zur Folge haben! Abgesehen davon weiß die Medizin nicht, warum sich im Eierstock eine Verstopfung bildet und daraus eine Zyste entsteht. Ob das nun unter dem Einfluss des Follikelhormons (FSH) geschieht, d.h. während der ersten Phase des Zyklus, oder unter dem Einfluss des Luteins (LH) in der zweiten Phase. – Es kann sein, dass eine Etappe ausfällt, eine Zyste sich bildet und spontan zurückgeht. Wir sprechen dann von einer funktionellen Zyste. Eine Zyste kann sowohl bei einer Kontrolluntersuchung festgestellt werden, als auch bei verstärktem Ausfluss, Problemen mit der Menstruation oder dem Zyklus (prämenstruelle Anzeichen), bei Schmerzen im kleinen Becken, bei Unfruchtbarkeit oder selbst bei Schwierigkeiten mit der peripheren Durchblutung.

Die häufigsten Anzeichen sind starke Schmerzen, eine Harnverhaltung, Beschwerden am Anus und Schwierigkeiten beim Stuhlgang. Beim Tasten ist ein vergrößerter Eierstock zu fühlen. Ein Eierstock kann zwar vorübergehend vergrößert sein, ohne dass das anormal ist, aber wenn das Gebilde länger als zwei Zyklen besteht, ist zu vermuten, dass es eine Geschwulst ist.

Bei einem Gebilde am Eierstock muss unterschieden werden zwischen: einer entzündlichen Verletzung als Folge einer chronischen Infektion (z.B. Abszess von Gonokokken), einem gutartigen Tumor (Retentions- oder funktionelle Zyste), Hämorrhoiden oder blutgefüllte Zysten, einer akuten Gefahr (Torsion einer Zyste, Bauchhöhlen-

15 Eine Zyste entsteht und vergrößert sich in der Hauptsache durch Sekretion in schon vorhandenen Hohlräumen, z.B. Eierstockfollikeln. Solange die Sekretion anhält, nimmt die Zyste an Größe zu.

schwangerschaft) oder auch einer Eileiterentzündung oder Endometriose und schließlich einem bösartigen Tumor. Wie ihr merkt, sind die Möglichkeiten sehr zahlreich, und zur Diagnose ist eine Spezialistin bzw. ein Spezialist nötig, oft auch eine Laparoskopie oder Laparotomie (Öffnung des Abdomen). Wenn die Diagnose einmal gestellt ist, können wir sagen, dass bei funktionellen Zysten und gutartigen Geschwülsten (Fibrom des Eierstocks, sklerozystische Dystrophie) eine Behandlung ohne Operation wohl möglich ist. Andere meinen sogar, wenn funktionelle Zysten von alleine verschwinden, gebe es keinen Grund, sie zu behandeln. Bei dieser Gelegenheit möchten wir uns gegen die allzu häufige Einstellung der konventionellen MedizinerInnen wenden, die die Pille verschreiben, um die Eierstöcke »ruhig zu stellen«; dabei ist es sehr zweifelhaft, ob diese Ruhe die Wiederherstellung eines normalen Zyklus erleichtert.

Möglichkeiten der traditionellen naturheilkundlichen und komplementären Medizin (T&CM)

Gibt es auch andere Möglichkeiten? Einmal mehr kann die Behandlung mit Pflanzen nützlich sein mit ihren:

- *»Bremsern«:*
  Urtinktur Mönchspfeffer, Steinsamen, Frauenmantel, Schafgarbe, Schwarze Johannisbeere; ätherische Öle: Zypresse, Ysop, Engelwurz, Oregano, Salbei, Bohnenkraut, Geranie und, obwohl sie keine Pflanzen sind, haben Mamma- und Plazentaextrakte hier ihren Platz.
- *Beruhigungsmitteln:*
  Urtinktur Hornklee, Andorn, Weißdorn, Passionsblume, Gemeine Kuhschelle, Baldrian, Schöllkraut, Pfingstrose, Wiesengeißbart, Escholtzia; als ätherische Öle: Estragon, Neroli, Oregano, Basilikum, Engelwurz, Lavendel.
- *»Schmerzstillern«:*
  Urtinktur Schlüsselblume, Gemeiner Fischfänger, Wilder Jasmin, Grießwurz, Hydrastis, Hamamelis, Beinwell, Ber-

beritze, Himbeere, Rainfarn, Steinklee;
ätherische Öle zusätzlich zu den vorangegangenen: Rosmarin, Kamille, Minze.

- *Entschlackungsmitteln für Galle und Leber:*
Urtinktur Rettich, Boldo, Löwenzahn;
für Harnwege: Urtinktur Stechmyrthe, Kleines Habichtskraut, Schachtelhalm, Lespedeza, Goldrute, Pappel.

Auch Spurenelemente können helfen: Mg (Magnesium), Li (Lithium), Mn-Cu (Mangan-Kupfer), Zi (Zink), Co (Kobalt).

Zum Schluss und als Ergänzung wollen wir noch Tonerde als Umschlag oder zum Einnehmen erwähnen (s. S. 133).

Wir haben bei Eierstockzysten auch gute Ergebnisse mit der Homöopathie erzielt.

Diese gutartigen mikroskopisch kleinen Zellatypien am Gebärmutterhals haben einen besonderen Platz in diesem Kapitel. Sie existieren nur, weil der Zellabstrich zur Früherkennung (der sogenannten Papanicolaou oder »Pap«) existiert. Im gutartigen Stadium verursachen sie keinerlei Anzeichen, und die betroffene Frau kann sie nicht bemerken. Der Pap dient der Früherkennung von Krebs, die Dysplasien sind aber kein Krebs, sie gehören eher zu den gutartigen Tumoren, deshalb erwähnen wir sie in diesem Kapitel. Meist informieren die ÄrztInnen Frauen nicht über die Namen dieser anormalen Zellen, um sie nicht zu erschrecken, und empfehlen:

- Wenn eine Dysplasie festgestellt ist (leichte, mittlere oder ausgeprägte Dysplasie s. Abb. S. 191): eine Elektrokoagulation, eine Kältebehandlung oder in letzter Zeit Laserstrahlen.
- Bei einer ausgeprägten Dysplasie: Konisation (Entfernung eines Teils aus dem Gebärmutterhals). Es ist bekannt, dass Gebärmutterhalskrebs sich sehr langsam entwickelt, eine Kontrolle alle 6 Monate reicht also aus. Danach ein Pap jedes Jahr. Auf diese Weise wissen die Frauen zwar, dass sie eine Elektrokoagulation hatten, aber nicht, ob es wegen einer Dysplasie oder einer Ektopie war.

Ihr solltet wissen, dass die Kältechirurgie eine Narbe auf dem Gebärmutterhals hinterlässt und dass dadurch die Früherkennung schwierig wird. Außerdem können diese wiederholten Behandlungen eine natürliche Erweiterung des Gebärmutterhalses bei einer Entbindung verhindern.
Frauen, die mindestens zwei normale Abstriche nacheinander hatten, können sich jedoch nach den Statistiken des Zytologischen Zentrums von Genf damit begnügen, nur alle zwei Jahre eine Früherkennungsuntersuchung vornehmen zu lassen. Vorausgesetzt, dass sie die Pille nicht nehmen, die zu einer Verschlechterung beiträgt. Ein weiteres ernstzunehmendes Risiko besteht bei Töchtern von Frauen, die während der Schwangerschaft mit DES (Diäthylstilbös-

trol) behandelt wurden. DES ist ein Schwangerschaftsmittel aus den Staaten und wurde in Frankreich unter dem Namen Distilbène® und in der Schweiz unter dem Namen Homoestrol® auf den Markt gebracht. (Diäthyl-Stilboestrol (DES) ist ein synthetisches nicht-steroidales Östrogen) DES wurde zwischen 1952 und 1972 bei drohender Fehlgeburt verschrieben, allerdings ebenso, um normale Schwangerschaften normaler zu machen. DES konnte Fehlgeburten jedoch nicht wirksam verhindern und führte bei den betroffenen Kindern zu Anomalien im Genitalbereich, verminderter Fruchtbarkeit und Gebärmutterhalstumoren.

Trotz dieses Skandals wurde DES später als »Pille danach« verschrieben und wird heute, trotz Verbot, bei der Kälber- und Hühnerzucht verwendet.

Sobald auf den Ergebnissen des Zytologielabors nicht mehr der Stempel »Wir haben keine Zellen entdeckt, die einen Verdacht auf Bösartigkeit erregen« auftaucht, ziehen wir es vor, den Frauen den Namen ihrer zellulären Anomalie zu nennen. Wir wollen dieses Vokabular entmystifizieren und Frauen selbst die Information in die Hand geben.

Das ist nicht gerade beliebt und einfach und bringt zahlreiche unnötige Konflikte mit sich. Wir bemühen uns, vorsichtiger und ein-

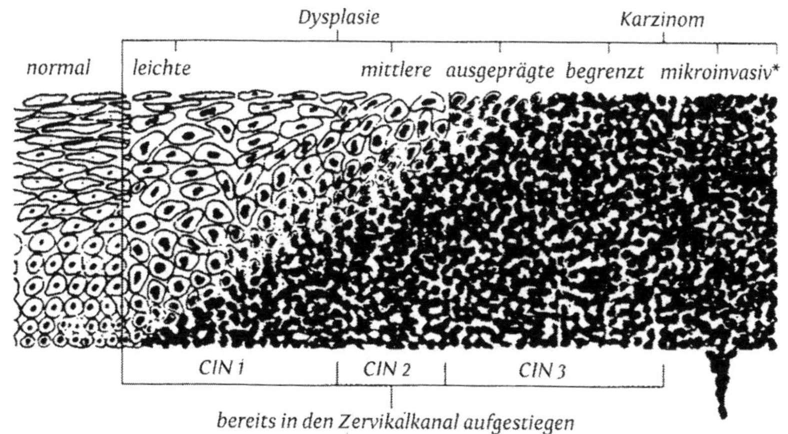

*mikroinvasiv: über den Gebärmutterhals hinaus ausgebreitet

fühlsamer in unseren Erklärungen zu sein; auf das Informationsprinzip, das uns teuer ist, wollen wir aber nicht verzichten. Bei der Diagnose einer leichten Dysplasie haben wir den Frauen immer die Methoden der konventionellen Medizin offengelassen, aber auch naturheilkundliche Möglichkeiten angeboten. Zunächst haben wir eine Zubereitung für die örtliche Anwendung vorgeschlagen, d.h. als Tampons, die an den Gebärmutterhals gelegt werden, z.B. während der Nacht (eine Mischung, die wir schon bei Zervizitis und Ektopie behandelt haben):

Süßmandelöl	*60 g*
Weizenkeimöl	*20 g*
ätherisches Öl von Thuja	*10 g*
ätherisches Öl Zypresse	*10 g*

Aber nach einigen Monaten haben wir es aufgegeben. Wir hatten nämlich festgestellt, dass die tägliche Anwendung die Frauen zu stark auf ihren Gebärmutterhals »fixierte«, ob sie nun wirksam war oder nicht. Trotzdem müssen wir auf die Erfolge bei der Behandlung von Dysplasien, die flache Läsionen hervorrufen (zum Beispiel Kondylome) mit dem ätherischen Öl Niaouli (Melaleuca quinquinervia) hinweisen (siehe S. 114). Beim Papillomavirus, der diese Läsionen noch verstärkt, kann das ätherische Öl von Ravensera aromatica oder Eucalyptus polybractea cryptonifera eingesetzt werden.

Im Allgemeinen ziehen wir es vor, zuerst Probleme wie die Ernährung und andere Risikofaktoren von Krebs (Pilleneinnahme, Zigaretten, andere Drogen, Umwelt usw.) anzugehen. Zur Vorbeugung kann eine Entschlackungsmischung angewendet werden, die wir von Dr. Tétau und Dr. Bergeret übernommen haben (siehe Anhang 6). Sie kann wirksam sein, obwohl sie wieder den gleichen Nachteil hat, dass sie eine passive Konsumhaltung entwickelt, was bei dieser Art von Problemen nicht ausreicht:

Urtinktur Kleines Habichtskraut	
Urtinktur Löwenzahn	*aa 30 g*
Urtinktur Knoblauch	*aa 30 g*
Urtinktur Schöllkraut	*aa 20 g*
Urtinktur Faulbaum	

3-mal 20 Tropfen pro Tag

Zone der Regeneration oder Umstellung: *Als Folge einer Aggression in der Gebärmutterschleimhaut findet ein Wiederaufbau der Schleimhaut mit normalen Zellen statt.*

Übergangszone: *Zone zwischen dem Drüsengewebe (endozervikal) und der Zone ohne Drüsenzellen (exozervikal), sie bildet einen weißen Saum, der das Jod nicht aufnimmt.*

Ektopie: *Ausbreitung der endozervikalen Schleimhaut auf die Außenfläche des Gebärmutterhalses (Portio). Diese Schleimhaut ist anfälliger und weniger darauf vorbereitet, die Reizungen des Vaginalmilieus zu unterlaufen, sie ist deshalb häufiger entzündet, bzw. sie blutet. Eine Ektopie kann auf eine Schwangerschaft, eine Abtreibung oder auf orale Kontrazeptiva zurückzuführen sein.*

Leukoplakie: *Von Leuko = weiß und Plakie = Platte. Bezeichnet eine weiße Platte auf einer Schleimhaut, die von unterschiedlicher Herkunft sein kann. Eine Keratin-Schicht bildet sich und löst sich in Platten oder Schuppen ab.*

Epidermoide Metaplasie: *Umwandlung des Epithels (Schicht, die die Schleimhaut überkleidet), die normalerweise nicht »hornig« ist, in ein Epithel, das der Haut gleicht (daher dermoid). Dies findet normalerweise als Antwort auf eine chronische Reizung der Schleimhaut statt und ist für sie ein völlig normales Verteidigungsmittel. (?)*

Parakeratose: *Eine Veränderung im Aussehen des Epithels, das seine Dicke vermindert und mehr Keratin »bildet« (hornige Schicht, vergleiche epidermoide Metaplasie). Wird nicht als Präkanzerose angesehen.*

Feigwarzen: *Warzen, die durch eine lokale Wucherung der Schleimhaut gebildet werden. Ursache ist ein Virus. Sie können sich auf der Vulva, der Vagina, dem Gebärmutterhals, dem Damm, dem Anus oder dem Glied finden.*

Gebärmutterpolyp: *Wucherung des Drüsengewebes, die sich im Gebärmutterhals oder in der Gebärmutter bildet und aus dem Gebärmutterhals herausragt. Oft ist sie mit einer dermoiden Metaplasie verbunden, und die Oberfläche des Polypen kann ein Geschwür bilden oder bluten (Kontaktblutung). Bösartige Entwicklung ist sehr selten.*

Dysplasie: *Umwandlung der Zellen in ihrer Form und Organisation (d.h. Atypie) und eine Vermehrung der Mitosen (verstärktes Wachstum, Zellkerne sind größer). Nach der Stärke der Umwandlung unterscheiden wir drei Stadien: leichte Dysplasie, mittlere und ausgeprägte; bösartige Entwicklung möglich, aber nicht unabdingbar. Die Wahrscheinlichkeit einer spontanen Rückbildung liegt je nach Stadium zwischen 57 % (leichte Dysplasie), 43 % (mittlere Dysplasie) und 32 % (ausgeprägte Dysplasie) – damit stehen die Chancen auf eine spontane Rückbildung ausgesprochen gut, was die Gefährlichkeit deutlich mindert.*

Aber am interessantesten wäre es, sich auf das Umfeld der Person zu verlegen, ihre eventuelle Krebsdisposition, ihre anderen Stärken und Schwächen kennenzulernen und auf dieser Ebene zu handeln. Die Naturheilkunde kennt verschiedene Möglichkeiten, das Umfeld näher zu erfassen, darunter das Eiweißbild, auf das ich im nächsten Kapitel näher eingehen werde.

Was die bei dieser Erkrankung unterschwellig vorhandenen Probleme betrifft, muss die Sexualität genauer untersucht werden, um herauszufinden, ob sexuelle Frustrationen, Probleme bei der Kommunikation über Sex oder sexuelle Unsicherheiten zugrunde liegen.

Zum Schluss wollen wir uns einige Pflanzen, die wirksam sein können, im Einzelnen betrachten:

Faulbaum

RHAMNUS FRANGULA

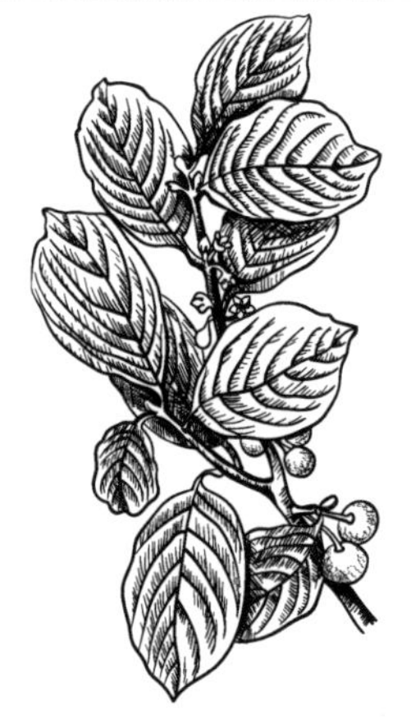

Verwendet wird: Rinde des Strauches, die über 1 Jahr lang getrocknet wurde.

Eigenschaften: in kleinen Dosen Abführmittel, das den Darm nicht reizt, stimuliert die Sekretion der Gallenblase, Wurmmittel, fördert die Wundheilung.

Indikationen: spastische Verstopfung (für schwangere Frauen ungefährlich), Insuffizienz der Galle, Fettleibigkeit, Zellulitis, Kreislaufstörungen, Darmparasiten.

Abkochen und zersetzen lassen: 2 Teelöffel von der Rinde auf 150 g Wasser, am Abend trinken.

Flüssiger Auszug: 1-2 g pro Tag
Urtinktur: 15-20 Tropfen, 3-mal pro Tag

Löwenzahn

TARAXACUM OFFICINALE

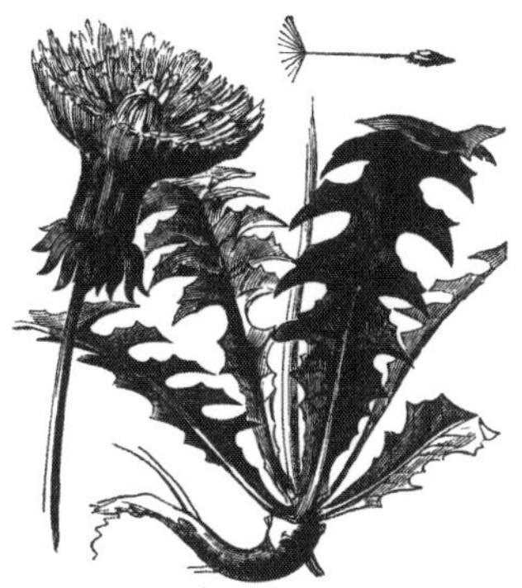

Verwendet werden: Wurzel, Blätter, Knospen.

Eigenschaften: bitteres Stärkungsmittel, Aperitif, entschlackt Leber und Galle, vermindert Blutandrang, blutreinigend, harntreibend, kreislaufanregend.

Indikationen: Entzündung der Gallenblase, Insuffizienz und Reizung der Leber, Steinleiden, erhöhter Cholesterinspiegel im Blut, Hauterkrankungen bei Leberkranken (Ekzem, Furunkel), Rheuma, Niereninfektionen, Verstopfung, Hämorrhoiden, Fettleibigkeit, Zellulitis. Einige AutorInnen meinen, Löwenzahn hätte eine krebsbekämpfende Wirkung.

Urtinktur: 15-20 Tropfen, 2-3-mal pro Tag

Salatkur in der entsprechenden Jahreszeit, auch die Knospen nicht wegwerfen!

In der Homöopathie ist Taraxacum ein Naturheilmittel zum Harntreiben, besonders bei »einer Zunge wie eine Landkarte«. Auch in der chinesischen Medizin ist Taraxacum wohlbekannt und wird unter anderem bei chronischen Beckenentzündungen und Brustentzündungen benutzt.

Schöllkraut

CHELIDONIUM MAJUS

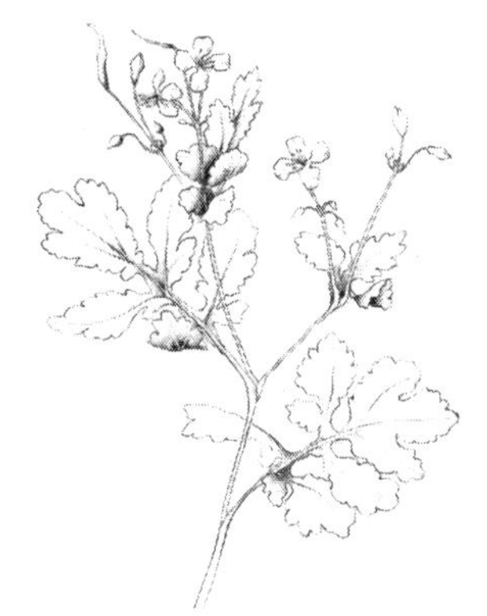

Verwendet werden: Wurzeln und Blätter.

Eigenschaften: krampflösend, blutdrucksenkend, erhöht die Sekretion der Gallenblase, Krebsmittel, Hühneraugenmittel, Wurmmittel, Entschlackungsmittel.

Indikationen: Angina pectoris, arterieller Bluthochdruck, Asthma, Magen- und Zwölffingerdarmbeschwerden, Erkrankungen der Leber und Galle, Darmparasiten, Magenkrebs.

Äußerliche Anwendung: Warzen, Hühneraugen, Schwielen (hier wird der frische Saft genommen, jedoch nur für diesen einen Zweck).

Aufguss: 15 g auf 1 Liter, 3-mal pro Tag
Urtinktur: 2-5 g pro Tag

Achtung: Schöllkraut ist sehr giftig, wenn es eingenommen wird.
Es ist deshalb in der Selbstmedikation nicht empfehlenswert!

IV. Krebs

Wie viele Rätsel und wie viele Ängste umgeben das Thema Krebs. Er ist tatsächlich eine der Krankheiten mit den meisten Todesfällen, zusammen mit den Herz-Kreislaufleiden. Und dennoch lassen Letztere in der Bevölkerung nicht die gleichen tief verankerten, irrationalen Ängste aufsteigen, die Krebskranke dermaßen isolieren, als seien sie die Pestkranken der modernen Zeit. Aus diesem Grund können Selbsthilfegruppen von Krebskranken und von Angehörigen Krebskranker eine ungeheuer wichtige Arbeit in der Unterstützung, Information und Beratung leisten.

Die Vorgänge bei der Entstehung von Krebs

Bevor wir uns mit den Krebsarten befassen, die bei Frauen am häufigsten auftreten – Brustkrebs, Gebärmutter- und Gebärmutterhalskrebs (Corpus-Zervixkarzinom) –, wollen wir auf die Vorgänge eingehen, die dabei eine Rolle spielen, oder zumindest auf das wenige, was bisher darüber bekannt ist.

Da ist zunächst ein Vorgang, der mit einer »zweiten Leber« vergleichbar ist. Er wurde bei den gutartigen Geschwülsten bereits erörtert und kommt auch beim Krebs vor. Allerdings reicht dies als Erklärung nicht aus, denn nicht alle gutartigen Geschwülste entwickeln sich zu Krebs. Charakteristisch für den Krebs ist zum einen eine unbegrenzte Vermehrung nicht differenzierter Zellen und zum anderen seine Fähigkeit, andere entfernte Organe zu kolonisieren (Bildung von Tochtergeschwülsten/Metastasen). Normalerweise hat jede Zelle eine bestimmte Programmierung, die ihr diktiert, wie weit sie wachsen soll, welche Aufgabe sie hat, wann sie sich teilen und wann sie sterben soll. Diese »Intelligenz« der Zelle sitzt in der DNS. Die DNS (Desoxyribonukleinsäure) sieht aus wie eine Leiter aus spiralförmig gedrehten Stricken, von der jedes Glied eine genetische Information trägt. Wenn nur ein Glied versagt, reicht das schon aus, dass die Zelle sich irrt und krebsig wird. Was kann die DNS täuschen? Radioaktivität (Beispiel: Leukämieerkrankungen bei RadiologInnen, als die Radiologie in ihren Anfängen war), Teer (Beispiel: in Zigaretten, wurde bei Mäusen experimentell nachgewiesen), gewisse Lebensmittelfarbstoffe oder Konservierungsstoffe und sogar ein Virus.

Mit Experimenten an Hühnern wurde in der Tat nachgewiesen, dass ein sogenannter onkogener Virus (d.h., der Krebs hervorruft), der in eine Zelle eindringt, mit Hilfe seiner RNS (Ribonukleinsäure) die der Zelle ersetzen und so ihre DNS täuschen kann. (Die RNS, auch Boten-RNS genannt, ist eine Hälfte der DNS bzw. ein einziger Strang, von dem ausgehend sich dann ein DNS-Doppelstrang bilden kann.) Aus diesem Ergebnis folgt noch nichts für die Behandlung von Krebs, aber es hat den Vorzug, dass es Licht auf die »Intelligenz« der Zelle wirft.

Im Organismus gibt es also ein Wachsystem über die Tätigkeit und Entwicklung der Zellen. Dies wurde auch in Experimenten an gesunden Gefangenen nachgewiesen[16], denen man ein Melanom (einen besonders schnell wachsenden Hautkrebs) unter die Haut gepflanzt hatte. Innerhalb von drei Wochen wurden diese wuchernden Zellen zerstört. Aber die Experimentatoren gaben sich mit diesem Ergebnis nicht zufrieden und pflanzten ein weiteres Mal Zellen der gleichen Art ein. Und zur großen Überraschung aller Beteiligten konnten die gesunden Zellen die ungesunden bereits innerhalb einer Woche zerstören. Ihr Wachsystem war vorgewarnt und dadurch um so wirksamer.

Aus all dem ergibt sich die Frage: Was bewirkt, dass ein Individuum diese Immunität verliert? Sicher sind es mehrere Faktoren und nicht einer allein. Da sind einmal Ernährungs- und Umweltfaktoren; auch psychische sowie hormonelle Faktoren spielen eine Rolle.

16 Die Untersuchung wurde in den 1950er Jahren in den USA durch Biologen des Sloan Kettering Institute von New York im Staatsgefängnis von Ohio durchgeführt.

Ernährung

Dies führt uns ein weiteres Mal zur Arbeit von Frau Dr. Kousmine: Wenn wir essen, geht es letztlich darum, der kleinsten Einheit, der Zelle – einer Einheit aus lebender Materie –, Nahrung zuzuführen. Für Frau Dr. Kousmine ist Krebs wie Multiple Sklerose eine Krankheit, bei der die Abwehrbereitschaft des Organismus erhöht, aber wirkungslos ist. Und zwar deswegen, weil die Zellwand die Regulationssignale des Körpers nicht aufnehmen kann. Für unser Überleben ist es unbedingt notwendig, dass die Membran der Zelle richtig strukturiert und normal durchlässig ist. Beim Darm etwa bringt eine Erhöhung der Durchlässigkeit ein überhöhtes Eindringen von Darminhalt ins Innere der Zelle mit sich. Der Darminhalt umfasst jedoch neben der unverzichtbaren Nahrung auch Gifte, Bakterien und Viren. Um der Anfälligkeit der Membrane zu begegnen, baut sie der Organismus alle zwei Tage wieder auf, d. h., von allen Geweben (Krebs eingeschlossen) wird dieses am schnellsten wieder aufgebaut. Aber um eine normale Membran aufbauen zu können, muss der Körper über normales Baumaterial, sprich normale Nahrungsstoffe, verfügen.

Frau Dr. Kousmine berichtet von der langen Erfahrung mit ihrer Behandlung, bei der sie die Ernährung der Krebskranken umstellt und ihnen zusätzlich Multivitaminkuren verordnet. Eine Besserung tritt nach zwei Monaten ein, eine Stabilisierung nach zwei Jahren. Schließlich beschreibt sie Rückfälle, wenn die Kranken ihre alte Ernährungsweise wieder aufgenommen haben. Ihr Ansatz kann nur überzeugen. (Siehe Anhang 6.) Eine weitere Arbeit, die den Zusammenhang zwischen Ernährung und Krebs betrifft, ist die von Simonton über die radioaktive Bestrahlung der Nahrungsmittel (siehe Kapitel V).

Umweltfaktoren

Oft stehen diese auch im Zusammenhang mit den vorher genannten krebsfördernden Faktoren: Farb- und Konservierungsstoffe und die anderen Zusätze in Lebensmitteln wie Zyklamate (Süßstoff) und Saccharine, die in den USA wegen ihrer krebserregenden Wirkung aus dem Verkehr gezogen wurden, in Europa jedoch noch nicht.[17]

Weitere krebsfördernde Mittel sind Nitrite, Nitrate, Safrol u. a. Lebensmittel können auch krebserregend wirken, wenn sie falsch gelagert werden (PCB in der Schutzschicht von Milchvorratssilos), wenn sie raffiniert werden oder durch Kochen (z. B. Wiederverwendung von Frittieröl).

Dazu kommen die radioaktive Strahlung, gestörte Magnetfelder und andere Faktoren, die mit der Verschmutzung von Luft und Wasser verbunden sind. Wir sind nicht die Einzigen, die darunter leiden; auch der Wald stirbt. So ist zum Beispiel die beträchtliche Zunahme an Brustkrebserkrankungen (während in den 60er Jahren noch jede 30. Frau an Brustkrebs erkrankte, waren es um die Jahrhundertwende schon jede 8.-10. Frau davon betroffen) in Verbindung mit Umweltfaktoren zu sehen. Zum Teil lässt sich dieses Phänomen durch ein Übermaß an Östrogenen in Nahrung und Wasser erklären. Man spricht heutzutage von sogenannten »Fremdöstrogenen«, mit denen östrogenähnliche, von Pestiziden und Kunststoffen freigesetzte Moleküle bezeichnet werden. Schließlich können auch der Konsum von Alkohol und Tabak mit all ihren psycho-sozialen Dimensionen Krebs auslösen.

Psychische Faktoren

Manche ForscherInnen behaupten, dass Krebskranken ein besonderes psychologisches Profil eigen sei, dessen hervorstechende Züge »Passivität, Mangel an Aggressivität und Lebenswillen« seien, was zur »Selbstzerstörung in der Zelle« führe.[18]

17 Eine mögliche Erklärung: Der Verbrauch ist unterschiedlich. Die Gesetzgebung in der Schweiz schreibt vor, dass Getränke mit Zucker gesüßt werden müssen, während in den USA künstliche Süßstoffe verwendet werden können. Folge: ein deutlich höherer Verbrauch künstlicher Süßstoffe. Die angestellten Untersuchungen zeigen, dass eine erwachsene Person über längere Zeit 200 Würfel pro Tag zu sich nehmen müsste, damit von einer Krebsgefahr die Rede sein kann. Denken wir an die 3-4 Tassen mit Getränken, die jede/r pro Tag zu Hause süßt, dann sind wir doch sehr weit davon entfernt. Unglücklicherweise summiert sich die krebserregende Wirkung von verschiedenen Erzeugnissen, auch wenn die einzelnen Produkte nicht in der krebsverdächtigen Dosis verzehrt werden.

18 Anm. des Orlanda Verlages: Eine ganz andere Meinung bezüglich dieser Schuldfrage vertritt u. a. Audre Lorde in Auf Leben und Tod. Krebstagebuch.

Bei einem Großteil haben sie außerdem in den vorangegangenen Monaten einen schweren affektiven Schock festgestellt: Tod der Ehegattin/des Ehegatten oder einer/eines Angehörigen, Heirat, Scheidung, Verkehrsunfall ... Unter anderem hat das Ehepaar Simonton diese psychischen Traumata systematisiert. Ihre Ergebnisse haben sie zur Begründung einer Heilmethode angeregt, die auf Psychologie (Autosuggestion) beruht und für alle anderen Methoden als Ergänzung dienen kann (siehe Anhang 6).

Jeder psychische oder physische Schock ruft einen Zustand von Stress und einen Adrenalinstoß hervor. Ein kompliziertes System von Hormonausschüttungen kommt in Gang (Nebennieren, Hypothalamus, Hirnanhang), das auf den Angriff reagiert. Dieser Mechanismus ist natürlich lebensnotwendig, das Problem dabei ist nur, dass wir uns hinterher eine ebenso notwendige Ruhepause gönnen müssen! In einem solchen Moment ein Anregungsmittel zu nehmen (Zigarette, Alkohol, Drogen ...) hat genau die gegenteilige Wirkung, denn es erschöpft das System vollends.

Hier sei ergänzt, dass Stress ebenfalls eine Auswirkung auf die Darmschleimhaut hat, indem er ihre Durchlässigkeit für Giftstoffe erhöht, die dann in großer Zahl ins Blut gelangen, statt mit dem Stuhl ausgeschieden zu werden. Noch mehr Arbeit für die Leber bzw. die »zweite Leber«. Bei der Simonton- Methode ist die psychische Arbeit auf die Art und Weise gerichtet, in der die Krankheit eingesetzt hat. Die Übungen sollen ein klareres Bewusstsein über den Tumor herstellen, ein Bewusstsein für die Heilung und die Arbeit, die sich aus der Therapie (welcher Art sie auch sei) ergibt. Die Simonton-Methode ist eine begleitende Therapie und wurde Ende der 70er entwickelt, sie erhebt nicht den Anspruch eine Heilungstherapie zu sein.

Der Zusammenhang zwischen Hormonen und Krebs

Ein erhöhter Hormonspiegel scheint den bösartigen Prozess zu beschleunigen. Wohlbekanntes Beispiel: die Pille. Wenn auch nicht nachgewiesen werden kann, dass sie Krebs hervorruft, ist sich alle Welt darüber einig, dass sie einen vorhandenen Krebs verschlimmert. Folgender Zusammenhang ist inzwischen zur Genüge bewiesen: der zwischen Pille und Gebärmutterhalskrebs (Zervixkarzinom). (Siehe zu diesem Thema und zum Zynismus der Pharmafirmen das Buch von B. Seaman, Anhang 6).

Wir hoffen, dass diese Erklärungen nicht allzu sehr belasten. Jetzt geht es um etwas positivere Dinge: eine mögliche Prävention, die mit der Früherkennung beginnt.

Tabelle zeigt, in welchem Stadium

	Bio-Elektronik *Kristallographie* *Irisdiagnostik* ⬇	*Vaginal-abstrich (Pap)* ⬇ *Heitan Vernes* ⬇	*Herkömmliche Untersuchungen (Röntgen)* ⬇
1. Periode vollkommener Gesundheit	*2. Vorstadium von Krebs*	*3. Krebsstadium ohne klinische Anzeichen*	*4. Krebsstadium mit klinischem Befund*

Tatsächlich erkennt die konventionelle Medizin einen Krebs erst, wenn er mehrere Monate alt ist und schon über eine Milliarde Zellen umfasst. In diesem Stadium ist eine große Zahl von Behandlungsmethoden aber nicht mehr wirksam. Die folgende Tabelle zeigt, in welchem Stadium die unterschiedlichen Methoden Krebs feststellen können:

Das Abtasten der Brüste und die Diagnose von Gebärmutterhalskrebs durch einen Abstrich (Pap) werden von der konvetionellen Medizin am häufigsten vorgenommen, obwohl diese Methoden nicht die frühestmöglichen sind.

Das Abtasten (Palpation) der Brüste

Dies ist für Frauen eine äußerst wichtige Untersuchung, vor allem, wenn sie sie selbst durchführen. Sich die Brüste einmal im Jahr bei der Krebsvorsorge abtasten zu lassen, kann niemals ausreichen, denn ein Brustkrebs, der sich in

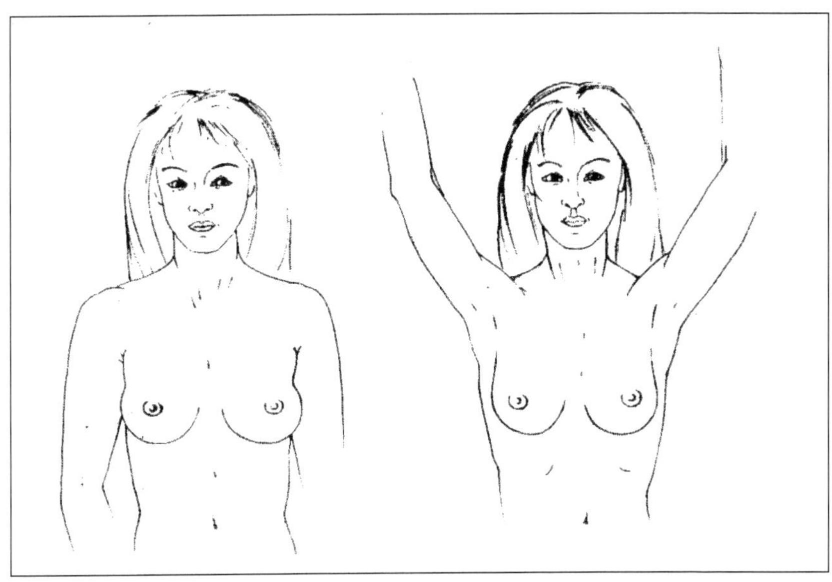

drei Monaten entwickelt, hat auf diese Weise genügend Zeit, noch andere Organe zu befallen. Es ist also ratsam, sich die Brüste regelmäßig selbst abzutasten, insbesondere nach jeder Menstruation, d. h., wenn die Brüste ganz entleert und deshalb am sichersten zu befühlen sind. Die Untersuchung beginnt vor dem Spiegel. Die Brüste aufmerksam anschauen, ihre Form, eventuell Veränderungen der Schwere, der Haut oder der Brustwarze beachten (Grübchen, als ob etwas von innen ziehen würde, eingedellte Haut wie bei einer Orangenschale ...). Die Arme langsam seitlich anheben, bis über den Kopf, dann wird sichtbar, wie die Unterseite der Brüste beschaffen ist, und vor allem, wie sie auf den Rippen gleiten (Verhältnis von Gewicht und Bewegung).

Es ist auch ratsam, die Brüste leicht zu den Warzen hin auszustreichen, um zu sehen, ob etwas ausgeschieden wird. Eine milchige Ausscheidung ist normal, selbst bei einer Frau, die noch nicht gestillt hat. Aber bei einer eitrigen oder blutigen Ausscheidung muss unbedingt eine Fachperson aufgesucht werden. In dieser Position ist es außerdem möglich, eventuell geschwollene, druckempfindliche Lymphknoten tief in der Achselhöhle zu untersuchen (oder auch

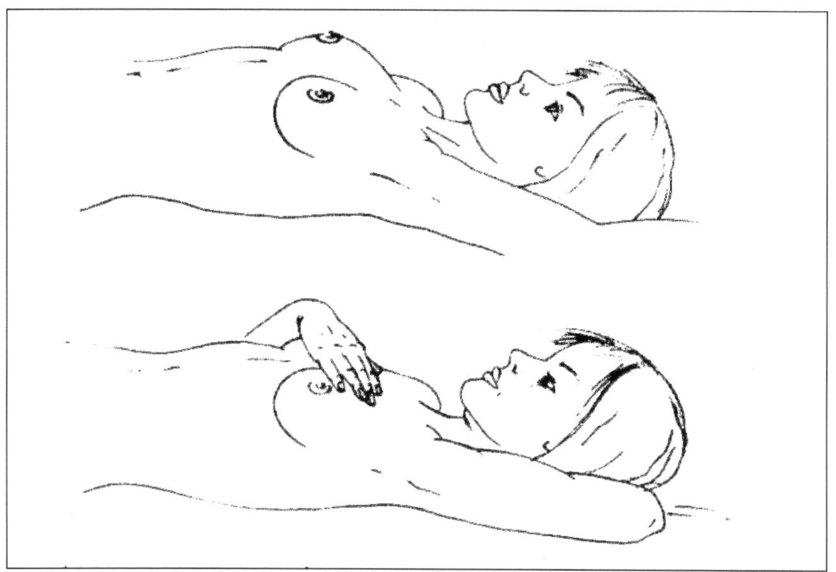

in der Vertiefung des Schlüsselbeins). Die Lymphknoten unter der Achsel entsorgen die Brust und den Arm nach allen Vorgängen der Säuberung, der Entzündungshemmung und der Abwehr von Erregern. Um die Brust abzutasten, ist es am besten, sich auf den Rücken zu legen. Gut geht es auch in der Badewanne mit Seife. Der Arm an der Seite, die untersucht werden soll, wird hinter den Kopf gelegt. Das breitet die Brust auf den Rippen aus und dehnt den Brustmuskel.

Dann wird die Brust mit der anderen Hand untersucht, mit flach aneinander gelegten Fingern, in kreisender Bewegung in die Tiefe. Vom Abtasten mit Daumen und Zeigefinger ist abzuraten, da sie zu genau fühlen, deshalb schnell beunruhigen und von einer richtigen Untersuchung abbringen. Mit der Hand ganz um die Brust herumfahren, zuletzt kommt die Brustwarze dran. Der obere/äußere Teil der Brust ist gewöhnlich am dichtesten und sollte gründlich untersucht werden. Die Drüsenkörper sind undeutlich zu fühlen, sie sind körnig und wenig abgegrenzt, ein einheitliches Gewebe mit den darunter liegenden Rippen. Davon sollte ein festeres Gebilde ab Erbsengröße unterschieden werden können, das besser abgegrenzt und von der Drüse unabhängig ist.

Wenn ihr die Brüste regelmäßig untersucht, sind sie euch bekannt, und ein solches neues Gebilde ist eindeutig zu unterscheiden.
Danach wird natürlich die andere Brust untersucht!
Wenn etwas verdächtig erscheint, muss eine Fachfrau aufgesucht werden. In drei von vier Fällen sind die erkannten Gebilde gutartig, und für den vierten Fall gilt: Je früher das Gebilde erkannt wird, desto besser sind die Heilungsaussichten. Das ist ja Sinn des Abtastens der Brüste. Je älter die Frauen sind, um so wichtiger ist es, dass sie es regelmäßig tun.
Heute raten viele ÄrztInnen den Frauen von der Selbstuntersuchung der Brust zu Gunsten einer Vorsorgeuntersuchung ab. Es werden Screening-Programme mit kostenlosen Mammographien alle zwei Jahre angeboten. Kleinere Massen (Neubildungen) werden durch die Mammographie erkannt. Das kostenlose Angebot verringert die Diskrepanz zwischen Arm und Reich in Bezug auf den Zugang zur Versorgung. Der Nachteil der Mammographie ist, zu viele Neubildungen zu erkennen (10 % bis 25 % mehr als in der Gruppe, die keine regelmäßigen Mammographien hat), daher sprechen wir von Überdiagnose. Meistens handelt es sich um eine nicht sehr ernste Krebserkrankung. Wir können also davon ausgehen, dass eine bestimmte Anzahl dieser Neubildungen zu einer Immunitätsbildung beitragen. Für die meisten ÄrztInnen sind diese Krebsarten »einfach« zu behandeln, so dass die Vorteile überwiegen. Aber wenn wir die Schwere der Behandlungen und die Schwere der Nachwirkungen in Relation setzen, ist dies fragwürdig, um es vorsichtig auszudrücken. Schließlich ist die durch diese Screening-Programme erzielte Reduktion der Sterblichkeit umstritten, siehe die Studien des Nordic Cochrane Center in Kopenhagen, Dr. Jorgensen, British Medical Journal, 2010, und die anderen Studien von Jorgensen, Gotzsche und Nielsen. Auch ist ein zweijähriger Abstand zwischen den Kontrollen lang und Frauen könnten noch viele Tumore früher selbst erkennen. Es ist daher notwendig, weiterhin die Selbstuntersuchung zu lernen und diese regelmäßig zu tun!

Der Abstrich zur Früherkennung des Gebärmutterhalskrebses

Er kann in sehr viel größeren Abständen vorgenommen werden, ungefähr alle zwei Jahre (oder je nach der Indikation des vorangegangenen Abstrichs). Gebärmutterhalskrebs entwickelt sich nämlich viel langsamer als Brustkrebs, und die Untersuchung ist sehr viel genauer, was ein sehr viel frühzeitigeres Erkennen, d.h. schon in den vorausgehenden Stadien (Dysplasie) erlaubt.

Mit Hilfe eines Stäbchens mit einer kleinen Schaufel werden einige Zellen rund um den Gebärmuttermund entnommen und auf einer Platte ausgebreitet (Abstrich). Sie werden später in einem zytologischen Labor untersucht. Es muss eine größere Anzahl von Zellen entnommen werden, aber nicht zu viele, denn eine zu dicke Zellschicht kann unter dem Mikroskop nicht untersucht werden. Die Untersuchung darf nicht während der Menstruation oder während einer Infektion des Gebärmutterhalses vorgenommen werden (es sei denn, eine chronische Infektion liegt vor, und es kann kein günstigerer Augenblick abgewartet werden). Denn was die Zellen betrifft, ist eine Entzündung einer Präkanzerose ähnlich. Das Vorhandensein von gewissen Erregern, wie z.B. dem Virus der Feigwarzen, verschlechtert die Resultate noch. Eine andere Untersuchung, die Kolposkopie, wird mit einer großen Lupe und einer Lichtquelle vorgenommen. Wenn gewisse Farbstoffe auf den Gebärmutterhals aufgestrichen werden (Lugol), ist es möglich, die verletzten Partien von den anderen zu unterscheiden und zu sehen, ob die Verletzung in den Gebärmutterhals hineinreicht oder ob sie gut abgegrenzt ist. Bei der Diagnose »mittlere bis ausgeprägte Dysplasie« (s. Abb. S. 191) sollte die Frau ebenfalls eine Untersuchung des Zervikalkanals vornehmen (ungefähr 4 cm) und die Ergebnisse miteinander vergleichen, um hinterher eine Entscheidung zu treffen.

Die Früherkennung von Gebärmutterhalskrebs ist die frühzeitigste im modernen Arsenal. Für die anderen Tumore kommt ihr keine gleich (da diese weniger leicht zugänglich sind). Glücklicherweise gibt es andere Untersuchungen, die ebenso sehr frühzeitig sind, selbst wenn sie von der konventionellen Medizin nicht anerkannt werden. Wir können hier nicht alle behandeln, aber andere

AutorInnen haben es getan (siehe Literaturhinweise). Wir stellen jene vor, die wir im Frauengesundheitszentrum anwenden.

Die Einführung der Tests von Vernes

Die Tests von Vernes sind Blutuntersuchungen oder, genauer gesagt, Untersuchungen des Serums und seiner Proteine. Mit Hilfe eines Photometers wird die Lichtdurchlässigkeit des Serums mit verschiedenen Reagenzien, wie etwa Kupferazetat, untersucht. Wir berechnen auch den Anteil der Mukopolysaccharide mit Hilfe von Orzin sowie den Niederschlagsindex der Euglobuline … (siehe Anhang 6).

Diese Tests, die Vernes ab 1936 entwickelte und die von seinen Mitarbeitern, u. a. Augusti (Paris), weiter vervollkommnet wurden, müssen zusammen betrachtet werden, wenn wir sie interpretieren wollen. Diese Tests sind nicht 100 % spezifisch für Krebs und daher nicht immer zuverlässig als Diagnose, aber sie sind unersetzlich in der Überwachung und für die Entwicklung der Krankheit. Unter anderem sind entzündliche Erscheinungen, die Leberfunktion und der Verteidigungszustand des Organismus gut festzustellen. Sie erlauben es auch, den besten Moment für einen chirurgischen Eingriff zu wählen und die Wirksamkeit der angewandten Therapie auszuwerten.

Die Ergebnisse der Tests werden in einer sehr »aussagekräftigen« Kurve zusammengetragen, der Differentialkurve von Vernes (FRED). Es handelt sich um eine Art Elektrophorese der Proteine. Der Unterschied zwischen den Ergebnissen der betreffenden Person und denen des gesunden Durchschnitts wird auf einer Abbildung deutlich gemacht (von links nach rechts: Leberschaden, Störung des Lipidsystems, Entzündung, Allergie, Krebs und – bei Werten unterhalb des Normalbereichs – eine Unterfunktion des retikuloendothelialen Systems [RES]).

Da Frankreich außerhalb der offiziellen Linie der Forschung und ihrer praktischen Anwendung kaum Freiraum lässt, sind diese Tests nach zahllosen Rechtsstreitigkeiten nicht mehr im Handel.

Glücklicherweise ist die Forschung von anderen in ähnliche Richtungen weiterbetrieben worden, sodass uns heute die Eiweißbilder zur Verfügung stehen (s. Literaturhinweise).

Es handelt sich dabei immer um die Zusammenstellung mehrerer Proteine. Die Ergebnisse werden in Prozent zum gesunden Durchschnitt (10.000 Personen gleichen Alters und Geschlechts) dargestellt. Die Fortschritte in der Informatik und Biologie erlauben uns heute ein besseres Verständnis der »Dysproteinämie«.

Es steht uns ein »kleines Eiweißbild« mit 8 einzeln und im Vergleich untersuchten Proteinen zur Verfügung (IgM, IgG, IgA, C3, Orosomukoide, Transferrin und Albumin) und ein weiter gefächertes mit 15 Proteinen. Bei beiden werden die Ergebnisse in Prozent angegeben und ergänzt durch eine Computeranalyse, die mehrere Möglichkeiten vorschlägt, unter denen nur der Arzt oder die Ärztin auswählen kann, die die betroffene Person genau kennt. Zum großen Eiweißbild gehören auch Therapievorschläge.

Seine Anwendung geht weit über die Möglichkeiten der grundlegenden naturheilkundlichen Gynäkologie hinaus; es ist jedoch möglich festzustellen, ob körperliche Störungen vorliegen und diese Störungen näher zu bestimmen (Region). Am genauesten zeigen die Tests folgende Vorgänge an: Entzündungen, Immunschwäche und Immunreaktionen, Eisenmangel, Eiweißverluste über Urin, Verdauung oder Haut, Mangelernährung, Leberinsuffizienz (einschließlich hormonaler Einflüsse) und Hämolyse (Abbau der roten Blutkörperchen).

Eine weitere Möglichkeit, den Verlauf genauer einzuschätzen, bietet das PRS (profile de réactivité sérique) – eine Verbindung von Homöopathie und energetischer Medizin – die es neben einer guten Betreuung insbesondere ermöglicht, individuell abgestimmte Therapievorschläge zu entwickeln (siehe Literaturhinweise zu J. Y. Henry).

Es gibt noch andere wichtige Untersuchungsmethoden, zum Beispiel mit Tumormarkern. Mit ihrer Hilfe lassen sich jedoch nur bestimmte Tumoren nachweisen, Brustkrebs und Lungenkrebs aber gerade nicht. Mit den neueren Tumormarkern »CEA« und »CA 15/3« wurden allerdings bei Brustkrebs, und mit »CA 125« bei Eierstockkrebs gute Erfahrungen gemacht.

Schließlich wollen wir zu den drei Formen von Krebs der Frau kommen, die wir am Anfang des Kapitels angekündigt haben.

Von der Früherkennung (Screening) und den Untersuchungen haben wir schon im Abschnitt »Brustzysten« gesprochen.
Hier geht es um den Fall, wenn eine Frau ein Gebilde in der Brust gespürt hat, das nach Mammographie und Ultraschall verdächtig ist. Die ChirurgInnen empfehlen ihr dann zuerst eine Biopsie und anschließend eine OP.
Zunächst wird ihr vorgeschlagen, das Gebilde zu entfernen, es sofort in ein zytologisches Labor zu schicken und das Ergebnis abzuwarten. Ist es Krebs, so wurde jahrelang zusätzlich zu dem Tumor die ganze Brust entfernt, auf der befallenen Seite eine Ausschabung der Lymphknoten unter der Achsel vorgenommen und versucht, so viele Lymphknoten wie möglich herauszunehmen (es sind etwa 40 Stück); und schließlich wurde ein wenig an dem Brustmuskel entfernt, der sich unter der Brustdrüse auf den Rippen befindet. Es gab eine Zeit, da entfernten sie einfach die Brustdrüse und den Brustmuskel (Halstet-Operation).
Glücklicherweise haben sich die chirurgischen Methoden bei Brustkrebsoperationen zunehmend geändert, sodass es heute bei einer kleinen, begrenzten Gewebezunahme (weniger als 2 cm) möglich ist, nur den Tumor und nicht die ganze Brust zu entfernen. Die Entfernung von Lymphknoten ist für die ChirurgInnen nach wie vor unerlässlich, weil sie Hinweise auf die Ausbreitung der Krankheit geben und für die nächsten Therapieschritte entscheidend sind: Strahlentherapie und Chemotherapie. Heutzutage verwenden viele ChirurgInnen einen Farbstoff, um die »Sentinel-Lymphknoten« (Wächterlymphknoten) zu lokalisieren und nur diese zu entfernen. Sind diese nicht betroffen, werden die restlichen Lymphknoten verschont. Allgemein gilt, dass es besser ist, so viele Lymphknoten wie möglich zu erhalten.
Falls mehrere Lymphknoten schon metastasiert sind, werden sie eine örtliche Radiotherapie empfehlen, und wenn die Metastasen schon andere Organe befallen haben (Leber, Knochen, Gehirn), schlagen sie die Chemotherapie vor.
Die medizinische Forschung richtet sich heute auf die Gene des Brustkrebs. Bei den Trägerinnen dieses Gens beträgt das Brust-

krebsrisiko 80 %. In den Augen der ÄrztInnen rechtfertigt das eine vorbeugende Entfernung beider Brüste sowie der Eierstöcke (Gen des Eierstockkrebs). Dieser genetische Ansatz trifft aber nur auf 9 % der Brust-Krebserkrankungen zu, alle anderen sind im Laufe des Lebens erworben oder umweltbedingt (Hormone, Pestizide, Konflikte …). Damit stehen wir einer neuen Forschungsrichtung mit verheerenden Folgen gegenüber, die enorme Summen verschlingt, ohne uns in der wirklichen Krebsvorsorge für eine Mehrzahl von Frauen weiterzubringen. Ganz zu schweigen von den Ängsten, die sie auslöst.[19]

Die konventionelle Medizin

In der konventionellen Medizin, zu deren Methoden es ja eine große Auswahl an Literatur gibt, wollen wir dennoch die kontroversen Punkte herausgreifen:

- *Entfernen der ganzen Brust.*

Auch wenn dieser Eingriff technisch ziemlich einfach ist, hat er für die Frau große Bedeutung. Zumindest verdient er eine Bedenkzeit. Im Übrigen können Prothesen, zu denen die ÄrztInnen, die Medizin und die Umgebung die Frau drängen, das Trauma, das der Verlust einer Brust bedeutet, kaum verringern. Im Gegenteil, so wird die Frau noch mehr isoliert und auf sich selbst zurückgeworfen (s. Audre Lorde, Auf Leben und Tod. Krebstagebuch, Anhang 6). Die sogenannten ästhetischen »Operationen«, die Implantation von Prothesen, sind noch weit davon entfernt, einen zuverlässigen Erfolg zu versprechen. Außerdem können die verwendeten Materialien, wie z. B. Silikon hinterher Probleme bereiten.

19 Siehe auch meinen Artikel in Krebs verstehen – neue Wege gehen (Anhang 6).

- *Ausschabung der Lymphknoten.*

Die Lymphwege sind ein wichtiges Verteidigungssystem für den Organismus; die der Achsel entsorgen nicht nur die Brustdrüse, sondern auch den Arm. Wenn also die ChirurgInnen zu ausholend sind, haben die Frauen hinterher »dicke Arme«, d. h. die Lymphe staut, das Wasser fließt nicht ab, die Arme schwellen an und müssen immer wieder drainiert werden. Der Verlust des Brustmuskels macht dieses Problem noch schlimmer. Es ist eine unsaubere Angewohnheit der Chirurgie, sich an den Lymphknoten zu vergreifen. All den Mandeln, den Polypen und anderen Fortsätzen, die die Chirurgen reich gemacht haben, sollten wir ein Denkmal setzen. Den Patientinnen geht es nachher nicht besser, und ihre Abwehrkräfte sind verringert.

- *Strahlentherapie und Chemotherapie.*

Wenn sie der Bestrahlung (Kobalt u. a.) ausgesetzt sind, platzen zwar die Krebszellen zuerst, aber unglücklicherweise bekommen die Nachbarzellen auch etwas ab. Um die Zerstörungen einzugrenzen, wird die Bestrahlung durch einen Bleirahmen geschickt, der die Form des bestrahlten Organteils hat. Aber trotz allem lassen Bestrahlungen auf dem Kopf die Haare ausfallen; auf der Haut hinterlassen sie Markierungen wie eine alte Brandwunde, die selbst zu Krebs werden kann und auch die dahinterliegenden Organe können dadurch neu betroffen sein.

Die Chemotherapie ist auch nicht besser. Wenn das Medikament in eine Vene injiziert wird, die nicht großlumig ist, geht die Vene kaputt. Auf alle Fälle werden die Blutkörperchen, die auch Zellen sind, durch die Chemotherapie angegriffen. In gleichem Maße wird die Immunität der Kranken verringert. Es folgt eine Herabsetzung der Abwehrkräfte gegenüber Infektionen, die manchmal eine Isolierung der Kranken notwendig macht.

Die beiden letzten Methoden ermüden den Organismus so sehr, dass die Behandlungen in größeren Zeitabständen erfolgen müssen; die Kranken müssen gut überwacht bzw. stationär aufgenommen werden. Diese erheblichen Nebenwirkungen können durch ergänzende Behandlungen gemindert werden, zum Beispiel kann ätherisches Niauli-Öl (Melaleuca quinquenervia) als Strahlenschutz für die Haut angewandt werden.

Die Methoden entwickeln sich ständig weiter; so umfasst der Behandlungsplan heute nach einer Operation, bei Befall der Achsellymphknoten, zwingend eine Strahlentherapie sowie die Chemotherapie – beide als Vorsorgemaßnahmen.

Wenn der Krebs bereits invasiv in das Gewebe eingedrungen ist und nicht mehr chirurgisch entfernt werden kann, werden diese Methoden ebenfalls eingesetzt.

Jede Frau sollte genauestens über die Vor- und Nachteile dieser Behandlungen informiert werden, um einschätzen zu können, welche Qualität für sie ein Überleben mit Hilfe dieser Methoden, die keine Heilung bringen können, bietet.

Es lohnt sich, sich mit dieser Entscheidung Zeit zu lassen und vorher alle nötigen Informationen einzuholen. Die Angst von TherapeutInnen und Verwandten sollte uns nicht davon abhalten, dies zu tun. Komplementärmedizin kann eine große Hilfe sein, die Behandlungen zu unterstützen. Erinnern wir uns an Desmodium (D. adscendens) diese afrikanische Pflanze, die von Dr. Tubery in Frankreich eingeführt wurde. Sie hat leberschützende Eigenschaften, und Kurkuma als Antioxidans (siehe das Buch von B. Arnal und M. Laganier unter Bezugnahme).

GEBÄRMUTTERKREBS (Corpuskarzinom)

Diesen Krebs bekommen im Allgemeinen ältere Frauen (anders als Brustkrebs). Aber wie der Brustkrebs ist er häufiger bei Frauen, die keine oder wenige Kinder haben. Die häufigsten Anzeichen sind Störungen der Menstruation und besonders unregelmäßige Blutungen nach der Menopause. Die Diagnostik ist ziemlich einfach: Ausschabung des Uterus und Untersuchung der gewonnenen Zellen. Die Behandlung hängt vom Alter und dem Allgemeinzustand der Frau ab. Wenn der Krebs ganz frisch oder im Gegenteil inoperabel ist, wählen manche MedizinerInnen eine Progesteron-Behandlung. Aber ihre Ergebnisse sind bescheiden, und es ist unbekannt, wie das Progesteron wirkt. Wenn der Krebs operabel ist, ist sich die ganze konventionelle Medizin einig über die Maßnahme der Entfernung der Gebärmutter. Die Entfernung der Eierstöcke vor der Menopause ist schon etwas umstrittener, da sie eine frühzeitige Menopause mit sich bringt und eine Hormonsubstitution notwendig macht. Wenn schließlich der Krebs inoperabel ist, weil er schon zu fortgeschritten ist (oder bei einer Frau, die zu alt ist, um dieses Risiko einzugehen), ist die am häufigsten angewendete Behandlung die Implantation einer kleinen Quelle radioaktiven Radiums in die Gebärmutter, die dort 4-6 Wochen bleibt (eine besondere Form der Strahlentherapie). Eine allgemeine Chemotherapie bleibt für die noch ernsteren Fälle.

GEBÄRMUTTERHALSKREBS (Zervixkarzinom)

Wie der Brustkrebs kann der Gebärmutterhalskrebs junge Frauen befallen, aber dank der systematischen Früherkennung einmal pro Jahr (Pap) ist diese Form des Krebses sehr viel seltener geworden, oder genauer gesagt, sie wird früh erkannt. Außer den im Zusammenhang mit den Dysplasien des Gebärmutterhalses bereits erwähnten Faktoren (s. S. 190), sollten wir hier insbesondere auch an Schwermetalle denken, die sich im Unterleib und speziell im Beckenbereich konzentrieren können. Die Behandlung ist wie immer hauptsächlich chirurgisch, es wird eine Konisation vorgenommen (Entfernung des vorderen Teils des Gebärmutterhalses in Form eines Kegels). Je nach Ausbreitung des Krebses wird ein mehr oder weniger großer Teil (Gebärmutterhals, Gebärmutter) entfernt. Darüber hinaus werden wir auf die schon genannten Behandlungsmethoden verwiesen: Strahlentherapie, Chemotherapie.

Wir sind uns bewusst, dass wir über diese Krebsarten nur Allgemeines gesagt haben; es gibt natürlich verschiedene Arten von Brustkrebs und verschiedene Arten von Gebärmutterhalskrebs usw. Dazu solltet ihr euch lieber bei den konventionellen MedizinerInnen informieren, deren Klassifikation uns eine Prognose (Überlebenschance) erlaubt. Wir werden uns allerdings davor hüten, sie euch mitzuteilen.

Möglichkeiten der traditionellen naturheilkundlichen und komplementären Medizin (T&CM)

In erster Linie gilt eine Ernährungsumstellung mit besonderer Beachtung der Vitamine (C, A, Komplex B, E und F) und Spurenelemente. Weiter gibt es zahlreiche weniger gewalttätige Therapiemethoden als die zuvorgenannten, die von der konventionellen Medizin nicht anerkannt werden. Hier ist nicht Raum genug, von allen zu sprechen; im Übrigen haben andere das schon besser getan (siehe Anhang 6; Janet, Lagarde, Levy und Alternative Santé – l'Impatient). Es gibt ungefähr 12 krebsbekämpfende Heilmittel, die nicht anerkannt und dennoch zuverlässig sind, und mehrere andere, die als Mittel zur

Stärkung des Immunsystems angesehen werden, selbst wenn sie allein nicht ausreichen.

Unsere Erfahrungen in diesem Bereich belaufen sich auf einige wenige Fälle, deshalb ist es schwierig, endgültige Schlüsse zu ziehen und ein Behandlungsschema vorzuschlagen. Wir wollen deshalb lieber die großen therapeutischen Linien behandeln.
Zunächst ist es wichtig, die genaue Diagnose und Ausbreitung der Krankheit zu kennen, dazu ist die konventionelle Medizin sehr nützlich. Danach muss die Krankheitstendenz der Frau ausgewertet werden (Pathogenitätskoeffizient nach dem Proteinprofil bei Vernes, Augusti), ebenso die physische Abwehrbereitschaft der Frau gegenüber ihrem Tumor, ihre Reserven (Immunität, Effizienz, Leberindex). Diese Kenntnisse sind unabdingbar, um die Frau nicht einer Gefahr auszusetzen. Zum Beispiel ist es unvernünftig, eine Operation ins Auge zu fassen, wenn die Abwehr zusammengebrochen ist. Es ist besser, die Kräfte zuerst wieder zu stärken. In dieser Zeit müssen Krebsmittel genommen werden, die den Organismus nicht schwächen. Zusätzlich zu den Veränderungen in der Ernährung können Vitamine injiziert werden, die die Mängel ausgleichen. Das ist die Methode von Frau Dr. Kousmine (siehe Anhang 6).
In akuten Fällen, in denen es schnell gehen muss oder in denen eine ambulante Behandlung schwierig erscheint, haben wir bisher die besten Erfahrungen mit der Anthroposophie gemacht (Lukas-Klinik, Arlesheim/Schweiz). Sie haben ein Krebsmittel, die fermentierte Mistel (Viscum album) oder Iscador®. Die AnthroposophInnen arbeiten ganzheitlich mit Hilfe von verdünnten und dynamisierten Mineralien und mit einer Medizin, die der Homöopathie nahesteht. Die Basis der anthroposophischen Lehre ist, grob gesagt, wie folgt: Wenn wir uns vom mineralischen Reich entfernen, ist vieles verloren. Mineralien als lebende Form haben eine besondere Kraft gegen die überschießende Entwicklung der Zellen. Deshalb haben die Mineralien eine so große Bedeutung für sie. Die anthroposophische Medizin ist eine globale Medizin, eine Medizin des Geistes, der Seele und des Körpers. In der Klinik von Arlesheim werden den Krebskranken z. B. verschiedene Aktivitäten vorgeschlagen:

Modellieren (die Form wieder erobern), Malerei und Eurhythmie. Im Übrigen haben die Anthroposophen die Bedeutung der Ernährung verstanden und servieren ein vegetarisches und biologisches oder biodynamisches Essen. Sie sind nicht gegen Chirurgie in jeder Form, aber erst nach einer Behandlung mit Iscador oder einer ganzheitlichen Behandlung. Diese Therapien werden nach der Operation fortgesetzt. Denn zunächst muss dem Organismus beim Wiederaufbau seines Abwehrsystems geholfen werden, bevor ein Tumor entfernt wird, der dazu dient, ein gewisses Gleichgewicht aufrechtzuerhalten. Die AnthroposophInnen sind für eine kombinierte Behandlung: Die sogenannte Integrative Medizin, d.h. Naturheilkunde wird in die konventionelle Medizin integriert.

Was ist über die Mistel bekannt?

Mistel

VISCUM ALBUM

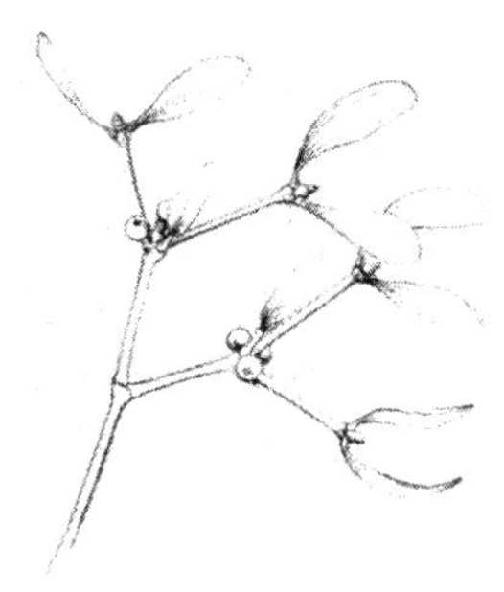

Verwendet werden: Blätter, junge Triebe des Parasiten, der z. B. auf Apfelbäumen oder Birnbäumen wächst.

Eigenschaften: erweitert die Blutgefäße, blutdrucksenkend, krampflösend, harntreibend, verringert den Blutandrang, Krebsmittel.

Indikationen: Arterienverkalkung, arterieller Bluthochdruck, chronische Nierenentzündung und Albuminurie, Blutungen, Erkrankungen des Nervensystems (Epilepsie, Veitstanz), Migräne, Asthma, Symptome der Menopause, Krebs.

Achtung: Keine Selbstbehandlung mit Mistel!

Zu erwähnen ist hier ein neues Mistelpräparat aus Deutschland, Vysorel®, das als Infusion verabreicht wird.
Es hat bei Brustkrebs, selbst mit Metastasenbildung zum Beispiel in der Leber, ausgezeichnete Resultate erbracht.

Nach unseren Erfahrungen neigen wir dazu, wenn die Frau nicht stationär aufgenommen werden muss, zunächst über die Ernährung zu sprechen und Veränderungen ins Auge zu fassen.

Danach gehen wir die anderen Risikofaktoren an und versuchen, die mit ihnen verbundenen Probleme zu lösen (Zigaretten, Alkohol, Pilleneinnahme, Schwermetallbelastung oder andere Probleme mit den Zähnen, Stress usw.). Wir suchen kompetente BündnispartnerInnen, die außerdem Erfahrung mit Krebskranken haben, die ganzheitliche Medizin praktizieren, d. h., die auf die Kranken und nicht auf die Krankheit konzentriert sind (AnhängerInnen von Frau Dr. Kousmine, AnthroposophInnen, HomöopathInnen u. a.), je nach Wahl der Frau.

Ganz allgemein sollte die betroffene Frau sich auf ein Jahr mit offensiver Behandlung einstellen (Vernes-Test jeden Monat bis alle vier Monate) und auf fünf Jahre mit unterstützender Behandlung (Vernes-Test alle sechs Monate). Dies kann als Begleittherapie angesehen werden. In Frankreich sind Ärzte, die unkonventionelle und ergänzende Therapien im Zusammenhang mit der Behandlung von Krebs entwickelten, einem enormen gesellschaftlichen Druck ausgesetzt, wenn sie nicht sogar verurteilt werden. Manche Ärzte mussten das Land verlassen, um ihre Forschungen fortsetzen zu können. Dabei eröffneten sich gerade durch ihre Ansätze neue Behandlungsmöglichkeiten – insbesondere etwa Therapien, die es ermöglichen, die durch Chemotherapie und Bestrahlungen bedingten Erschöpfungszustände zu lindern. Beispielhaft genannt sei hier Tubéry und seine afrikanischen Heilpflanzen, Naessens (714X), Beljansky und seine Nachfolger (ADN, Ginkgo biloba, Pau pereia). Insofern verdienen diese neuen Ansätze die volle Aufmerksamkeit sowohl der NaturheilkundlerInnen als auch der allgemeinen Öffentlichkeit. Durch die Bemühungen um eine integrative Medizin (konventionelle plus naturheilkundliche Medizin) werden dazu seit Anfang des Jahrtausends europaweit weitere Weichen gestellt.

Im Kapitel VI werden wir näher auf die Ernährung eingehen, doch hier soll darauf hingewiesen werden, worauf eine krebskranke Person besonders achten sollte (siehe auch die Arbeit von Dr. Seignalet bei den Literaturempfehlungen zu Ernährung). Sie sollte sich folgendermaßen ernähren:

- völlig ohne Zucker (allerhöchstens Levulose [Fruchtzucker])
- ohne weißes Mehl oder jegliches raffiniertes Getreide, vorzugsweise mit Reis, Hirse, Buchweizen, Vollkornquinoa und anderen glutenfreien Getreidesorten
- mit rohem Gemüse (je nach Zustand des Darmes ist es möglich, mit in Wasser gekochtem Gemüse zu beginnen)
- mit rohen Früchten
- in regelmäßigen Abständen eine Kur mit Gemüsesäften (wie z. B. nach Breuss, siehe Anhang 6)
- kein koaguliertes Eiweiß wie etwa das Weiße eines Spiegeleies (dagegen ist das frische und rohe Eigelb sehr gut)
- Milchprodukte, vor allem aus Kuhmilch sind zu meiden; hin und wieder sind Ziegen- oder Schafmilchprodukte erlaubt.

Muttermilch wäre ein hervorragendes Nahrungsmittel! Falls ihr eine stillende Frau kennt, die zuviel Milch hat ...

Kurz gesagt, handelt es sich um eine Ernährung mit hoher Energie (siehe Kapitel VI).

Wir sollten so leben, dass sich die Energien wieder aufladen. Nach den AnthroposophInnen soll der Wald eine hervorragende Umgebung sein, was durch neuere Forschungen (»Waldbaden«) bestätigt ist.

V. AIDS

Wie in den vorherigen Kapiteln stellen wir zunächst die Sichtweise der konventionellen Medizin und anschließend die Möglichkeiten der traditionellen naturheilkundlichen und komplementären Medizin (T&CM) dar.

Das erworbene Immunschwächesyndrom AIDS war eine »neue« sexuell, übertragbare Krankheit am Ende des letzten Jahrhunderts. Wie schon der Name sagt, ist diese Erkrankung durch eine Schwächung des Immunsystems gekennzeichnet. Eine an AIDS erkrankte Person stirbt nicht im eigentlichen Sinne an AIDS, sondern an sogenannten »opportunistischen Infektionen« oder an Krebs, Krankheiten, denen sich der Körper nicht mehr widersetzen kann, da die Abwehr des Immunsystems außer Kraft gesetzt ist.

Die Krankheit trat zunächst in Afrika in Erscheinung und breitete sich dann in den achtziger Jahren in den Industrienationen vor allem in Homosexuellenkreisen, unter Prostituierten und Drogenabhängigen aus. Heterosexuelle glaubten sich größtenteils außer Gefahr. Heute sieht das Bild anders aus, denn die schwullesbische Community ist den Aufklärungskampagnen weitgehend gefolgt und schützt sich, während die Verbreitung unter Heterosexuellen wesentlich zugenommen hat. Die Entdeckung der Kombinationstherapie (siehe unten) hat dazu geführt, dass AIDS in den reichen Ländern seit 1996 zunehmend als eine chronische Krankheit gelten kann. Die Hoffnung auf eine Behandelbarkeit von AIDS hat allerdings leider auch dazu geführt, dass die AIDS-Prävention wieder nachgelassen hat und die Zahl der Ansteckungen wieder angestiegen ist.

Der injizierende Drogenkonsum ist nach wie vor sehr hoch und die Übertragung auf intravenösem Weg fällt besonders in Ländern ins Gewicht, in denen Spritzen nicht frei verkäuflich sind. Schließlich kommt es bei 20 % bis 40 % der Kinder nicht behandelter HIV-positiver Mütter zu einer Übertragung von der Mutter auf das Kind, wobei dies durch die Behandlung mit antiretroviralen Medikamenten wesentlich reduziert werden kann.

Die Tragödie der Menschen, die sich bei einer Bluttransfusion infiziert haben, Bluter (Hämophile) und andere, wurde in Frankreich, Deutschland, wie auch in der Schweiz erst in den neunziger Jahren aufgedeckt.

Die Zahlen der Neuinfektionen und Todesfälle der Weltgesundheitsorganisation WHO zu AIDS sind endlich rückläufig, was nicht bedeutet, nachlässig zu werden. Es wird davon ausgegangen, dass nur die Hälfte der Infizierten über ihren HIV-Status Bescheid wissen! Afrika südlich der Sahara bleibt die am stärksten betroffene Region. Die HIV-Infektionen nehmen in Zentral- und Ostasien, Nordafrika, im Nahen und Osten und Osteuropa weiterhin zu.

Über die Übertragungswege des Virus sind sich heute alle einig: Sie umfassen den ungeschützten Geschlechtsverkehr, die gemeinsame Verwendung von Spritzbestecken, die Ansteckung durch Blut und Blutprodukte und die Übertragung von der Mutter auf das Kind während der Schwangerschaft und beim Stillen (s. Übersicht I, S. 230). Außerdem ist bekannt, dass die weltweite Ausbreitung der Epidemie in zunehmendem Maß Frauen trifft. Möglicherweise sind bei einer Frau die biologischen Risiken erhöht (dünnere Schleimhäute). Es fällt den Frauen, die häufig jünger und schüchterner sind als ihre Partner, schwer, von ihnen die Benutzung eines Kondoms zu verlangen. Die Epidemie breitet sich ebenfalls durch Vergewaltigungen aus.

Zur Bekämpfung von AIDS gehört somit auch ein verändertes Sexualverhalten: Einschränkung der Zahl der Sexualpartner, generelle Benutzung von Kondomen für Männer und Frauen und sichere Sexualpraktiken, der sogenannte »Safer Sex«. Der Vatikan machte 2010 schließlich einen Vorstoß für die Verwendung von Kondomen in bestimmten Fällen (z. B. zur Vermeidung von AIDS), während er weiterhin fruchtbaren Sex sowie die Ehe und absolute Treue befürwortet.

Nachdem sie mit der »Schwulenlepra« und anschließend mit der irrationalen Angst vor einem sicheren Tod in Verbindung gebracht wurden, bildet sich in den heutigen Gesellschaften aus den Infizierten eine neue stigmatisierte Gruppe. In einigen Ländern wie Indien und Kuba werden HIV-positive eingesperrt, andere verlangen an der Grenze eine Pflichtkontrolle.

Als Unterste in der Hierarchie der Ausgegrenzten zählen die ersten Opfer zu den sozial und wirtschaftlich am meisten benachteiligten Gesellschaftsschichten. Wir befinden uns in einer Situation, in der Millionen von Menschen mit einem geschwächten Immunsystem von ansteckenden Krankheiten hinweggerafft werden; beispielsweise treten heute wieder verstärkt Fälle von Tuberkulose auf.

Die Bemühungen, diese Epidemie zu bekämpfen, treten auf der Stelle – und während die vorhandenen Mittel für die Prävention nicht ausreichen, sind die Medikamente zu teuer, das heißt für die meisten Menschen unzugänglich. »Safer Sex« wird nicht über die ungleichen Chancen hinwegtäuschen – gegenüber dieser Krankheit besteht eindeutig eine Kluft zwischen Arm und Reich. Betrachten wir nun also, was die alternativen Ansätze uns bieten können.

Forscher und Forscherinnen, die nach anderen Heilmethoden gesucht haben, haben die Fakten genauer betrachtet. So haben etwa verschiedene Studien[20] ergeben, dass 50 bis 70 Prozent der HIV-positiven Kinder im Alter von 10 bis 12 Jahren an AIDS erkranken, das heißt umgekehrt, dass ein bedeutender Prozentsatz der Kinder gesund bleibt oder nur unbedeutendere Symptome entwickelt. Gleichzeitig gibt es Kranke, die alle klassischen Anzeichen für AIDS entwickeln, bei denen jedoch der HI-Virus nicht nachgewiesen werden konnte.[21] Und es gibt Menschen, die HIV-positiv waren und später wieder HIV-negativ getestet wurden, wie zum Beispiel im Fall von Niro Asistent[22], aber auch bei anderen Menschen in unserem näheren Umfeld.

Das alles bedeutet keinesfalls, dass es nun nicht mehr nötig ist, sich zu schützen, im Gegenteil. Aber diese Fakten haben die Aufmerksamkeit selbst der größten ExpertInnen auf dem Gebiet der AIDS-Forschung geweckt. Luc Montagnier (der Entdecker des HI-Virus) zum Beispiel bedauert, dass die Forschung sich zu wenig mit den Faktoren beschäftigt, die die Wirkung des Virus verstärken. Seiner Ansicht nach leidet die AIDS-Forschung unter einer

20 Siehe Anhang 6 unter AIDS (Anm. 1 und 2)
21 Siehe Anhang 6 unter AIDS (Anm. 3)
22 Siehe Anhang 6 unter AIDS (Anm. 4)

reduktionistischen Herangehensweise. Für Peter Duesberg (der den Retrovirus entdeckt hat)[23] ist die Anwesenheit des Virus gar nicht so bedeutend; wer einen Virus sucht, findet auch einen, und wenn er nur in einer so schwachen Konzentration vorkommt wie der HIV. Die DNS eines jeden Menschen, so dieser Wissenschaftler, beinhaltet seit Urzeiten zwischen fünfzig und hundert latente Retroviren, die von Generation zu Generation weitergegeben werden. Warum jedoch wurde die Tatsache so wenig beachtet, dass die Mehrheit der amerikanischen Frauen und Männer, die an AIDS erkrankten, außergewöhnlichen Gesundheitsrisiken ausgesetzt waren – wie Drogen, Bluttransfusion, Medikamentenmissbrauch oder Vorerkrankungen wie Hämophilie (Bluterkrankheit).

Untersuchungen haben ergeben, dass 95% der HIV-infizierten Babys drogensüchtige Eltern hatten – entweder waren es die Mütter selbst oder deren Partner – oder ihre Mütter hatten mit dem Virus verunreinigte Bluttransfusionen erhalten (z. B. aufgrund von Hämophilie).

Trotzdem wurde AIDS bei diesen Kindern einzig und allein auf die Anwesenheit des HI-Virus zurückgeführt.

Die konventionelle Medizin hat seit jeher dazu geneigt, nach äußeren Ursachen zu suchen: Schuld sind einzig und allein die Bakterien und Viren. Die moderne westliche Medizin wollte sich schon früher einreden, die Tuberkulose durch Impfstoffe und Antibiotika ausgerottet zu haben. Heute wissen wir jedoch, dass der Rückgang der Krankheit höchstwahrscheinlich der Verbesserung der ökonomischen Bedingungen und damit einer Verbesserung der Wasser- und Nahrungsqualität zuzuschreiben ist; außerdem setzte die Rückläufigkeit bereits vor der Entdeckung des Impfstoffes und der Antibiotika ein.

Die Auffassung, einzig und allein HIV sei verantwortlich, treibt die Suche nach Impfstoffen und antiviralen Medikamenten voran. Doch die Suche nach dem Impfstoff gestaltet sich schwierig, da das Virus äußerst wandlungsfähig

23 Siehe Anhang 6 unter AIDS (Anm. 5)

ist. Außerdem ist die Möglichkeit, ein abgeschwächtes, mutiertes Virus zur Herstellung eines Impfstoffes zu verwenden, auch mit dem beträchtlichen Risiko verbunden, dass sich daraus Krebs entwickelt. Trotzdem zielt die Forschung fast ausschließlich in diese Richtung.

Es bleiben zahllose Unbekannte, angefangen bei der Ursache der Epidemie. Sie tauchte zuerst in Afrika, dann in den USA auf. Doch handelt es sich wirklich um dasselbe Virus, und wenn ja, welchen Weg hat es genommen (Haiti, Kuba)? Oder handelt es sich um verschiedene Virus-Stämme? Einer anderen Hypothese zufolge[24] steht die Epidemie mit den Kampagnen zur Pockenschutzimpfung in Verbindung. Die Gebiete, in denen am meisten geimpft wurde, fallen mit eben den Ländern zusammen, in denen sich AIDS zuerst entwickelte (7 afrikanische Staaten, Brasilien, Haiti und schließlich die USA). Wohlgemerkt wurde das Virus des Impfstoffes auf Zellen der in Zentralafrika lebenden Grünen Meerkatzen gezüchtet, von denen der AIDS-Erreger stammen soll. Auch die Jahre stimmen überein. Es wäre nicht das erste Mal; in den Sechziger Jahren wurde ein Retrovirus der gleichen Familie wie der AIDS-Erreger durch den Polioimpfstoff von der Grünen Meerkatze auf Millionen von Menschen übertragen[25]. Das Rätsel bleibt bestehen, allerdings werden einige Fakten totgeschwiegen.[26]

24 Siehe Literaturangaben auf S. 258 (Anm. 6)
25 Siehe Anhang 6 unter AIDS (Anm. 7)
26 Siehe Anhang 6 unter AIDS (Anm. 22)

Die konventionelle Medizin

Betrachten wir zunächst die Medikamente, die die Zellteilung hemmen. Diese Medikamente sind der Gruppe der Medikamente entliehen, die auch in der Krebsbekämpfung angewandt werden. Das erste, AZT oder Zidovudin, verhindert den Prozess der Kopie der DNA, der in den Zellen stattfindet. Dadurch wird zwar die Vervielfältigung des HI-Virus blockiert, gleichzeitig jedoch werden auch die gesunden Zellen, die sich im Prozess der Reproduktion befinden, zerstört, insbesondere auch die Immunzellen[27]. Es handelt sich hierbei somit um ein hochgiftiges Medikament mit einer Vielzahl von Nebenwirkungen, unter anderem Anämie, Übelkeit und Erbrechen im Zusammenhang mit Störungen der Leberfunktion. Dieses Medikament wird bei gesunden Menschen, die seropositiv getestet wurden, nicht mehr angewandt, außer in einigen Fällen in der Schwangerschaft.

Bei der Kombinationstherapie werden heute eingesetzt: ein Proteasehemmer (Saquinar®, Indinavir® und Ritonavir®), der die Vermehrung der Viren verhindern soll, und zwei herkömmliche Medikamente: AZT®, ddC® oder ddI®. Diese neue Therapie verlängert das Leben der Betroffenen und steigert die Lebensqualität, sofern die Medikamente vertragen werden. Gekoppelt mit der Behandlung opportunistischer Erkrankungen (mit Antibiotika) summiert sich die Zahl der einzunehmenden Medikamente beträchtlich und damit natürlich auch die Zahl möglicher Nebenwirkungen. Bei Hepatitis C und anderen Nierenerkrankungen ist diese Therapie nicht anwendbar. Doch es gibt noch weitere Hindernisse, beispielsweise die starke Wandlungsfähigkeit der Viren und die dadurch erworbene Resistenz gegen bestimmte Medikamente. Das zweite und gravierendere Hindernis sind die hohen Kosten dieses Behandlungsverfahrens. In den reichen Ländern muss für die Kostenübernahme durch die Krankenkassen gekämpft werden, in den ausgebeuteten Ländern für billigere Generika, gegen die sich die multinationalen Pharmakonzerne mit juristischen Mitteln wehren.

27 Siehe Anhang 6 unter AIDS (Anm. 8)

Es bleibt also noch sehr viel zu tun, bevor eine tragfähige Behandlungsform von AIDS gefunden ist. Wir müssen vor allem aus dem Schweigen heraustreten und gegen die Stigmatisierung dieser Krankheit eintreten, sowie gegen das große wirtschaftliche Gefälle – es hängt alles zusammen. Die Entdeckung neuer antiviraler Medikamente schürt die Hoffnung, dass AIDS zukünftig eine behandelbare chronische Krankheit sein wird, doch der Weg ist noch lang. Schon jetzt hat die Hoffnung ein Abflauen des systematischen Schutzes zur Folge gehabt ... und damit viele Neuinfektionen.

In der Naturheilkunde gilt das Hauptinteresse eher den endogenen Faktoren, den charakteristischen Merkmalen des Einzelnen, mit deren Hilfe sich möglicherweise verstehen lässt, warum manche Menschen erkranken und andere nicht.

Aus naturheilkundlicher Sicht ist es durchaus von Bedeutung, dass es hierzulande bei der Mehrzahl der ersten Opfer in den vorangegangenen Jahren gehäuft zu Infektionen durch Chlamydien, Mycobakterien, Herpesviren und andere Keime oder Viren kam, deren Pathogenität allerdings wesentlich geringer ist als die der HI-Viren. Diese Infektionen, die durch häufigen Partnerwechsel übertragen wurden, haben das Immunsystem bereits geschwächt. Aber auch Drogen wie Kokain, »Extasy« oder »Poppers«, Alkohol- und Zigarettenkonsum und eine schlechte Ernährungsweise sind Faktoren, durch die sich der Verlust der Zellintelligenz und die geschwächte Immunabwehr erklären lassen, die Neuinfektionen und Krebs (wie dem Kaposi-Sarkom) freie Bahn lassen und schließlich zum Tod führen.

Auch die Tatsache, dass AIDS in Afrika in vollkommen anderer Form auftritt als in Europa, gibt Anlass zum Nachdenken. Vielleicht sollten wir auch diese Symptome und insbesondere die Lebensbedingungen der Menschen genauer untersuchen, statt uns ausschließlich auf das Phänomen der Präsenz des HI-Virus zu konzentrieren.

Es geht nicht an, dass die verarmten Länder dem Elend und dem Tod überlassen werden. Wo die Menschen bereits unterernährt und von Bakterien und Parasiten befallen sind, kann das Virus um sich greifen wie ein Buschfeuer.

Es geht mir bei der Darstellung

dieser unterschiedlichen, ja sogar widersprüchlichen Theorien nicht darum, Zweifel und Unsicherheit zu verbreiten. Noch einmal: Die Theorie von Peter Duesberg besagt nicht, dass ein Schutz nicht mehr erforderlich ist (Safer Sex). Auf jeden Fall sollte die Theorie der Co-Faktoren von Luc Montagnier im Auge bleiben.

Das Interesse an den Co-Faktoren bedeutet keinesfalls den Rückfall in eine moralisierende Suche nach der »Wurzel des Übels«, sondern dass wir uns nicht damit abfinden, uns der allmächtigen Pathogenität dieses Virus zu beugen, die jegliche Hoffnung raubt. Alle denkbaren Faktoren müssen in Betracht gezogen werden.

Heute sind auch die tiefgreifenden Auswirkungen von Stress auf das Immunsystem bekannt, und zwar durch die Erschöpfung der Nebennierenrinden-Reaktion, die bei Stress in Kraft tritt. Auch Angst wirkt zerstörerisch auf unsere Abwehrkräfte[28]. Die Information AIDS = Tod hat mit Sicherheit viel Angst verbreitet und das Leben von mehr als einer Person verkürzt.

Die naturheilkundliche Behandlungsweise muss also bei einer eingehenden Hinterfragung der Lebens- und Ernährungsweise und der Umgangsweise mit Stress ansetzen und die Ursachen der Probleme unter anderen Gesichtspunkten betrachten. AIDS kann auch zu einer Bewusstwerdung und zu tiefgreifenden, heilsamen Veränderungen wie bei Mark Griffith und anderen führen[29].

Aus Respekt vor den AIDS-Opfern und ihren Angehörigen müssen wir jedoch in aller Bescheidenheit daran erinnern, dass möglicherweise noch ein langer Weg vor uns liegt, bis AIDS wirklich verstanden und besiegt werden kann.

28 Siehe Anhang 6 unter AIDS (Anm. 9)
29 Siehe Anhang 6 unter AIDS (Anm. 10 und 11)

Möglichkeiten der traditionellen naturheilkundlichen und komplementären Medizin (T&CM)

Ernährung

HIV, Herpes und chronische Pilzerkrankungen weisen alle darauf hin, dass unser geschwächtes Abwehrsystem eines besseren, alltäglichen Schutzes bedarf.

Die menschlichen Zellen müssen gut versorgt werden, um richtig zu funktionieren. Auf zellulärer Ebene ist die Abwehrkraft gleichbedeutend mit der »Durchlässigkeit« der Zellmembran. Einige Stoffe erschweren die Zellfunktion, andere erleichtern sie.

Das Auftreten neuer Krankheitsbilder (Allergien und Autoimmunerkrankungen) oder Immunschwächeerkrankungen ist zum großen Teil auf eine Verschlechterung der Lebensmittel zurückzuführen, die von der Nahrungsmittelindustrie ausgeht. Raffinierte Getreide, die Verwendung künstlicher oder gesättigter Fette, das Auftauchen zahlreicher neuer, synthetischer Substanzen und genmanipulierter Nahrungsmittel und schließlich die Mikrowelle haben auf unsere Gesundheit entscheidenden Einfluss. Mit zu 80 % industriell verarbeiteten Lebensmitteln und nur 20 % naturbelassenen Produkten ist unsere Toleranzschwelle weit überschritten.

Kurz gesagt:

- Bevorzugt »lebendige«, energiereiche ausgereifte Nahrungsmittel verwenden, ohne sie durch die Zubereitung zu entwerten; Gemüse vor allem roh oder gedämpft, Getreide und Hülsenfrüchte gekocht, besser ist ausgekeimtes Getreide oder junge Sprossen.
  Achtung: Wenn das Immunsystem bereits zusammengebrochen ist (CD4 < 500)[30], auf Rohkost ganz verzichten!
- Künstliche Fette (Butter, Margarine und raffinierte Öle) durch kalt gepresste Öle ersetzen, die reich an Vitamin E und F sind (Leinöl, Weizenkeimöl, Nachtkerzenöl und Borretschöl, um den vorhandenen Vitaminmangel auszugleichen; Sonnenblumenkernöl, Distel-, Sesam-, Walnuss-, Haselnuss- und Traubenkernöl zur dauerhaften Verwendung). Erforderliche

30 CD4 = Virusrezeptor auf den weißen Blutkörperchen (T4-Lymphozyten)

Menge: 2 Esslöffel pro Tag.

- Erhöhte Zufuhr von Vitamin A, B und C (zu Nahrungsmitteln, die reich an Vitamin A sind, siehe S. 23; zu Vitamin B siehe S. 70; Vitamin C findet sich in Zitrusfrüchten, Hagebutten, schwarzer Johannisbeere, Kresse, Esskastanien, Spinat, Kohl ...).
- Spurenelemente entsprechend dem Mangel- oder Überschusszustand[31]
- wichtige Mineralstofflieferanten: Spirulina und andere Algenarten, Blütenpollen, Brennnessel, Schachtelhalm und Alfalfa (als Frischpflanzensuspension), Hefe und Pilze, Austernpulver u. a.

Geistige Nahrung: Methode zum Ausgleich des Energiehaushalts

Zahlreiche AutorInnen haben bewiesen, dass Depressionen, Angst und Stress unser Immunsystem angreifen und dass die Überzeugungen eines Menschen dessen Lebensverlauf deutlich beeinflussen. Ein vielsagendes Beispiel für die Kraft der Überzeugung, im negativen Sinn, ist die Geschichte eines Mannes, der durch einen Unfall in seinem Kühltransporter eingesperrt war. Er starb an Unterkühlung, obwohl der Motor ausgeschaltet war. Allein die Vorstellung lies sein System sterben ...

Desgleichen haben viele ForscherInnen Interesse an der Wirkungskraft der Geistheilung und an Spontanheilungen gezeigt, da sich heute ein Zusammenhang nicht mehr leugnen lässt[32]. Es gibt verschiedene Methoden, um die Geisteskraft für unsere Gesundheit zu nutzen, angefangen bei der Autosuggestion bis zur Methode von Simonton (siehe dazu unter Krebs, S. 198). Bioenergetik, Yoga und Meditation sind hilfreiche Methoden, um zu innerer Ruhe und Gesundheit zu finden.

Bei der Behandlung von AIDS stehen die naturheilkundlichen Therapien, die den geistig-emotionalen Bereich miteinbeziehen, an erster Stelle: Dazu zählen Bachblüten und Homöopathie ebenso wie das Ausbalancieren des Organismus durch manuelle Techniken wie Osteopathie und Akupunktur.

31 Siehe Anhang 3 und Anhang 6 unter AIDS (Anm. 12)
32 Siehe Anhang 6 unter AIDS (Anm. 13)

- *Pflanzliche Immunstimulanzien* Urtinktur oder Glyzerinmazerat: Echinacea (Tinktur), Schwarze Johannisbeere (Mazerat), Stechwinde (Smilax aspera) (Tinktur), Mariendistel (Carduus marianus), Benediktinerdistel (Cnicus benedictus)
- *Ätherische Öle:* Ravensera aromatica, Eucalyptus polybractea cryptonifera und E. radiata, Thymus vulgaris mit Tujanol, Melaleuca alternifolia und M. quinquenervia (Niaouli), Cinnamonum verum und C. zeylanicum (Zimt), Laurus nobilis (Lorbeer), Caulophyllum inophyllum (Frauenwurzel oder Hahnenfuß)

Echinacea und Stechwinde wurden bereits im Kapitel über Herpes beschrieben, die Schwarze Johannisbeere als wichtiger Hormonregulator ist ab Seite 34 (schmerzhafte Menstruation) mehrmals erwähnt. Sehen wir uns also ein paar neue Pflanzen an, die in Form ätherischer Öle verwendet werden:

Ravensarabaum

RAVENSARA AROMATICA

(»der Führer«, nach Pflanzenbildern von Malhebiau – Siehe Anhang 6 unter AIDS, Anm. 15)

Verwendet werden: Blätter.

Eigenschaften: wirkt Bakterien und Viren entgegen, nervenstärkend, blutzuckersenkend, schmerzstillend.

Indikationen: Erkrankungen des Atemtraktes, Lymphknotenentzündung, Grippe, Blasenentzündung, Diabetes, Migräne, Parasitenbefall, Herpes, Gürtelrose (Herpes zoster), Stress, Krämpfe.

Ätherisches Öl zu 10 % in Sojahydrolysat oder Glyzerin-Alkohol-Mischung, 2-10 Tropfen, 3-mal pro Tag

EUKALYPTUS GLOBULUS

(»die Wiedergeburt«); besser wären

EUKALYPTUS POLYBRACTEA CRYPTONIFERA

sowie

Fieberbaum

EUKALYPTUS RADIATA

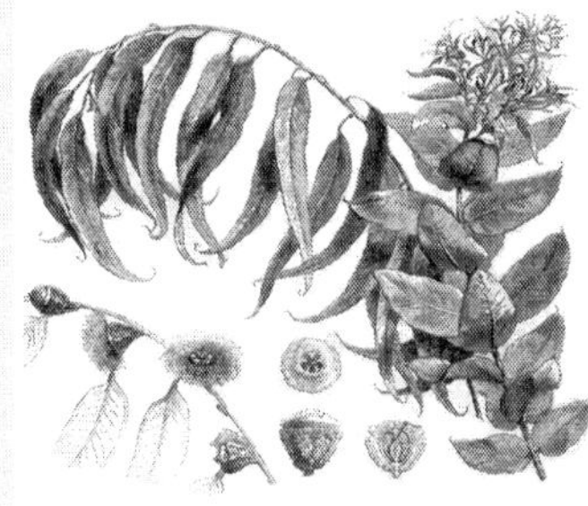

Verwendet werden: Blätter.

Eigenschaften: schleimlösend, bakterizid und virizid, anitseptisch, blutzuckersenkend, entzündungshemmend, fiebersenkend, anregend

Indikationen: Bronchial- und Lungenerkrankungen, Grippe, Blasenentzündung, Diabetes, Fieber, Rheuma, Migräne, Parasitenbefall, Müdigkeit.

Absud oder Aufguss: 3-4 Blätter pro Tasse, 10 Min. kochen bzw. ziehen lassen, 3-5 Tassen pro Tag.

Ätherisches Öl zu 10 % in Sojahydrolysat oder Glyzerin-Alkohol-Mischung, bis zu 10 Tropfen in etwas Wasser, 3-mal pro Tag nach den Mahlzeiten.

Achtung: Eukalyptus pol. cry. darf bei Neugeborenen, Kleinkindern und Schwangeren nicht angewendet werden.

Zur Behandlung von Hepatitis C eignet sich ferner eine Kombination aus den oben erwähnten virenhemmenden ätherischen Ölen mit Rosmarin.

Lorbeer

LAURUS NOBILIS

(»Der Krieger«)

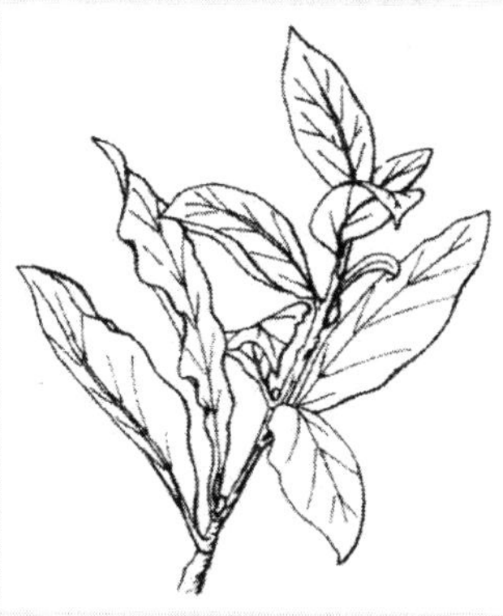

Verwendet werden: Blätter und junge Triebe.

Eigenschaften: leichtes Mittel bei Infektionskrankheiten, fördert die Immunabwehr, krampflösend, schmerzstillend, nervenstärkend, wirkt regulierend auf das Lymphsystem, beugt Arteriosklerose vor.

Indikationen: Akne, Erkrankungen des Atem- und des Urogenitalsystems, Grippe, Arteriosklerose, Lymphknotenentzündung, Neuritis, Angst- und Panikzustände, vorzeitiges Altern, Krebs.

Als Aufguss oder ätherisches Öl, Anwendung s. o.

Übersicht I
In bedeutenden Mengen findet sich HIV, mit abnehmender Tendenz, nur in Blut, Samen und Vaginalflüssigkeit.
Zu einer Ansteckung kommt es daher ausschließlich durch:
ungeschützten Geschlechtsverkehr (vaginal und anal), Samenflüssigkeit im Mund oder andere Übertragung von virushaltigen Körperflüssigkeiten;
Transfusion oder Injektion infizierter Blutprodukte;
gemeinsame Nutzung von infizierten Spritzen oder Nadeln;
Schwangerschaft und Entbindung.

Das Risiko einer Ansteckung mit HIV besteht nicht bei gemeinsamer Nutzung von Schul- oder Büroräumen, nicht einmal bei gemeinsam benutzten Tellern.
Die Übertragungswege des Virus unterscheiden sich von denen anderer Erreger, die viel leichter übertragbar sind, sogar durch die Luft.

Übersicht II
a) Sichere Praktiken:
Massage;
Masturbation;
Küsse und Zungenküsse;
Küssen und Lecken des Körpers (ausgenommen die Schleimhäute des Genital-und Analbereichs);
Aneinanderreiben der Körper;
der Gebrauch von Sexspielzeug, das nicht geteilt wird.

b) Unsichere Praktiken:
Oralverkehr bei Mann (Fellatio) oder Frau (Cunnilingus);
Vaginal- oder Analverkehr mit Kondom (es besteht das Risiko, dass es reißt).

c) Risikoreiche Praktiken:
Ungeschützter Vaginal- oder Analverkehr (auch ohne Samenerguß);
alle Praktiken, bei denen es zu Blutungen und Gewebeverletzungen kommen kann und auf die ungeschützter Geschlechtsverkehr folgt; dazu zählt auch der gemeinsame Gebrauch von Sexspielzeug.

VI. Ernährung

Beim Lesen der vorangegangenen Kapitel habt ihr wahrscheinlich begriffen, dass die Ernährung für Gesundheit und Krankheit eine entscheidende Rolle spielt. Das Funktionieren unseres Organismus hängt ganz direkt von der Nahrung ab, die wir zu uns nehmen.

Mit dieser Feststellung ist es aber noch nicht getan. Eine Vielzahl von Theorien brüstet sich damit, eine gesunde oder natürliche Ernährung anzubieten, aber sie widersprechen sich oft gegenseitig. (Diät nach Shelton, Kousmine, RohkostlerInnen, MakrobiotikerInnen, VegetarierInnen, VeganerInnen usw.). Das bringt Verwirrung, Ratlosigkeit und manchmal sogar Schuldgefühle, die uns auch nicht besser verdauen lassen.

Also was können die Grundsätze einer gesunden Ernährung sein? Und wie können veränderte Ernährungsgewohnheiten in unser soziales, emotionales und berufliches Leben integriert werden, ohne dass wir den Eindruck von Diät und Entbehrung haben? Was häufig zum »Untreuwerden« führt und damit zu einem Gefühl des Versagens.

Diese Frage fordert eine sehr differenzierte Antwort, die wir hier kaum geben können. Aber bevor wir die Hauptlinien verfolgen, wollen wir mit einigen Beispielen aus unserer Praxis beginnen.

Die erste Frau ist 24 Jahre alt. Ihre Ankunft in der Schweiz vor zwei Jahren hat für sie eine starke Entwurzelung bedeutet, u.a. auch eine Umstellung in der Ernährung, der eine Gewichtszunahme von 10 kg folgte. Morgens isst sie: Brot, Butter, Marmelade und/oder Käse und trinkt Schwarztee. Um 10 Uhr isst sie einen süßen Snack, mittags zwischen den Vorlesungen 2-3 belegte Brötchen, Quiche oder Kuchen. Um 17 Uhr einen Joghurt mit Brot und Marmelade und abends eine größere Mahlzeit z. B. mit Salat, Eiern und Wurst.

Sie sucht uns wegen Schmerzen im Unterleib auf, die sie seit einem Jahr hat. Rechts sind sie stärker und strahlen in das Bein aus. In der Leistenbeuge auf der rechten Seite ist eine Schwellung zu beobachten, ohne dass der Lymphknoten druckempfindlich wäre. Außerdem stören sie Schmerzen in den Brüsten, die am Ende des

Zyklus sehr stark sind. Sie ist den ganzen Tag über müde und hat nur abends einen Energieaufschwung. Ihre Augen tränen ohne Unterlass, sind geschwollen und lichtempfindlich.

Die Situation ist klar: Ihr Organismus ist mit Zucker und weißem Mehl überlastet; tierisches Eiweiß (das am schwersten zu verdauen ist) isst sie am Abend, das belastet den Organismus noch mehr, und die Leber ist völlig überbeansprucht. Wir erinnern daran, dass in der chinesischen Medizin Augenstörungen ein Ausdruck für Störungen der Leber sind. Sie muss den Konsum dieser Lebensmittel herabsetzen (Zucker, weißes Mehl, tierisches Eiweiß) zugunsten von Gemüse (roh oder so wenig wie möglich »beschädigt« bei der Zubereitung, d.h. gedämpft oder mit wenig Wasser gekocht, ohne Fett auf dem Teller mit Öl, Zitrone, Salz gewürzt), Früchten und Körnern. Mit Hilfe eines Entschlackungsmittels für Leber und Niere, beispielsweise mit einer hormonregulierenden Pflanze wie der Himbeere, bringen diese Umstellungen der Ernährung schon in einem Monat eine Besserung. Die Schmerzen im Unterbauch sind verschwunden, ebenso wie die Schwellung in der rechten Leistenbeuge. Die Haut ist hell, die Frau hat angefangen abzunehmen, ihre Augen tränen nicht mehr, und Licht stört sie auch nicht mehr.

Ihr werdet sagen, dass dieser Fall extrem sei und dass ihr euch darin nicht wiedererkennen könnt. Um so besser für euch. Noch ein anderes Beispiel von einer jungen Frau, die glaubt, dass sie sich völlig »normal« ernährt. Morgens isst sie Weißbrot oder Graubrot mit Butter und Schokolade (warm oder kalt), um 10 Uhr ein Brötchen, mittags: Steak mit Pommes frites oder Fisch mit Kartoffeln, Gemüse, Salat und Dessert, um 16 Uhr Kuchen oder Brot mit Marmelade und abends Joghurt, Suppe und Reste vom Mittag. Wir wollen hier nicht die Beschwerden behandeln, die diese junge Frau zu uns geführt haben. Wieder enthält die Nahrung zu viel weißes Mehl, raffinierten Zucker, Butter und tierisches Eiweiß. Es fehlen Körner, Gemüse und frische Früchte, kalt gepresstes Öl, das roh verzehrt wird und das die berühmten Vitamine E und F enthält, die man sonst nirgends findet.

Unsere Hauptschwierigkeiten in der Schweiz wie in ganz Europa sind, dass wir zu stark raffinierte Lebensmittel und zuviel tierisches Eiweiß essen, besonders am Abend. Tierisches Eiweiß ist enthalten in Fleisch und Wurstwaren, aber auch in Milchprodukten (Milch, Butter, Käse und Eier). Oft wissen die Frauen, dass tierisches Eiweiß den Organismus zu stark belastet und lassen Fleisch weg, aber sie ersetzen es durch Käse. Der Organismus gewinnt bei diesem Wechsel nichts. Nur frischer Käse (weißer Käse, Quark, frischer Ziegenkäse usw.) ist leicht verdaulich.

Pflanzliche Eiweiße werden am leichtesten verdaut und aufgenommen. Wir finden sie in den Leguminosen (Hülsenfrüchten): Erbsen, Bohnen, Linsen, in allen gekeimten Getreidearten: Soja, Weizen, Alfalfa ..., in Ölpflanzen: Nuss, Haselnuss, Mandeln ... und in geringen Mengen in Körnern.

Wichtig ist auch, wie die Nahrung zubereitet wird, denn wenn ein Gemüse zu stark gekocht und das Kochwasser weggeschüttet wird, verliert es Vitamine und Mineralien. Wenn ihr es in Öl andünstet, mit einer weißen Sauce anrichtet oder mit Sahne und Käse gratiniert, macht ihr es schwerer verdaulich. Ähnlich ist es mit Getreide: Wenn ihr es schält, um es weiß zu machen, oder mehrere Wochen vor dem Verzehr mahlt, verliert es einige seiner Proteine, seine Vitamine und Mineralien, und es bleibt nur noch Stärke übrig. Über längere Zeit schafft der Mangel an leicht verdaulichen Eiweißen, an Vitaminen und Mineralien Mangelerscheinungen, und der Organismus protestiert.

Eine Ernährung, die gleichzeitig zu üppig ist und Mängel an lebensnotwendigen Elementen aufweist, die nicht durch ihre Anzahl, sondern als »Katalysatoren« (Vitamine und Mineralien) wirken – das ist der Irrweg der reichen Länder.

Außerdem, und das gilt vor allem für StadtbewohnerInnen, bewegen wir uns viel zu wenig, deshalb ist es für uns schwierig, Lebensmittel mit einem hohen Nährwert, wie Fleisch, in Energie umzusetzen. Um ein Steak zu »verbrennen«, müsst ihr tatsächlich mit dem Fahrrad nach Saint Cergue (ein Jurapass nahe Genf) hinauf- und wieder hinunterfahren!

Dazu kommt die Verteilung der Mahlzeiten über den Tag. Die »soziale« Mahlzeit ist oft die am Abend, aber das ist unglücklicherweise der Moment, in dem unsere Verdauungsfähigkeit am geringsten ist, selbst wenn wir lange aufbleiben oder wenn wir nachts arbeiten. Außerdem ist die Zusammenstellung der Lebensmittel meist zu kompliziert: Fleisch, Gemüse, Stärke mit Salaten oder Früchten, d. h. das Rohe nach dem Gekochten. Das alles stellt für den Magen eine hochkomplizierte Botschaft dar, denn er muss für jedes dieser Nahrungsmittel eine andere Säure ausscheiden. Hinter dem Gekochten »eingeklemmt«, das einen längeren Aufenthalt im Magen braucht, gärt das Rohe. Die Nacht kann schwierig werden (Aufwachen oder schlechter Schlaf gegen 2-3 Uhr morgens, wegen der Verdauung). Morgens hat die Frau Schwierigkeiten beim Aufwachen, die Zunge ist weiß, die Augen sind vielleicht ein wenig verklebt, und sie hat keinen Hunger. Schade, am Morgen könntet ihr von einer größeren Vielseitigkeit an Nahrungsmitteln profitieren. Aber da wir uns dennoch auf Touren bringen müssen, nehmen wir das erste Anregungsmittel des Tages: den Kaffee. Kaffee stimuliert die Darmbewegung und ist für viele das einzige Mittel, um morgens auf das Klo zu gehen. Aber er ist auch ein schrecklicher Giftstoff für die Leber. Die Gallenblase entleert sich und kollabiert, sobald der Kaffee im Magen ankommt. Wenn er auch nach einer großen Mahlzeit erleichtert, macht er auf längere Sicht die Verdauung nicht besser. Er verzögert das Hungergefühl. Kaffee ist auch ein unvergleichliches Anregungsmittel, aber ihr müsst wissen, dass diese Art von Anregung von einem ebenso spektakulären Energieabfall gefolgt wird. In gleicher Weise schaffen der weiße Zucker und weißes Mehl einen Energieverlauf wie ein Sägeblatt mit Gipfeln, aber auch schwindelerregenden Tiefpunkten.

Eine Ernährung auf der Grundlage von nichtraffinierten Lebensmitteln verleiht eine regelmäßigere Energie.

Es ist möglich, euer Verdauungssystem über eine gewisse Anzahl von Jahren hinweg zu misshandeln, aber längerfristig sind Folgen spürbar. Die Einführung von raffiniertem Zucker und weißem Mehl hat bei uns eine Erhöhung der Zuckererkrankungen, der Herz-Kreislaufleiden, der Krebsleiden und Karies an den Zähnen mit sich gebracht. Zu diesem letzten Punkt ist die Arbeit von Dr. Béguin in La Chaux-de-Fonds wichtig.

Seine Untersuchung von Kindern im Schulalter deckt eine bedeutsame Korrelation zwischen Kariesfällen und der Art der Ernährung auf: Weißbrot, Graubrot oder Vollkornbrot, weißer, brauner oder vollwertiger Zucker.

Dr. Béguin hat aufgezeigt, dass vollwertiger Zucker (z. B. Sukanat) wegen seines Mineralgehaltes für die Gesundheit der Zähne notwendig ist und dass die Einnahme von Fluor wenig hilft, da Kinder, die es unregelmäßig einnehmen, zum Schluss bessere Zähne haben als solche, die es regelmäßig einnehmen. Niemand blickt mehr durch. (Einzelheiten siehe in der angegebenen Literatur, Anhang 6).

Diese Arbeit geht in die gleiche Richtung wie die von Frau Dr. Kousmine; beide weisen den Zusammenhang zwischen der Ernährung und den degenerativen Krankheiten nach, unter denen uns die Herabsetzung der Immunität und der Abwehrbereitschaft gegenüber Infektionen sowie der Geschwulstbildungsprozess (Zyste, Fibrome, Krebs) hier besonders interessieren. Bei der Umstellung von einer »schweizerischen« bzw. »deutschen« Ernährungsweise auf streng vegetarische oder makrobiotische Kost, fühlt sich die betroffene Frau die ersten drei bis vier Jahre lang merklich besser. Aber das wird nur von Dauer sein, wenn die neue Ernährung ihrerseits ausgeglichen ist und vor allem genügend pflanzliches Eiweiß enthält. Nach diesem Zeitraum von drei bis vier Jahren würde eine neue Mattigkeit oder ein Wiederaufleben der Krankheit den Verdacht auf Mängel oder fehlende Vielfalt hervorrufen. Wenn eine Frau ihre Ernährung umstellt, wird sie sensibler für die Abweichungen, auf die sie mit unangenehmen Anzeichen reagiert, während bei einer Ernährung mit mehr Giftstoffen der Organismus einfach darniederliegt und mit einer Anhäufung der Toxine reagiert; es besteht keine Verbindung mehr zwischen Ursache und erkennbarer Wirkung, zwischen den Krankheiten und der Ernährung.

Zwei interessante Ergänzungen: Zunächst die Theorie über Lebensmittel, die Säuren und Basen erzeugen, wie sie Jackson (siehe Anhang 6) vertritt. Wir erinnern daran, dass unser Organismus, um gut zu funktionieren, einen stabilen pH-Wert (Maß für den Säuregehalt) braucht. Die »Puffer« (Bikarbonate, Phosphate ...), der

Urin und die Atmung können bis zu einem gewissen Grad ein Übermaß an Säuren oder Basen ausgleichen. Wenn nicht, so entsteht eine Krankheit.

Lebensmittel, die Säuren begünstigen:

- alle fleischhaltigen Lebensmittel (inkl. Wild)
- Fisch
- Nüsse
- Erdnüsse
- grüne Bohnen,
- getrocknete Erbsen,
- Linsen
- raffiniertes Getreide (geschälter Reis, weißes Mehl ...)
- Zucker
- Tee, Kaffee, Kakao
- alle Fette und Öle (Butter ruft nur dann Säuren hervor, wenn sie in übertriebenem Maße gegessen wird, bei gemäßigtem Verbrauch ist sie neutral)
- Käse
- das Weiße vom Ei.

Lebensmittel, die Basen begünstigen:

- alle Früchte (süße oder säuerliche, frische oder getrocknete), besonders die Zitrusfrüchte (Orange, Zitrone, Pampelmuse usw.)
- alle Gemüse (frische oder getrocknete); die Blattgemüse wirken stärker basisch als die Wurzelgemüse
- Mandeln
- Milch (in all ihren Formen, Käse ausgenommen)
- Vollkornmehl und Vollweizenprodukte
- Eigelb

Nach Jackson bestünde ein gesundes Gleichgewicht in 4/5 basenerzeugenden Lebensmitteln zu 1/5 säureerzeugenden Lebensmitteln. Die zweite wichtige Ergänzung ist die Untersuchung über die Strahlung von Lebensmitteln nach Simonton. Alles, was lebt, gibt Strahlung ab, und diese Strahlungen erhalten das Leben. Jedes menschliche Wesen, das gesund ist, sendet Strahlen zwischen 6200 bis 7100 Ångström aus; unter 6500 Å ist man krank. Der Körper sendet nicht nur Strahlen aus, sondern empfängt auch welche: Erdstrahlen oder kosmische Strahlen, Strahlen der Sonne und Strahlen der Lebensmittel. Simonton teilt die Lebensmittel je nach Intensität der Strahlen, die sie aussenden, in 4 Kategorien ein. Gemessen werden die Strahlen mit einem kleinen Apparat, dem Vitalimeter, der Ultrakurzwellen wahrnimmt (d. h. unter 1 mm):

1. *Die hochwertigen Lebensmittel (10 000 bis 6 500 Å)*
- Fruchtfleisch und Fruchtsäfte
- Bio-Brot
- Vollkornprodukte, gute Hausbäckerei vorausgesetzt
- Ölfrüchte und ihre Öle
- fast alle rohen und gedämpften Gemüse
- einige Tierprodukte: geräucherter Schinken, frischer und roher Fisch, Meeresfrüchte, sehr frische Butter, Sahne und nicht fermentierter Käse, Eier vom gleichen Tag

2. *Unterstützende Lebensmittel (6 500 bis 3 000 Å)*
- frische Milch
- normale Butter, Eier, Honig, Zucker, Wein, in Wasser gekochte Gemüse
- gekochte Seefische

3. *Minderwertige Lebensmittel (weniger als 3 000 Å)*
- gekochtes Fleisch, Innereien, Wurst
- Eier nach zwei Wochen
- gekochte Milch
- Kaffee, Tee, Schokolade, Marmelade, fermentierter Käse
- Weißbrot

4. *Tote Lebensmittel (die keine messbare Strahlung aussenden)*
- Konserven
- Margarine
- Alkohol, Schnaps, Liköre ...
- raffinierter Zucker
- Säuglingsnahrung
- Teigwaren

Bis hierher stimmen verschiedene Ernährungstheorien überein und ergänzen sich. Aber es gibt noch wesentlich strengere, die in bestimmten Fällen helfen können, insgesamt aber potentiell gefährlich sind.

Shelton ist in der Untersuchung der gut verdaulichen und schlecht verdaulichen Kombinationen noch weitergegangen und verwirft die Verbindung von Kohlehydrat-Protein-Kombinationen, im Gegensatz zu dem, was z. B. über den Vorzug der Reis-Bohnen-Verbindung gesagt wurde, die die Grundlage für die Ernährung von gesamt Lateinamerika bildet. Die MakrobiotikerInnen teilen die Lebensmittel in zwei Gruppen ein, Yin und Yang, und versuchen, die Wurzeln und Wurzelknollen mit Blättern und Früchten auszugleichen.

Eigentlich muss jede Frau für sich herausfinden, was ihr bekommt und was ihr nicht bekommt. So vertragen träge Gallenblasen Zwiebeln und Kraut schlecht, die für viele andere Allheilmittel sind.

D'Adamo schließlich hat darauf hingewiesen, dass die Verträglichkeit und Unverträglichkeit von Nahrungsmitteln auch je nach Blutgruppe variieren (siehe unten Bibliographie und Literaturempfehlungen Anhang 6, Abschnitt II)

Einige Ratschläge zur Bekämpfung einer Verstopfung:

- Viel trinken[33], sofort nach dem Aufwachen und vor allem zwischen den Mahlzeiten, denn es ist der Dickdarm, der die Aufgabe hat, das Wasser zu absorbieren, und das stimuliert ihn.
- Zitronensaft ohne Zucker vor den Mahlzeiten trinken.
- Am Abend weniger essen.
- Genügend Fasern (Gemüse) und Körner (d. h. mit ihrer Hülse) essen, das ergibt Ballast, der leichter weiterzutransportieren ist. Vorübergehend z. B. Kleie einnehmen (die Kleie von Weizen, 3-mal 1 Teelöffel mit ein wenig Wasser).

33 Da dieser Ratschlag nun mindestens zum vierten Mal kommt, ist hier der Augenblick gekommen, um zu differenzieren, denn selbst diese Frage wird kontrovers diskutiert (z. B. sind die MakrobiotikerInnen dagegen). Die Überlegungen, um die es hier geht, sind eher mechanischer Natur: einen Harnstau vermeiden, die Giftstoffe verdünnen (z. B. bei Einnahme von Antibiotika ...), aber wer sich gesund fühlt, braucht nichts zu verdünnen, und es bekommt manchen Frauen besser, weniger zu trinken.

- Den Dickdarm erziehen, indem frau jeden Tag zur gleichen Zeit auf die Toilette geht, am Anfang selbst, ohne dass sie ein Bedürfnis hat, und sich Zeit lässt, denn der Dickdarm hört auf die Pawlowschen Gesetze!

Keine chemischen Abführmittel verwenden, da sie die Darmschleimhaut reizen! Es gibt im Übrigen genügend natürliche: Trockenpflaumen oder Feigen, die am Abend vorher eingeweicht wurden, Tee oder Urtinktur von Faulbaum (Rhamnus frangula), Leinsamen (Linum usitatissimum), Pfirsich (Amygdalus persica), Löwenzahn (Taraxacum), Gurkenkraut (Borago officinalis), Fenchel (Foeniculum vulgare), Sennesblätter (Senna), Malve (Malva sylvestris) usw. Die Liste könnte noch länger sein. Im Fall einer hartnäckigen Verstopfung ist es besser, ein mechanisches Hilfsmittel zu nehmen, wie etwa Glyzerinzäpfchen, das den Stuhl flüssig macht, oder einen Einlauf 1-2-mal pro Woche bei veränderter Ernährung.

Reflexmassage gegen Verstopfung
Vom rechten Fuß ausgehend die Füße massieren wie in der Zeichnung angegeben. Den Zonen des Dickdarms nachgehen, und zwar im Uhrzeigersinn. Mit beiden Daumen ziemlich tief massieren und bei den druckempfindlichen oder verhärteten Zonen anhalten. Es ist wichtig, die zwei Winkel zu bearbeiten, an denen der Verlauf stockt, besonders den rechten Winkel: Galle, Leber.

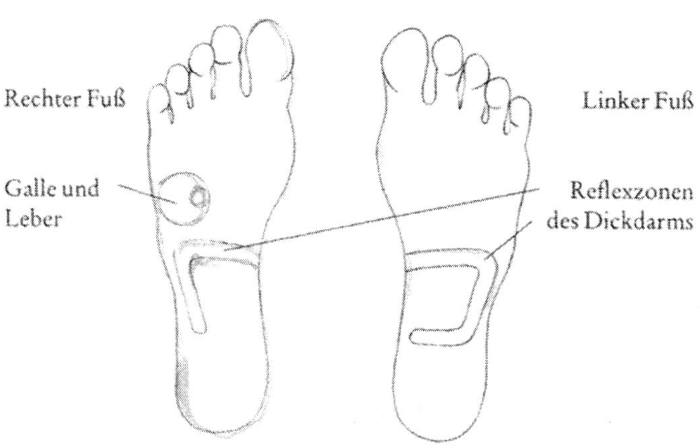

Hämorrhoiden tauchen im Zusammenhang mit verschiedenen Erscheinungen auf. Zunächst einmal besteht eine Insuffizienz der großen tiefliegenden Blutbahnen und eine Reizung der Leber mit Rücklauf der Vena cava. Das Blut macht sich dann Oberflächenvenen zunutze, um zum Herzen zurückzugelangen; die besitzen aber keine solch große Kapazität und erweitern sich deshalb. Krampfadern entstehen auf ähnliche Weise.

Bestimmte Faktoren verschlimmern diese Tendenz: Übergewicht, Zellulitis oder Schwangerschaftshormone und die Pille ...

Schließlich lassen eine Verstopfung und die Tatsache, dass die betroffene Frau drücken muss, die Hämorrhoiden hervortreten. Sie werden verletzt und bluten. Zuerst muss deshalb die Verstopfung bekämpft werden. Vor allem sollten die gekochten tierischen Fette verringert und durch pflanzliche Fette ersetzt werden. Im Übrigen ist alles, was die lokale Blutzirkulation fördert, heilsam, wie z. B. ein kaltes Sitzbad am Morgen, Gymnastik, Schwimmen, Zu-Fuß-Gehen usw. Von heißen Bädern ist abzuraten, da sie die Venen, die schon etwas angespannt sind, noch mehr erweitern.

Diese Situation kann auch verbessert werden durch:

- Spurenelemente:
  Wir nennen hier Mg (Magnesium), Mn (Mangan),
  Co (Kobalt), Li (Lithium).
- Pflanzen in Form von Säften, vor allem Traube, Artischocke, Löwenzahn, Heidelbeere und Schwarze Johannisbeere. Wer eine gründlichere Behandlung mit Pflanzen wünscht, sollte sich zuerst für die Entschlackungsmittel von Leber, Galle und Niere interessieren, die schon mehrfach zitiert wurden. Und vor allem für die Pflanzen, die eine kreislauffördernde Wirkung haben.

Sie sind sehr zahlreich und unter den adstringierenden Stärkungsmitteln zu finden, den krampflösenden, den entzündungshemmenden und beruhigenden: Rosskastanie, Rote Weinrebe, Hamamelis, Zypresse, Kreuzkraut, Anemone, Weißdorn, Schafgarbe, Hydrastis, Heidelbeere, Schwarze Johannisbeere, Schachtelhalm, Eberesche, Haselnuss, Ginster, Kastanie und Stechender Mäusedorn.

Äußerlich angewendet, verschafft eiskaltes Hamameliswasser eine deutliche Linderung.

Die meisten dieser Pflanzen wurden schon in den vorangegangenen Kapiteln behandelt, mit Ausnahme der beiden folgenden:

Rosskastanie

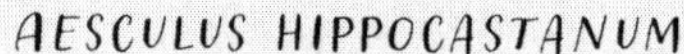

AESCULUS HIPPOCASTANUM

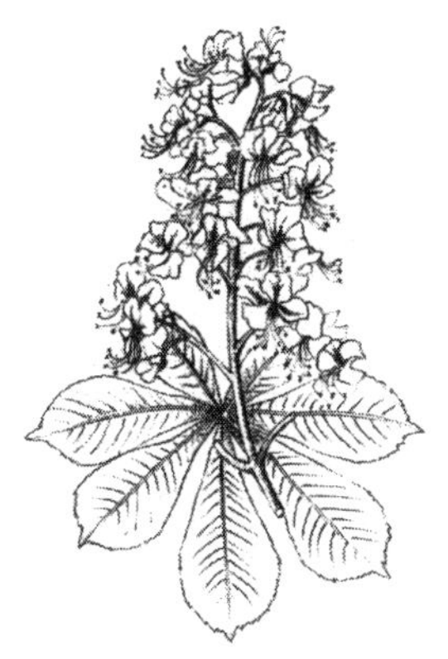

Verwendet werden: Früchte, Rinde, Blätter.

Eigenschaften: gefäßverengend und Stärkungsmittel für die Venen, verdünnt das Blut, wirkt adstringierend.

Indikationen: Hämorrhoiden, Krampfadern, Reizung der Leber, Beschwerden der Menopause, Erfrierungen.

Urtinktur: 20-40 Tropfen pro Tag vor den Mahlzeiten, 10-15 Tage im Monat

Glyzerinmazerat der Knospen: 10-20 oder bis zu 60 Tropfen pro Tag

In der Homöopathie wird Rosskastanie gegeben bei Hämorrhoiden, die wenig bluten, wenn die Person eine trockene Schleimhaut hat und das Gefühl, sie habe Nadeln im Enddarm.

Stechender Mäusedorn

RUSCUS ACULEATUS

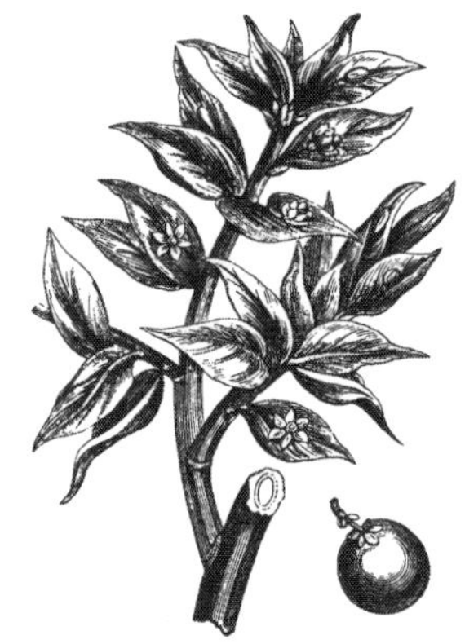

Verwendet werden: Rhizome.

Eigenschaften: wirkt gefäßverengend auf das Venensystem (das stärkste Mittel dafür), Hämorrhoidenmittel, Mittel gegen Ödeme, harntreibend.

Indikationen: Erkrankungen der Venen und Kapillargefäße, Krampfadern, Folgen der Venenentzündung, schwere Beine, Ödeme und Krämpfe der unteren Gliedmaßen, Hämorrhoiden, Beschwerden der Menopause, Schmerzen bei der Menstruation, Harnsteine, Gicht, Vorbeugung gegen postoperative Embolien.

Absud: 60 g pro Liter, 2-3 Tassen pro Tag
Urtinktur: 20-60 Tropfen pro Tag

Eine wirksame Mischung ist:

Urtinktur Hamamelis
Urtinktur Rosskastanie — *aa qsp 100 ml*
Urtinktur Stechender Mäusedorn — *aa qsp 100 ml*

3-mal 15-25 Tropfen pro Tag

Bei lokaler Anwendung bringt eisgekühltes Hamameliswasser spürbar Erleichterung.

Anhang

1. VERZEICHNIS DER PFLANZENNAMEN deutsch-latein

VERZEICHNIS DER PFLANZENNAMEN latein-deutsch

2. STICHWORTVERZEICHNIS (ohne Pflanzennamen)

Quellen: Madaus, Gerhard: Lehrbuch der biologischen Heilmittel, Leipzig 1938
Berger, Franz: Synonyma–Lexikon der Heil- und Nutzpflanzen, Lehrbuch der Botanik für Hochschulen, begründet von Strasburger; Neubearbeitung von Dietrich von Denffer u. a., Stuttgart 1978

3. DEFINITIONEN UND ERKLÄRUNGEN

AA (LAT. ANA): *Zu gleichen Teilen*

ABDOMEN: *Bauch, Unterleib*

ABLEITENDES MITTEL: *Heilmittel, das Behinderungen im Blutserum anzieht (Blutegel, Schröpfkopf, blutreinigendes Mittel)*

ABSUD: *Für eine Abkochung die Wurzeln, die Stängel oder die Rinde von Pflanzen 5-10 Minuten kochen lassen, vorzugsweise in einem emaillierten Topf mit Deckel. Am besten ungesüßt trinken.*

ADENITIS: *Entzündung der Lymphknoten*

ADSTRINGES: *Blutstillendes, zusammenziehendes Mittel*

AKUTE KRANKHEIT: *Eine Krankheit, die plötzlich und heftig auftritt und sich in entzündlichen, infektiösen Symptomen zeigt, die im Allgemeinen besorgniserregend sind.*

ALBUMINURIE: *Vorkommen von Albumin oder Eiweiß im Urin, was physiologisch nicht normal ist (da sie die Niere normalerweise nicht durchlässt).*

ALKALISCH ODER BASISCH: *Chemisches Prinzip, das den Säuren entgegengesetzt ist (eine Base neutralisiert eine Säure, eine Säure neutralisiert eine Base).*

ALLOPATHIE: *Hauptbestandteil der konventionellen Medizin; Therapie, die Krankheiten mit »Gegenmitteln« zu heilen versucht; Gegensatz zu Homöopathie, die »Ähnliches mit Ähnlichem« behandelt, also durch einen Anreiz, der in gleicher Richtung wirkt wie die Krankheit.*

AMENORRHOE: *Fehlen der Menstruation.*

ANALGETIKUM: *Medikament, das Schmerzempfindungen reduziert.*

ANGINA PECTORIS: *Ein Syndrom, das sich durch Krisen mit starken Schmerzen in der Herzgegend ausdrückt, die in den linken Arm ausstrahlen und von Angstzuständen begleitet sind. Fast immer auf eine Arterisosklerose der Coronargefäße und auf Spasmen dieser Arterien zurückzuführen.*

ANTIKÖRPER: *Substanz, die bei der Entwicklung der Immunität mithilft, indem sie auf ein entsprechendes Antigen reagiert. Die Antikörper, die mit den Immunglobulinen verbunden sind, werden von den Lymphozyten produziert und durch Antigene stimuliert. Gewisse Antikörper existieren von vornherein im Serum. Sie sind die Verteidigungskräfte des Organismus, deren Aufgabe es ist, Mikroben und Giftstoffe zusammenzuballen, aufzulösen und zu neutralisieren.*

ANTIGENE: *Substanzen, die nicht als zum Körper gehörig betrachtet werden, Mikroben, Viren, Giftstoffe usw., die die Produktion von Antikörpern hervorrufen können.*

ADSTRINGENS: *Mittel, das die Gewebe konzentriert, zusammenzieht, blutstillend, mild antiseptisch und anästhetisch.*

ÄTHERISCHE ÖLE: *Die ätherischen Öle oder aromatischen Essenzen sind duftende, ölige Substanzen (Aromen), die man aus gewissen Pflanzen durch Destillation, Einschneiden oder einfaches Auspressen gewinnen kann. Die Essenzen lösen sich in Öl oder Alkohol. Gasförmige Essenzen werden im gefärbten Glas bis zu einem Jahr aufbewahrt (siehe auch S. 54ff).*

AUFGUSS: *Für einen Aufguss wird kochendes Wasser auf die Blätter und Blüten der Pflanzen gegossen und muss 10 Minuten ziehen. Durchschnittlich werden 10-20 g der getrockneten oder frischen Pflanzen benötigt (eine Prise entspricht 2-3 g, 1 Tee- löffel entspricht 5 g, 1 Esslöffel entspricht 10 g und eine Handvoll 30-40 g).*

BLUTANDRANG: *siehe unter »vollblütig«.*

BLUTUNTERSUCHUNG: *Eine Untersuchung des Blutes, die die Auszählung der roten Blutkörperchen, der weißen Blutkörperchen und ihre Differenzierung (in junge, alte ...) umfasst.*

BLUTSENKUNG: *Untersuchung des Blutes, das in eine Glasröhre geschüttet wird und sich nach einer gewissen Zeit absetzt (die schweren Körperchenfallen auf den Grund des Röhrchens, im Fall einer Infektion oder Entzündung sind es mehr, die Ablagerung ist größer und der Wert deshalb höher).*

CARCINOMA IN SITU: *Letztes Stadium vor einem eindringenden Krebs oder unbedingte Praekanzerose, im Gegensatz zu Dysplasien, bei denen die Entwicklung auch anders verlaufen kann. Die ganze Dicke des Epithels ist befallen, die Oberfläche eingerechnet (s. Abb. S. 191).*

CHOLESTERINSPIEGEL, *erhöhter: Zuviel Cholesterin im Blut, ein Faktor, der Herz-Kreislauf-Erkrankungen begünstigt. Das Cholesterin ist ein Abbauprodukt der Fette, das bei der Produktion von Sexualhormonen eine Rolle spielt.*

Chronische Krankheit: *Eine Krankheit, die fortdauert mit Verschlechterungen und Verbesserungen, die Krankheitsperioden sind weniger auffallend als bei der akuten Krankheit. Die Krankheit schließt eine Herabminderung gewisser Funktionen ein, die Schwäche eines Systems, das immer wieder von akuten Zuständen befallen wird.*

Diathese: *Individuelle Bereitschaft zu einer bestimmten krankhaften Reaktion.*

Diuretikum: *Harntreibendes Mittel.*

Dysmenorrhoe: *Schwierige und schmerzhafte Menstruation.*

Dysplasie: *Umwandlung der Zellen (z. B. des Gebärmutterhalses) in Form und Organisation (d. h. Atypie) und die Erhöhung der Mitosen (verstärktes Wachstum, vergrößerte Kerne). Je nachdem wie stark die Umwandlung ist, werden drei Stadien unterschieden: leichte, mittlere und ausgeprägte Dysplasie. Eine bösartige Entwicklung ist möglich, aber nicht unabdingbar, ebenso ein spontanes Zurückgehen.*

Dystonie: *Tonusstörung (z. B. neurovegetative Dystonie: Störung des sympathischen / Parasympathischen Systems)*

Einlauf: *Säuberung des Dickdarms mit Hilfe von mindestens 1 Liter Flüssigkeit (z. B. Kamilleaufguss), Salz (wie in den Körperflüssigkeiten 0,9 %). Dafür wird die Flüssigkeit in einen Krug gefüllt, der 60 cm über dem Körper abgestellt wird. Durch einen Schlauch und eine in den After gesteckte Kanüle rinnt die Flüssigkeit langsam in den Darm. Die Frau legt sich zunächst auf die linke Seite, dann auf den Rücken und dann auf die rechte Seite, behält die Flüssigkeit ungefähr 15 Minuten im Darm, dann entleert sie ihn. Kann während der ersten Monate einer Ernährungsumstellung oder vor einer Fastenkur nützlich sein, um das übermäßige Eindringen von Giftstoffen durch die Darmscheidewand zu verhindern. Hilft auch gegen Kopfschmerzen und bei Reizzuständen.*

Ektopie: *Ausbreiten der Schleimhaut des Zervikalkanals auf die Oberfläche des Gebärmutterhalses. Da diese Schleimhaut anfälliger ist und weniger darauf angelegt, den Reizungen des Vaginalmilieus ausgesetzt zu sein, ist sie häufiger entzündet bzw. neigt zu Blutungen. Eine Ektopie kann auf eine Schwangerschaft, eine Abtreibung oder orale Verhütungsmittel zurückzuführen sein. Sie kann durch eine lokale Reizung aufrechterhalten werden.*

Elektrophorese: *Blutuntersuchung, bei der das Serum in mehrere Röhren mit verschiedenem pH-Wert gefüllt und dann einem magnetischen Feld ausgesetzt wird, was die Trennung und Untersuchung der Eiweiße ermöglicht.*

Emmenagogum: *Mittel, das das Eintreten der Menstruation fördert.*

Endometrium: *Schleimhaut, die das Innere der Gebärmutter auskleidet.*

Endometritis: *Akute oder chronische Infektion der Gebärmutter, die hauptsächlich das Endometrium betrifft.*

Enteritis: *Entzündung des Darmkatarrh. Enteritis: Entzündung des Darmkatarrh.*

Enterocolitis: *Gleichzeitige Entzündung des Dünn- und des Dickdarms.*

Entschlackungsmittel: *Mittel, das die Ausscheidung aller Giftstoffe, Ansammlungen von Flüssigkeiten und anderer Depots begünstigt.*

Epidermoide Metaplasie: *Umwandlung des Epithels (Schicht, die die Schleimhaut abdeckt), das normalerweise nicht »hornig« ist, in ein Epithel, das der Haut gleicht (dermoid). Dies passiert im Allgemeinen als Antwort auf eine chronische Reizung der Schleimhaut und ist ein völlig normales Mittel zu ihrer Verteidigung.*

Essenz: *Konzentrierter Duft- oder Geschmacksstoff aus pflanzlichen (oder tierischen) Substanzen.*

Feigwarzen: *Warzen, die durch eine örtliche Wucherung der Schleimhaut hervorgerufen werden können. Ihre Ursache ist ein Virus; sie können sich auf der Vulva, der Vagina, dem Gebärmutterhals, dem Darm, dem After oder dem Glied bilden.*

Fibrom: *Gutartige Geschwulst aus Bindegewebe.*

Gebärmutterhalspolyp: *Siehe Polyp*

Gestagenähnlich: *Siehe Progesteronähnliche*

Glyzerinmazerat: *Siehe unter Knospen.*

Gonorrhoe: *Auch Tripper, Infektion mit Gonokokken.*

Hämostatisch: *Stoppt Blutungen.*

Hepatismus: *Bezeichnung für alle Symptome von chronischen Lebererkrankungen chronische Erkrankungen der Leber: Insuffizienz, Stauung, etc.*

Katalysator: *Element, das selbst in sehr geringen Mengen Veränderungen in dem Milieu, in dem es sich befindet, hervorruft, ohne sich selbst chemisch zu verändern.*

Knospen: *In einem Alkohol-Glyzerinmazerat geben die Knospen die aktiven Stoffe besser ab. Sie werden in erster Dezimalverdünnung angewendet. Knospen haben die gleichen Eigenschaften wie die Pflanze, nur in konzentrierterer Form. Die Konservierung ist die gleiche wie bei den Urtinkturen.*

Leukoplakie: *eine weißliche Schicht auf einer Schleimhaut (hier dem Gebärmutterhals), die verschiedenen Ursprungs sein kann. Eine Schicht aus Keratin formt sich und löst sich in Platten und Schuppen ab.*

Lymphsystem: *Umfasst die Lymphe, ihre Kanäle und Drüsen (Lymphknoten). Es ist eines der Verteidigungssysteme oder ein Wegenetz des Organismus.*

Mazerat: *Mit Wasser oder anderen Lösungsmitteln bei Zimmertemperatur gewonnener Pflanzenauszug.*

Nebennierenrinde: *Gewebe der Nebenniere, das ungefähr 30 Hormone ausscheidet, u. a. das Aldosteron (harntreibendes Hormon) sowie die Östrogene und Cortison (entzündungshemmendes und anti-allergisches Hormon).*

Neurovegetatives System: *Nervensystem, das vom zentralen Nervensystem unabhängig ist und in den Ganglienketten liegt, die auf beiden Seiten entlang der Wirbelsäule verlaufen. Es funktioniert durch ein sehr kompliziertes Reflexsystem mit im großen und ganzen zwei Sekretionen mit entgegengesetzter Wirkung, dem Adrenalin mit sympathischer Wirkung und dem Acetylcholin mit parasympathischer Wirkung.*

Sympathisch: *Beschleunigt den Herzschlag, verengt die Gefäße, erhöht den arteriellen Bluthochdruck und den Zucker im Blut, hemmt die Muskeln der Bronchien und der Gedärme.*

Parasympathisch: *Erweitert die Arterien und Kapillargefäße, verstärkt die Kontraktionen des Verdauungstraktes, löst die Kontraktion und Hypersekretion der Bronchien aus.*

Osteoporose: *Knochenschwund.*

Parakeratose: *Veränderung im Aussehen des Epithels, das in seiner Dicke vermindert ist und ein »Keratin« bildet (hornige Schicht, vergleiche epidermoide Metaplasie). Wird nicht als Präkanzerose angesehen.*

Parasympathikus: *Siehe unter neurovegetatives System.*

Peritonitis: *akute und chronische Entzündung des Bauchfells.*

Plethora: *zu viel ... Alter Begriff, der ein Übermaß an Blut und von Blut und »Stimmung« im Organismus, fetter, rötlicher Typ mit straffer und glänzender Haut.*

Phytotherapie: *Pflanzenheilkunde.*

PID: *akute oder chronische Entzündung der der Gebärmuttertuben.*

Polyp: *Wucherung des Drüsengewebes, die sich im Gebärmutterhals oder in der Gebärmutter entwickelt und aus dem Gebärmutterhals herausragt. Oft ist eine dermoide Metaplasie damit verbunden, und die Oberfläche des Polypen kann ulcerieren oder bluten (Kontaktblutung). Eine bösartige Entwicklung ist selten.*

Präkanzerose: *Gewebsveränderung, die Entstehung eines Krebses vorbereitend oder begünstigend; oftmals als Vorstadium eines Krebses aufzufassen.*

qsp *(lat. quantum satis per): So viel wie nötig ist, um eine angegebene Menge zu erreichen.*

Progesteronähnlich: *Imitiert die Progesterone: Frauenmantel, Mönchspfeffer, Steinsamen, Wiesen-Geißbart, Rainfarn, Lithospermum ruderale.*

Pruritus: *Juckreiz.*

Retroflexion: *Stellung der Gebärmutter, bei der sie gegen den Enddarm geknickt ist.*

Rhizom: *Wurzelstock, Erdspross mit Speicherfunktion.*

Salpingitis: *Akute oder chronische Entzündung der Eileiter.*

Spurenelemente: *Spurenelemente sind Metalle, die in einer Flüssigkeit gebunden sind. Sie wirken nicht durch ihre Anzahl, sondern rein qualitativ als Katalysatoren bei den Reaktionen im Organismus. Spurenelemente werden in schwacher Verdünnung angewendet und dynamisiert. Am besten werden sie unter der Zunge am Morgen eingenommen, bevor irgend etwas anderes in den Mund kommt.*

Stärkungsmittel, Tonikum: *Anregungsmittel, das die Kräfte des Organismus aktiviert und wieder aufbaut, erhöht die Abwehrbereitschaft.*

Steroidähnlich: *Pflanzen, die die Hormone der Geschlechtsorgane und der Nebennierenrinde imitieren: Schwarze Johannisbeere, Salbei, Himbeere, Hagebutte, Wilde Brombeere u. a.*

Syndrom: *Eine Gruppe von Symptomen, die zusammen und gleichzeitig auftreten (im Allgemeinen anstelle von »Krankheit« verwendet, wenn Zweifel über die Ursachen oder Zusammenhänge dieser Symptome besteht.*

Torsion: *Achsendrehung eines Organs, z. B. der Gebärmutter.*

Urtinktur: *Urtinkturen sind Mazerate aus frischen oder trockenen Pflanzen in Alkohol (oder in einer anderen entsprechenden Flüssigkeit) zu gleichen Teilen. Für die Verdünnung von Tinkturen gibt es einen Code: ein Teil Pflanze auf 5 Teile Alkohol, 1 auf 10 bis 1 auf 20 im Fall von Calendula. Dies sind die grundlegenden Mittel der Homöopathie. Im farbigen Glas und vor Hitze geschützt kann Urtinktur ein Jahr aufbewahrt werden.*

VASOMOTORISCH: *Steht im Zusammenhang mit der Kontraktion und Erweiterung der Blutgefäße.*

»VOLLBLÜTIG« (BLUTANDRANG): *Alter Ausdruck, der die Überfülle Blut und »Humor« im Organismus bedeutet, gilt für einen dicken, rotgesichtigen Typ mit gespannter und glänzender Haut.*

ZWISCHENBLUTUNG: *Eine Blutung aus der Gebärmutter, die außerhalb der Menstruation vorkommt.*

ZYKLUS IMITIEREN: *In der ersten Hälfte des Zyklus werden östrogenähnliche Pflanzen eingenommen und in der zweiten Hälfte des Zyklus progesteronähnliche Pflanzen. Während der Menstruation wird die Einnahme unterbrochen, und das Ganze wird während einiger Zyklen wiederholt mit dem Ziel, die Hormonsekretion zu regulieren (bei Amenorrhö, Unfruchtbarkeit, Endometriose usw.).*

Bildnachweis

Zypresse	S. 58 + 74	*Basicmoments, Adobe Stock*
Fieberbaum	S. 229	*Morphart, Adobe Stock*
Weiderich	S. 146	*Natalia, Adobe Stock*
Cajeput	S. 106	*Morphart, Adobe Stock*
Löwenzahn	S. 195	*Morphart, Adobe Stock*
Faulbaum	S. 194	*VD_ele, Adobe Stock*
Traubensilberkerze	S. 32	*Morphart, Adobe Stock*
Frauenwurzel	S. 33 + 45	*Morphart, Adobe Stock*
Thuja	S. 60	*Morphart, Adobe Stock*
Graue Heide	S. 144	*Morphart, Adobe Stock*
Kuhschelle	S. 160	*Morphart, Adobe Stock*
Mönchspfeffer	S. 175	*J_ka, Adobe Stock*
Mammutbaum	S. 186	*Morphart, Adobe Stock*
Mäusedorn	S. 242	*Morphart, Adobe Stock*
Salbei	S. 37	*J_ka, Adobe Stock*

4. GRUNDLAGEN ZUR ANWENDUNG VON URTINKTUREN UND ÄTHERISCHEN ÖLEN

Auf der Haut:

Urtinkturen wie beispielsweise Calendula können unverdünnt angewandt werden, aber besser ist es, sie zu verdünnen (z. B. mit Wasser). Dazu kann bis zu einem Teelöffel pro Tasse genommen werden. Auch ätherische Öle können konzentriert angewendet werden, aber um Reizungen zu vermeiden ist es empfehlenswerter auch sie, in diesem Fall in in Öl oder Glyzerin, zu verdünnen, z. B.:

in Süßmandelöl		
in einer Pomade:	*Äthylalkohol*	*4 g*
	Lanolin	*10 g*
	Weiße Vaseline	*86 g*

Die ätherischen Öle werden in einem Anteil von 15% zugegeben, d.h., ätherische Öle bis zu insgesamt 15 g auf 100 g. • oder ins Badewasser

Auf der Schleimhaut

(z. B. auf der Vaginalschleimhaut):

Hier sollte keine konzentrierte Urtinktur angewendet werden. Sie müssen verdünnt werden, von 1/2 Teelöffel auf 1 Liter bis zu 1 Teelöffel auf 1/2 Liter.

Keine konzentrierten ätherischen Öle anwenden; sie reizen und brennen! Sie sind nicht in Wasser löslich, ist also ein Hilfsmittel notwendig

wie z. B.:	*Süßmandelöl 60 g,*
	Weizenkeimöl 20 g,
	ätherische Öle insgesamt 2 g maximal.
Als Salbe:	*Feuchtigkeitssalbe 100 g*
	Rizinusöl 5 g
	ätherische Öle, 2-3 Pflanzen je 0,5 g
	Öl von Camomilla coctum 2,5 g
oder als Zäpfchen:	*ätherische Öle (2 bis 3 Pflanzen) aa 1 Tropfen*
	Urtinktur (2 Pflanzen) aa 0,03 g
	Grüne Tonerde 0,075 g
	Vitamin E 0,04 g
Bindemittel	*qsp 1 Zäpfchen von 3 g*

18 Zäpfchen

Zum Einnehmen:

Urtinkturen können in ein wenig Wasser getrunken werden, nicht aber ätherische Öle, denn sie sind nicht löslich und brennen im Magen. Sie mit Honig einzunehmen ist auch nicht empfehlenswert, Glyzerin und Alkohol sind besser.

Beispiel:	*ätherisches Öl*	*6 g insgesamt*
	Alkohol zu 94%	*50 g*
	Glyzerin zu 98%	*20 g*

5-10 Tropfen 2-3-mal am Tag, je nachdem, wie akut die Erkrankung und wie gut die Verträglichkeit ist.

Es ist auch möglich, ätherische Öle mit Sojahydrolysat zu mischen, was sie anscheinend noch besser auflöst und die Verträglichkeit erhöht (Laboratorium Phytolis, Genf). Dem Sojahydrolysat können ätherische Öle bis zu 10 und 20% zugegeben werden.
Urtinkturen werden vor den Mahlzeiten, ätherische Öle nach den Mahlzeiten eingenommen.

Als Einlauf:

Die ätherischen Öle können hier folgendermaßen gemischt werden:

ätherisches Öl	*5 g insgesamt*
Süßmandelöl	*50 g*
Traubenkern- oder Weizenkeimöl oder Paraffin	*50 g*

Für eine Dosis werden 10 ccm genommen, die in 25 oder 33 ccm von einem der oben genannten Öle aufgelöst werden.

Dosierung für Kinder:	*Aufguss*	*Essenzen*
	Abkochung	*Tinkturen*
	von 1-3 Jahren: 1/6	*1/20 der Erwachsenendosis*
	von 3-7 Jahren: 1/4–1/3	*1/6*
	von 7-12 Jahren: 1/3–1/2	*1/4–1/3*
	von 12-20 Jahren: 1/3	*1/2–2/3*

Bei der Dosierung von Urtinkturen gilt auch die Regel: ein Tropfen auf ein Kilo Körpergewicht pro Dosis.

Dosierung
Alle angeführten Dosierungen (Urtinkturen, ätherische Öle, Glyzerinmazerate) sind durchschnittliche Mengen. Will man sie genauer bestimmen, so ist das Körpergewicht der Frau und ihre Ernährungsweise zu berücksichtigen. Freilich wird eine Frau, die eine sehr gesunde Ernährungsweise hat und nicht raucht, eher auf die kleinste Dosis reagieren als eine Frau, die schwere Kost zu sich nimmt oder als eine starke Raucherin.

Für Pflanzen gibt es neue Zubereitungsformen.
Zunächst die integralen Frischpflanzensuspensionen, bei denen alle Enzyme erhalten bleiben. Die ganze, frische Pflanze wird eingefroren und pulverisiert. Zur Einnahme wird das Pflanzenpulver mit Wasser angerührt und setzt wie die Frischpflanze alle aktiven Stoffe frei, ohne, wie bei Alkoholmazeraten, einer Veränderung zu unterliegen. Von Frischpflanzensuspensionen werden pro Tag 1-3 Dosierlöffel (liegen bei) genommen und in einem Glas Wasser aufgelöst. Es werden auch bereits gebrauchsfertige alkoholfreie Zubereitungen angeboten – die so genannten »Phyto-Standards«. Für spagyrische Tinkturen wird wieder eine sehr alte, aus den Zeiten der Alchemie stammende Zubereitungsform verwendet. Ein Teil der Pflanze wird (als alkoholischer Auszug) zu herkömmlicher Tinktur verarbeitet, ein zweiter Teil zu Asche reduziert und zusammen mit einem dritten Teil, einer dynamisierten Tinktur, der Mischung beigegeben. Diese arbeitsaufwendige Zubereitungsform ist deutlich stärker als herkömmliche Tinkturen und die Dosierung wesentlich niedriger: Sie beträgt ein Fünftel bis ein Zehntel der Dosis einer Urtinktur.
Auch die Pflanzenmittel der Schweizer Firma Cérès sind sehr wirkungsvoll und verlangen nur ein Fünftel der Dosis. Die Pflanzen werden bei der Herstellung äußerst achtsam behandelt (Zerreiben, ohne zu zerstören) und in der traditionellen Weise mazeriert. Der Preis entspricht vergleichbaren Mitteln.

5. ANWENDUNGSBEREICH DER SPURENELEMENTE

Die Spurenelemente, von denen hier die Rede ist, wirken nicht durch ihre Menge, wie etwa bei einer Mangelerscheinung denkbar wäre, sondern eher als Katalysatoren. Denn schon ihre Anwesenheit reguliert in gewisser Weise den chemisch-physikalischen Austausch und Stoffwechsel. Die Diathese (Krankheitsbereitschaft) stellt einen Zustand zwischen Gesundheit und Krankheit dar. Es besteht eine fortschreitende Störung oder ein fortschreitendes Ungleichgewicht. Die genannten Diathesen sind nicht statisch, und jede/jeder bewegt sich zwischen diesen Diathesen, wie sie/er sich zwischen Gesundheit und Krankheit oder Krankheit und Gesundheit bewegt. Die Klassifikation der Diathesen hat etwas Willkürliches wie jede Typologie. Vor allem müssen die Ähnlichkeiten nuanciert und nicht als in sich geschlossene Systeme betrachtet werden.

I. Die allergische Diathese (Mn oder Mangan)

Sie heißt auch arthritisch-allergisch und entspricht am ehesten dem gesunden Zustand. Sie ist hauptsächlich bei Jugendlichen oder jungen Erwachsenen anzutreffen. Ein Beispiel zu beschreiben ist schwierig. Frauen, die wir in diese Gruppe eingeordnet haben, befanden sich in guter Gesundheit: Sie kommen zur jährlichen Routineuntersuchung oder möchten ein Verhütungsmittel. Sie brauchen die Spurenelemente nicht.

Auf der anderen Seite kann dieses Spurenelement helfen, wenn folgende Anzeichen auftreten: Migräne, Ekzem, Nesselsucht, Asthma, Schnupfen, niedriger Blutdruck, Angina pectoris, Arthritis, Lebererkrankung mit Migräne oder aufgrund von Ermüdung, Colitis, Steinleiden, Gicht, Fibrome, schmerzhafte Menstruation, Schwierigkeiten mit der Schilddrüse. (Achtung: Es ist nicht anzuraten, die Spurenelemente auf Grund eines oder zwei dieser Anzeichen einzunehmen. In der Wahl eines Spurenelements ist der Gesamtzustand wichtiger als ein spezielles Symptom.)

In dieser Diathese finden wir eine eher optimistische Lebenseinstellung.

Bei Leberschwäche kann Mangan mit Schwefel und bei Schilddrüsenbeschwerden mit Jod kombiniert werden.

II. Die hyposthenische Diathese (Mn-Cu, Mangan-Kupfer)

Sie heißt auch arthrotuberkulöse Diathese und ist hauptsächlich durch Ermüdbarkeit charakterisiert.

Beispiel: S. konsultiert uns wegen Endometritis. Ihre Verdauung ist langsam, sie fühlt sich schwer. Ihre Energie entwickelt sich wie folgt über den Tag: morgens wacht sie gut auf, wird im Laufe des Tages immer müder, geht früh zu Bett, braucht viel Schlaf, viel Ferien, ... Ihre Müdigkeit verschwindet mit dem Ausruhen.

Die Hyposthenikerin hat eine eher pessimistische Lebenseinstellung.

III. Die dystonische Diathese (Mn-Co, Mangan-Kobalt)

Sie heißt auch neuro-arthritisch und entwickelt sich zumeist aus der allergischen Diathese.

Beispiel: U. klagt über chronische Infektionen: Vaginalentzündungen, Blasenentzündungen, Schnupfen, Mandelentzündungen. Sie ist den ganzen Tag über müde, mit plötzlichen Energieverlusten vor den Mahlzeiten und gegen 17.00 Uhr. Die Müdigkeit begleitet eine

Schwere in den Beinen. Sie lebt eine schwierige Beziehungssituation, ist ziemlich ängstlich, gefühlsbetont, hat manchmal Herzklopfen. Bauchschmerzen vom Typ spastischer Colitis, auch Kopfweh stören sie. (Wie wir sehen können, bezieht sich die Dystonie auf das neurovegetative System.) Trotz Müdigkeit schläft sie wenig und schlecht. Es geht ihr besser nach einer langfristigen Einnahme von Mn-Co (10 bis 16 Wochen).

IV. Die anergische Diathese (Cu-Au-Ag, Kupfer-Gold-Silber)

Beispiel: A. konsultiert uns wegen chronischer Annexitis. Die Schmerzen treten einen Monat nach der letzten Antibiotikabehandlung wieder auf. Allein mit einem kleinen Kind kann sie sich schwer erholen. Sie ist ständig müde, auch wenn sie zeitweise einen kurzen Energieaufschwung, sogar Euphorie, erleben kann. Ihr Schlaf ist unregelmäßig, von Schlaflosigkeit und Alpträumen begleitet. Sie leidet unter ständiger Verstopfung, klagt über Rückenschmerzen. Sie scheint lebensunlustig. Die Wirkung von Cu-Au-Ag ist nicht anhaltend. Sie kann eine Antibiotikabehandlung unterstützen und ist besonders gut in den schwierigen Rekonvaleszenzen nach langen Infektionskrankheiten (z. B. ein nach langer Infektion lethargisches Kind).
Cu-Au-Ag wird über eine kurze Zeitspanne genommen, soll aber nicht von einem Tag zum anderen beendet werden: 3-mal pro Woche, während 2 Wochen 2-mal pro Woche, 1-mal pro Woche.

V. Das Syndrom der Adaptionsstörung (Zn-Cu, Zink-Kupfer, oder Zn-Ni-Co, Zink-Nickel-Kobalt)

Dies ist die Diathese der funktionellen endokrinen Störungen – der Hypophyse (Menopause), Nebennierenrinde oder Bauchspeicheldrüse (Kolitis, Blähungen, entstehende Diabetes) – oder des »Stress«.
Beispiel: A. konsultiert uns wegen polyzystischer Brüste (angespannte, schmerzhafte Brüste). Sie ist sehr müde, wacht morgens schlecht auf, erlebt einen Energieabfall im Laufe des Tages ohne feste Zeiten, Anfälle von Heißhunger, plötzlichen Energiezuschuss abends, hat schlechten Schlaf, wacht regelmäßig um 2.00 Uhr morgens auf. Ihr Monatszyklus ist unregelmäßig, sie leidet unter Haarausfall. Ihr Zustand wird mit Zn-Ni-Co verbessert.
Diese Krankheitsbereitschaft »überlagert« häufig eine andere und ist immer nur vorübergehend. Sie ist eine Diathese des Übergangs. Die Spurenelemente können genommen werden, um eine andere Diathese hervorzurufen. Diese Kombination ist bei Krebs und Tuberkulose kontraindiziert.
Es gibt übrigens noch andere Spurenelemente (Lithium, Aluminium, Schwefel, Wismut ...), die bei anderen Erkrankungen helfen können. Mehr dazu ist in der angegebenen Literatur nachzulesen.
Es gibt heute Verfahren zur Bestimmung der Spurenelemente im Haar einer Person. Es ermöglicht eine individuell abgestimmte Behandlung von Mangel- und Überschusszuständen, und zwar bei schwierigen chronischen Problemen, bei denen die klassischen Zuordnungen keine guten Ergebnisse liefern würden.
Auch bei Schwermetallvergiftungen (z. B. Amalgamfüllungen) ist eine genauere Bestimmung durch Blut-, Stuhl- oder Urinuntersuchungen möglich.

6. BIBLIOGRAPHIE UND LITERATUREMPFEHLUNGEN

Frauenbücher

Clio. Eine periodische Zeitschrift zur Selbsthilfe. Erscheint seit 1976 im Selbstverlag des FFGZ Berlin

Davis, Elizabeth: Sex in jedem Lebensalter. Ein Wegbegleiter für Frauen. Berlin 2007

LACHESIS, Zeitschrift. Erscheint periodisch und wird seit 1989 vom Berufsverband für Heilpraktikerinnen LACHESIS herausgegeben.

Lorde, Audre: Auf Leben und Tod. Krebstagebuch; erweiterte Neuauflage. Berlin 1994

Nissim, Rina: Wechseljahre – Wechselzeit; überarbeitete Neuaufl. Berlin 1999

dies.: Lustvoll. Sex in jedem Lebensalter. Berlin 2006

Northrup, Christiane: Frauenkörper, Frauenweisheit. Wie Frauen ihre ursprüngliche Fähigkeit zur Selbstheilung wiederentdecken können. München 2005.

Ohlig, Adelheid: Luna Yoga. Yoga mit den Mondphasen. Ein Praxisbuch. München 2007

Weed, Susun: Naturheilkunde für schwangere Frauen und Säuglinge; 5. überarb. Aufl. Berlin 2000

Homöopathie

Boericke, W.: Homöopathische Mittel und ihre Wirkungen (Materia medica); 8. überarb. Aufl. Leer 2004

Hahnemann, Samuel: Organon der Heilkunst. Heidelberg 2004

Kent, James T.: Repertorium der homöopathischen Arzneimittel. Heidelberg 2007

Chinesische Medizin

A Barefoot Doctor's Manual. A Concise Edition Of The Classic Work Of Eastern Herbal Medicine. Philadelphia 2002

Connelly, Dianne M. Traditionelle Akupunktur: Das Gesetz der fünf Elemente. Verlag Anna-Christa Endrich 1989, 3. Aufl.

Maciocia, Giovanni. Die Gynäkologie in der Praxis der chinesischen Medizin. Verlag für Ganzheiltiche Medizin. Erich Wühr GmbH 2000

Ohashi, Wataru (Hg. von Vicki Lindner): Shiatsu – die japanische Fingerdrucktherapie. Freiburg 1999

Sanfte Medizin und Krebs

Kuno, Manfred (Hg.): Krebsforum. Zeitschrift für Ganzheitliche Krebstherapie (Organ des Beratungszentrums für Ganzheitliche Krebstherapie e. V. Berlin; Lindenufer 39, 13597 Berlin)

ders.: Krebs in der Naturheilkunde. Eine Systematik der ganzheitlichen Krebstherapie; 2. Aufl. München 2002

Schadow, Dorisa/Schallhammer, Heike (Hg.): Krebs verstehen – neue Wege gehen. Berlin 1996

Simonton, Carl/Matthews, Stephanie/Creighton, James: Wieder gesund werden. Eine Anleitung der Aktivierung der Selbstheilungskräfte für Krebspatienten und ihre Angehörigen; 5. Aufl. Reinbek 2001

Weed, Susun: Brust Gesundheit. Naturheilkundliche Prävention und Begleittherapien bei Brustkrebs; 2. Aufl. Berlin 2005

Konventionelle Medizin Bücher

Fehm, Hadji, Rody, Solomayer: Referenz Gynäkologie. Thieme 2021

AIDS

The Lancet, 29. Jan. 1992; Bericht der WHO, Amtliches Bulletin der Bundesversammlung zu Public Health Nr. 9., Schweiz, 14. März 1993

Chopra, Deepak: Die Körperseele. Grundlagen und praktische Übungen der indischen Medizin. München 2006

Hay, Louise: Das Leben lieben. Heilende Gedanken für Körper und Seele. München 2004

Kübler-Ross, Elisabeth: Herausforderung zur Menschlichkeit. Die Arbeit mit AIDS-Kranken. München 2001

Kousmine, Catherine: Sauvez votre corps! Prévenir les maladies grâce à une meilleure alimentation. Paris 2003

INTERNATIONALE ADRESSEN

Frauengesundheitszentren, Naturheilpraxen und AIDS-Beratungsstellen

Die Autorin Rina Nissim
27, rue Prévost Martin, CH-1205 Genf, Telefon +41(0)22-781 10 40,
efi.geneve@worldcom.ch oder:
Centre Prévention et Santé, Rte de Sombacour 10, CH-2013 Colombier
Telefon +41(0)32-843 36 20, Telefax +41(0)32 843 36 11
info@cpsinfo.ch, www.cpsinfo.ch

Nützliche Adressen

Frauengesundheitszentren in Deutschland

Feministisches Frauengesundheitszentrum Berlin, 10777 Berlin, www.ffgz.de

Frauen Gesundheits Zentrum Verein zur Förderung der Frauengesundheit im Ruhrgebiet e. V., 44789 Bochum, www.bo-alternativ.de/fgz/index.html

Frauen- und Mädchengesundheitszentrum MEDEA, 01099 Dresden, www.medea-dresden.de

Frauen- und MädchenGesundheitsZentrum Freiburg e. V., 79100 Freiburg i. Br., www.fmgz-freiburg.de

Frauengesundheitszentrum Göttingen 37073 Göttingen, www.fgz-goettingen.de

Frauen- und Mädchen GesundheitsZentrum Region Hannover e. V., 30159 Hannover, www.fmgz-hannover.de

FrauenGesundheitsZentrum Heidelberg Beratungsstelle für Frauen und Mädchen zu Essstörungen, 69115 Heidelberg, www.fgz-heidelberg.de

Feministisches Frauengesundheitszentrum Hagazussa, 50674 Köln, www.frauengesundheitszentrum-koeln.de

IFMGZ HOLLA e. V. Interkulturelles Frauen und Mädchen Gesundheitszentrum 50996 Köln, www.holla-ev.de

Frauenkommunikationszentrum ARANAT 23558 Lübeck, www.aranat.de

FrauenGesundheitsZentrum München 80335 München, www.fgz-muc.de

FMGZ-Frauen & Mädchen Gesundheitszentrum Nürnberg e. V. 90429 Nürnberg, www.fmgz-nuernberg.de

FrauenGesundheitsZentrum Offenburg 77654 Offenburg, fmgz-offenburg@web.de

Frauengesundheitszentrum Regensburg 93047 Regensburg, www.fgz-regensburg.de

Feministisches Frauengesundheitszentrum 70182 Stuttgart, www.ffgzstuttgart.de

Frauengesundheitszentrum Sirona 65187 Wiesbaden, www.fgz-sirona.de

Frauengesundheitszentren in der Schweiz

Frauenberatungszentrum, 3011 Bern www.frauenberatungszentrum.ch

Gruppenpraxis Paradies, 4102 Binningen BL www.gruppenpraxisparadies.ch

Centre Prévention et Santé, Groupe de Therapeutes, 2013 Colombier NE, www.cpsinfo.ch

Medizin Feminin AG, Dorin Ritzmann 8953 Dietikon, www.medizinfeminin.ch

Frauenpraxis Runa, 4500 Solothurn www.frauenpraxis-runa.ch

Frauenambulatorium, Theres Blöchlinger 8005 Zürich

Internationale feministische Informationen EFI – Espace Femmes International Rue de la Tannerie 2, 1227 Carouge GE Telefon 022-300'26'27

Frauengesundheitszentren in Österreich

Frauengesundheitszentrum FEM in der Semmelweis Frauenklinik A-1180 Wien, www.fem.at

Frauengesundheitszentrum Kärnten GmbH A-9500 Villach, www.fgz-kaernten.at

Frauengesundheitszentrum FEM Süd im Kaiser Franz Josef Spital A-1100 Wien, www.femsued.at

Linzer Frauengesundheitszentrum A-4020 Linz, www.fgz-linz.at

Frauengesundheitszentrum, A-8010 Graz, www.frauengesundheitszentrum.eu

PROGES, Frauengesundheitszentrum Wels https://www.proges.at/proges-fachbereiche/frauen/frauengesundheitszentrum-wels/

FrauenGesundheitsZentrum Salzburg A-5020 Salzburg, www.frauengesundheitszentrum-salzburg.at

Weitere Adressen in Deutschland

Berufsverband für Heilpraktikerinnen LACHESIS, www.lachesis.de

Feministischer Verein zur Förderung der Frauen*Gesundheit und ganzheitlicher Naturheilkunde e.V. www.lachesis-frauengesundheit.de

Frauengesundheits-Netzwerke-Deutschland Arbeitskreis Frauengesundheit in Medizin, Psychotherapie und Gesellschaft e.V. (AKF) www.arbeitskreis-frauengesundheit.de

Bündnis für sexuelle Selbstbestimmung www.sexuelle-selbstbestimmung.de

Nationales Netzwerk Frauengesundheit www.nationales-netzwerk-frauengesundheit.de

Aids-Beratung

Berliner Aids-Hilfe e.V., Kurfürstenstr. 130, 10785 Berliner, www.berliner-aidshilfe.de

Krebs

Psychosoziale Krebsberatung berliner-krebsgesellschaft.de

Verband Anthroposophischer Kliniken e.V. Deutschland, www.anthro-kliniken.de

Bezugsquellen Heilkräuter & Tinkturen

Ceres Heilmittel, Urtinkturen und Homöopathie, www.ceresheilmittel.de

Kasimir und Liselotte, Versandhandel von Heilkräuter, Spezialitäten, Tinkturen www.kasimirlieselotte.de

Zieten Apotheke Berlin, Naturheilmittel, Heilkräuter, Chinesische Medizin, Versand: www.zietenapotheke.de

Adressen von Laboren, die Aromatogramme erstellen und Apotheken, die danach Rezepturen herstellen:

Labor L & S Enterosan Stuhldiaghostik, Mangelsfeld 4, 97708 Bad Bocklet-Großenbach, Telefon 09708/910039, Fax 09708/910050. Ihr Ansprechpartner dort ist Dr. Andreas Rüffer/Diana Krause, Di + Fr 10.00 – 12.00 Uhr

Biovis Diagnostic MVZ, www.biovis.de, Dr. Andrea Thiem, andrea.thiem@biovis.de, Telefon 06431/212480, Limburg

Ganzimmun Diagnostics AG Hans-Böckler-Str. 109, 55128 Mainz, Tel. 06131/7205-159, Fax 06131/7205-50159, Frau Dr. Edith Lang, info@ganzimmuh.de

Labor Dres. Hauss Kieler Straße 71, 24332 Eckernförde, Telefon 04351/712681, www.hauss.de, laborinfo@t-online.de

Labor Dres. Hauss Oro-Dentale Mikrobiologie Bergstr. 26, 24103 Kiel, Telefon 0431/9865590, Fax 0431/9865 99. Ihr Ansprechpartner: Wolfgang Falk

Institut für Mikroökologie Auf den Lüppen 8, 35745 Herborn, Telefon 02772/981-0, Fax 02772/981-151. Ihr Ansprechpartner: Dr. Andreas Schwiertz

MVZ Labor Bavariahaus www.laborbavariahaus.de

Apotheken

OK Apotheke am Kolpingplatz Karlsruhe
www.ok-apotheke-karlsruhe.de,
Durchwahl Aromalabor,
Telefon 0721/357521, info@larome.de

Eisbär Apotheke Karlsruhe
An der Raumfabrik 6, 76227 Karlsruhe,
Telefon 0721/89330880

Hessel Apotheke in Wiesloch
www.hessel-apotheke.de, 69168 Wiesloch,
Telefon 06222/81414

Arnika Apotheke Am Sportpark 5,
82008 Unterhaching, www.arnika-apo.de,
Telefon 089/452468468

Marien Apotheke Würselen Elisabeth Booi,
Kaiserstr. 35, 52146 Würselen,
Telefon 02405/92842 Fax 02405/92846,
E-Mail: apotheke@Booi.de

Licht Apotheke Eckernförde
www.die-licht-apotheke.de

Burg-Apotheke Königstein
www.apotheke-koenigstein-app.de

DIE AUTORIN

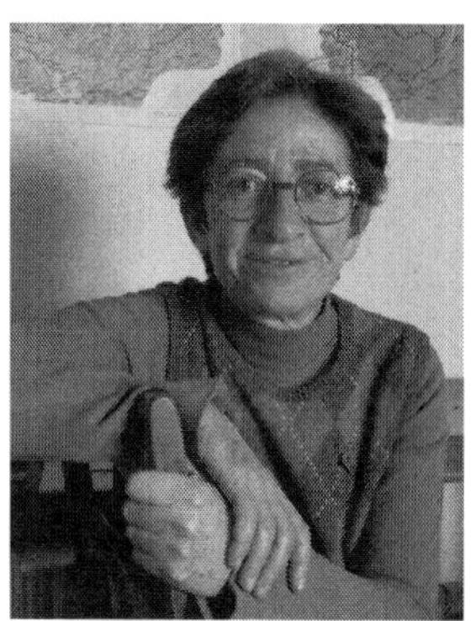

Rina Nissim ist Heilpraktikerin und hatte 25 Jahre eine Praxis in Genf und in Neuchâtel. Mit anderen Frauen gründete sie 1978 das Genfer Frauengesundheitszentrum und setzte sich für die Selbstuntersuchung sowie für naturheilkundliche, homöopathische und ganzheitliche Methoden ein. Ihr Handbuch »Naturheilkunde in der Gynäkologie«, in sieben Sprachen übersetzt, ist ein Klassiker der Selbsthilfebewegung. Auch ihre Bücher zu den Wechseljahren und zur Sexualität von Frauen bieten pflanzliche Alternativen zur schulmedizinischen Behandlung, beraten bei seelischen Belastungen und entlarven so manchen patriarchalen Mythos. Seit ihren Anfängen ist sie zudem in der internationalen Frauengesundheitsbewegung aktiv, insbesondere in Nicaragua, Costa Rica und Indien. Und sie leitet den Verlag Editions Mamamélis. Ihr Buch, das sie über diese reichen Erfahrungen schrieb, kam 2018 unter dem Titel »Eine zeitgemäße Hexe« auch in deutscher Sprache heraus.

Weitere Titel aus dem Christel Göttert Verlag

Rina Nissim:
Eine zeitgemäße Hexe
Frauen und Gesundheit – Zur weltweiten Selbsthilfebewegung
ISBN 978-3-939623-68-7

Felicianna Rosenbusch und Kaie Haas:
Seiltanz
Mit Krebs auf naturheilkundlichem Weg
und in Beziehung leben
(Reihe: Frauen und ihre Wege zur Gesundheit)
ISBN 978-3-939623-15-1

Edith Marmon:
Gute Tochter – Böse Tochter?
Die Mutter-Tochter-Beziehung
im Spannungsfeld der **Demenz**
ISBN 978-3-939623-66-3

Gita Iff:
Ich lebe. Ich bin.
Mutter und Tochter im Schatten von sexueller Gewalt –
ein Aufbruch
(Reihe: Frauen und ihre Wege zur Gesundheit)
ISBN 978-3-939623-34-2

Dagmar Margotsdotter-Fricke:
Menstruation
Von der Ohnmacht zur Macht
ISBN 978-3-922499-76-3

Gerda Buchberger und Eva-Maria Rapp:
Von Sonnenbraut, Mutterwurz und Weiberkraut
Begegnungen mit Heilpflanzen
(Reihe: Frauen und ihre Wege zur Gesundheit)
ISBN 978-3-939623-42-7

Doris Wind:
Eine unfassbare Sehnsucht
Autobiografische Erzählung
ISBN 978-3-939623-78-6

Zehra İpşiroğlu:
Türkan Saylan – Feministin, Bürgerrechtlerin und Ärztin
Gemeinsame Kreativität in der türkischen Zivilgesellschaft
ISBN 978-3-939623-72-4

Renate Höfer: ***Die Psychoanalytikerin Sabina Spielrein***
ISBN 978-3-922499-41-1

Uschi Madeisky (Hg.in):
Die Ordnung der Mutter – Wege aus dem Patriarchat
Dokumentation des Internationalen MutterGipfels 2008
ISBN 978-3-939623-25-0

Irene Fleiss: ***Als alle Menschen Schwestern waren***
Teil 1: Leben in matriarchalen Gesellschaften, Teil 2: Weiblichkeit in matriarchalen Gesellschaften – gestern und heute
ISBN Teil 1: 978-3-922499-84-8, Teil 2: 978-3-922499-88-6

Kirsten Armbruster: ***Starke Mütter verändern die Welt***
Was schiefläuft und wie wir Gutes Leben für alle erreichen
ISBN 978-3-922499-97-8

Gabriele Meixner: ***»Wir dachten alles neu«***
Die Feministin Erika Wisselinck und ihre Zeit
ISBN 978-3-939623-22-9

Eveline Ratzel:
The BiG SiN – Die Lust zum Sündigen
Mary Daly und ihr Werk
ISBN 978-3-939623-32-8

Hanna Strack: ***Die Frau als Mit-Schöpferin***
Eine Theologie der Geburt, ISBN 978-3-922499-85-5

Luce Irigaray (Hg.in): ***Der Atem von Frauen***
ISBN 978-3-922499-30-5

Libreria delle donne di Milano: ***Das Patriarchat ist zu Ende.***
Es ist passiert – nicht aus Zufall
ISBN 978-3-922499-28-2

Dorothee Markert: ***Wachsen am Mehr anderer Frauen***
Vorträge über Begehren, Dankbarkeit und Politik
ISBN 978-3-939623-13-7

Dagmar v. Garnier (Hg.in): ***Buch der 1000 Frauen***
Das Frauengedenk-Labyrinth
Teil 1: ISBN 978-3-922499-45-9
Teil 2: ISBN 978-3-922499-54-1

Bettina Bremer:
Von Maiköniginnen, Sirenen, drei Jungfrauen und anderen heiligen Frauen
Auf den Spuren der alten Göttin in Symbolen, Sagen, Volksglaube und Brauchtum – auch in Hessen
ISBN 978-3-939623-80-9

Barbara Obermüller: ***Die weibliche Seite der Ur- und Frühgeschichte.***
Mit besonderem Blick auf Hessen
ISBN 978-3-939623-46-5

Annine van der Meer: ***Die Sprache unsrer Ursprungs-Mutter MA.***
Die Entwicklung des Frauenbildes in
40 000 Jahren globaler »Venus«-Kunst
ISBN 978-3-939623-60-1

Ulrike Pittner & Ursa Krattiger: ***AVE DEA***
13 Göttinnen der griechisch-römischen Mythologie
neu begegnen – Mit didaktischen Materialien
ISBN 978-3-939623-58-8

Eva-Gesine Wegner: ***zwischen den welten.***
Orte der ›Hexen‹-Verfolgung als Bildhauerin neu sehen
ISBN 978-3-922499-63-3

Susanne Saheta Weik: ***Drachinnengesänge***
ISBN 978-3-939623-69-4

Gabriele Fischer: ***Im Ballsaal der Gaia.*** Tanzend eine
Heimat im Körper finden. ISBN 978-3-922499-77-0

Im Internet finden Sie weitere Informationen über unsere Programmschwerpunkte Frauengeschichte/Frauenbiografien, Matriarchatsforschung/weibliches Wissen/Spiritualität, Philosophie und Politik der Frauen, Frauenliteratur und Ratgeberinnen sowie DVDs zu heutigen Matriarchaten.

www.christel-goettert-verlag.de   info@christel-goettert-verlag.de